1万人の脳画像を見てきた
脳内科医が教える

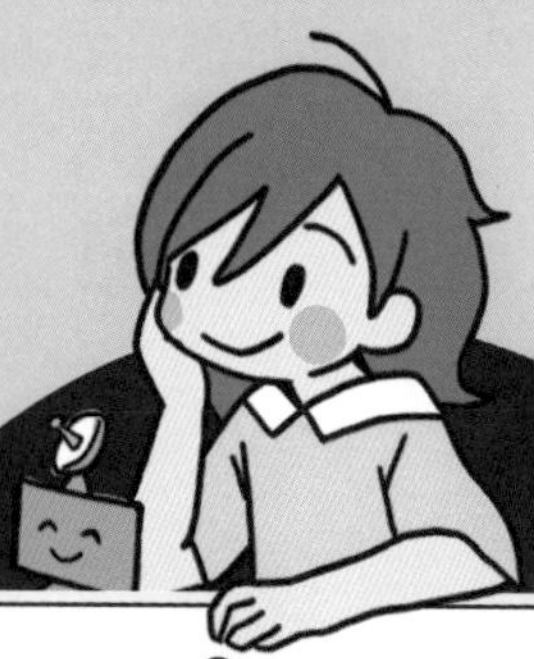

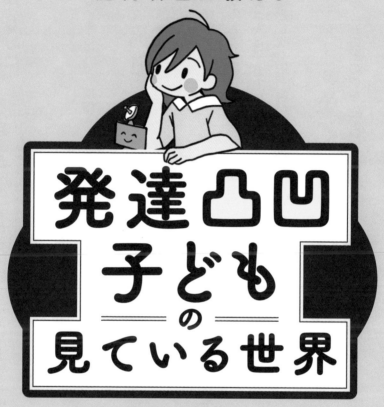

# 発達凸凹
# 子ども
# の
# 見ている世界

加藤俊徳
脳内科医・小児科医
医学博士

Gakken

# はじめに

## 発達凸凹の子どもには、オンリーワンの「すばらしい脳個性」がある

はじめまして。私は脳内科医・小児科医の加藤俊徳です。

現在まで30年以上、発達凸凹のある子どもたちを診察してきました。日本で発達障害が話題になっていたよりもずいぶん前からです。

そんななかで、ずっと気になっていたことがありました。それは、親御さんなどのまわりの人と、発達凸凹のある子どもの感じ方の違いです。

親御さんは子どもに「こうしてほしい」「こうなってほしい」と望みますが、当の本人はどこ吹く風。親が望んでいることと、違う行動ばかりしてしまいます。

なぜこういったすれ違いが起こるのでしょうか。それを説明する前に、発達凸凹のある子どもの脳の中をのぞいてみましょう。

できるよ！　大丈夫！
いつも全力でやっているよ。
困ってなんかいない。

でも…なぜか、目立つんだよね、
注目されたいわけじゃないんだけど。

まわりに人がいたほうが燃えるし、がんばれるよ！
だけど、人がたくさんいて、とやかく言われると、
めんどくさくなっちゃう。

あれっ？
お母さん、お父さん、困ってる？
先生や、まわりの友だちも？

なんで、なんで？　なんで困ってるの？
上手に教えてくれないと、よくわからないよ。

悪いことをしちゃったのかな？
「ごめん」って、言葉にできればいいんだけど。
言葉にするのはあんまり上手じゃない。

何が正しくて、何が悪いんだろう。
いっぱい言われると、もっとわからなくなってくるんだよ。
困ったなぁ。
僕（私）はみんなと違うの？
みんなと同じじゃなきゃいけないの？

どうでしょうか？　「がんばりたいのに、うまくいかないのはなんで？」と戸惑う声が聞こえてきますよね。そう、これこそ私がこの本で一番強くお話ししたい、「発達凸凹の子どもの見え方・感じ方」なのです。

一般的に、「発達障害」は外から見た症状で判定されます。でもじつは、内側から、つまり脳画像を撮って脳を見てみれば、一目瞭然。

**まわりが「なんであんなことをするんだろう？」と不思議に思うようなことも、脳から見れば「とても理にかなった行動」ということがわかるのです。**

私たち1人ひとりの顔が違うように、脳だって違います。脳にはオンリーワンの「個性」があるのです。実際、私は1万人以上の脳画像を診断してきましたが、今までに1つとして同じ脳はありませんでした。

「発達障害」と呼ばれる症状について、私もよくわからないことが多かったのですが、じつは「1人ひとりの脳に違う個性があること」に答えがありました。

**発達障害の子どもたちの言葉や行動に「なぜ?」と疑問を抱くかもしれませんが、脳のはたらきから、彼らの個性がもっともパワフルに発揮できる感じ方・見え方になっているのです。**

どんな個性にも、表と裏、強みと弱みがあります。発達障害の子どもはこれまで、たまたま弱みばかりがフォーカスされてしまっているだけ。脳の専門家である私が、脳の観点から、彼らのすばらしい個性を紹介したいと思い、この本を書くことにしました。

特に診察に訪れる発達凸凹をもつ子の親御さんは、お子さんが「困った子」「問題児」として扱われることが多く、自信をなくしています。でも、脳の専門家の私から見れば、**発達凸凹の子たちは脳とのつきあい方が少し未熟なだけで、誰にも真似できないオンリーワンの個性をもち、才能にあふれているのです。**

「困った子」と思われてしまう大きな原因は、脳の未熟な部分が目立ってしまうことです。ただ、私は、**「成長しない脳は存在しない」**と考えています。どんな人でも、毎日脳は成長し続けるのです。

脳の強みと弱みが、成長しながらどんどん変わっていくのは、発達障害と診断されたり、発達の凸凹が目立つ子たちだけではありません。大人も、ほかの子どもも、みんないっしょです。私は発達凸凹の子とその親に「自信」と「笑顔」を取り戻したい一心で、本書をまとめました。

この本では、第1章で、だんだんと明らかになってきた「発達障害の新常識」について語ります。さらに第2章では、発達凸凹の子どもの能力を伸ばし、困りごとを解消するのに欠かせない家族のサポートと最適な環境について解説します。最後の第3章では、発達凸凹の子がもつ脳個性を41種類に分けて紹介します。私はこの脳個性を、脳を動かす「妖精（ブレインチルドレン）」と表現しました。子どもたちの脳の中に住むこの妖精《ブレインチルドレン》たちは、それぞれバラエティ豊かな性格をしています。

本1冊を通じ、子ども自身とその親が子どもの個性を「すごい力をもっているんだ！」「できることがたくさんあるんだ！」と、とにかく楽しく前向きに感じてもらえるよう努めました。もちろん強みの面だけでなく、日常生活でのトラブルや困りごと（弱みの面）に対する対処法やトレーニング方法も丁寧にまとめています。

世界の発達障害の見方は、目まぐるしく変化しています。

２０２３年５月、オランダのアムステルダムで行われたＡＤＨＤ国際会議でのテーマの１つは、「ＡＤＨＤの概念を現代化する（Modernizing the concept of ADHD）」というもので、世界的にも「発達障害」という古い概念から脱却し、「脳個性（強みと弱み）」といった新しい考え方にシフトしています。

私たちも、「発達障害」という考えから抜け出し、子どもたちの個性と強みを改めて発見していきましょう。

加藤プラチナクリニック院長　小児科専門医　医学博士　加藤 俊徳

『1万人の脳画像を見てきた脳内科医が教える **発達凸凹子どもの見ている世界**』もくじ



## 第1章 「強み」から見る発達障害の新常識



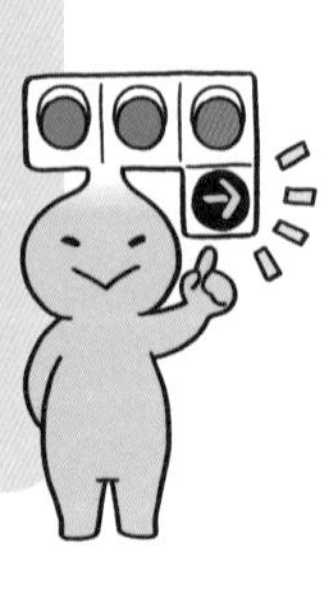

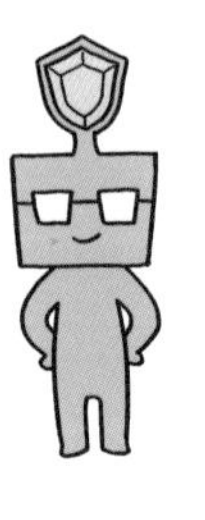

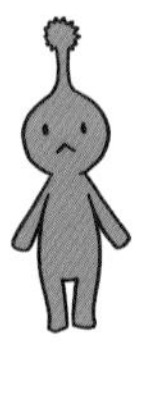

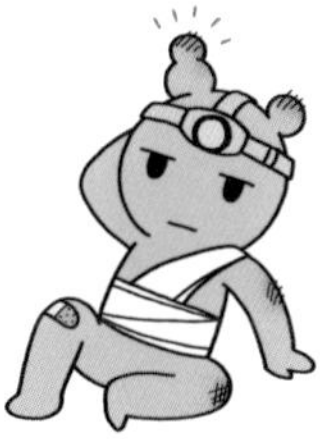

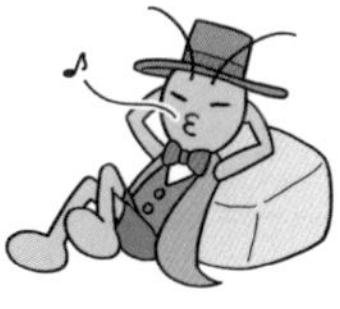

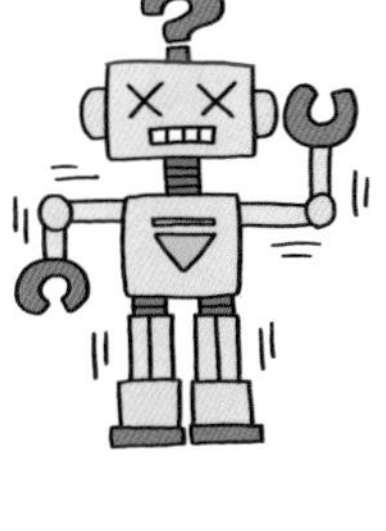

## 第2章 家族の協力的な環境が「強み」を伸ばす



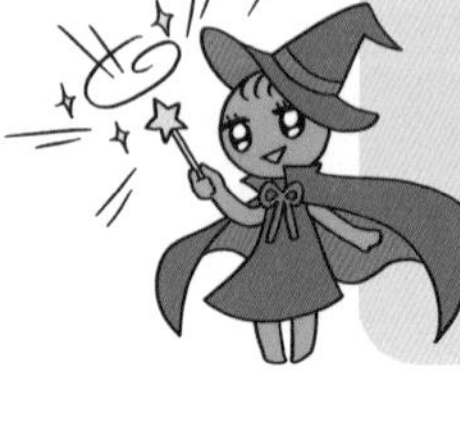

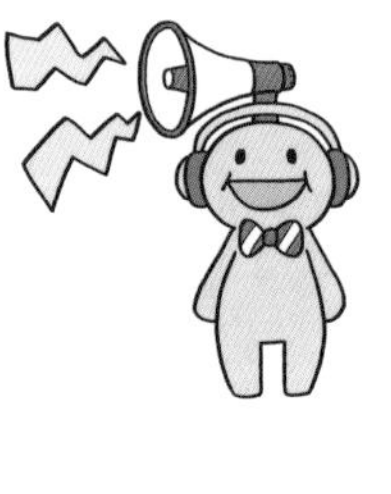

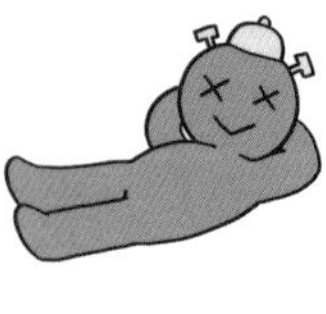

## 第3章 発達凸凹子どもには41の「すごい脳個性」がある



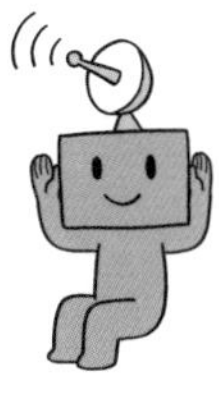

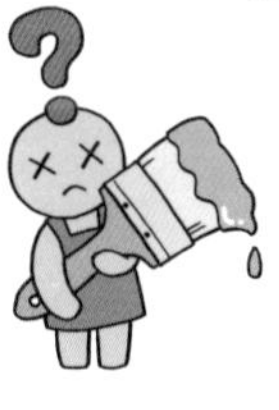

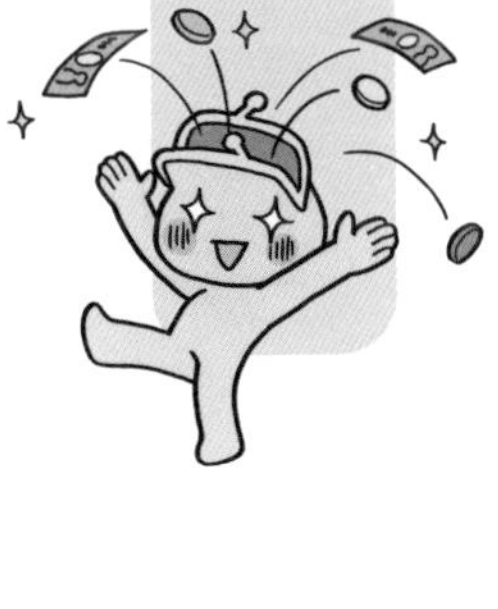

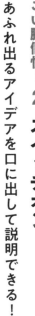

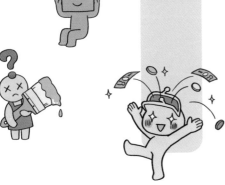

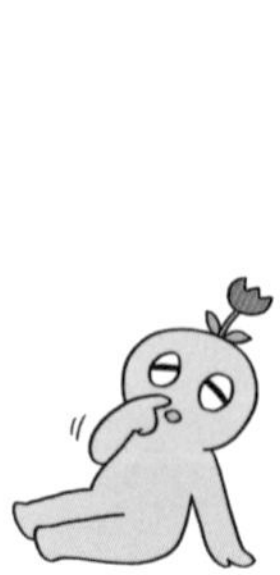

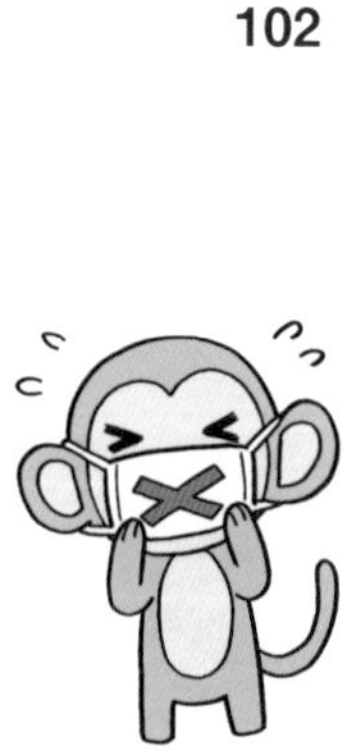

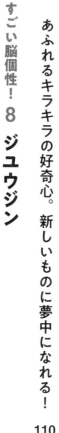

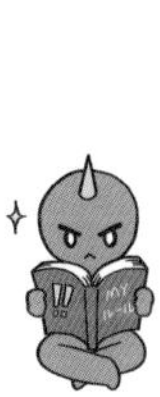

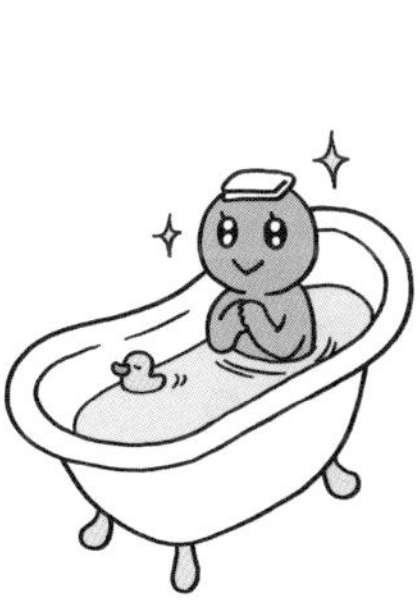

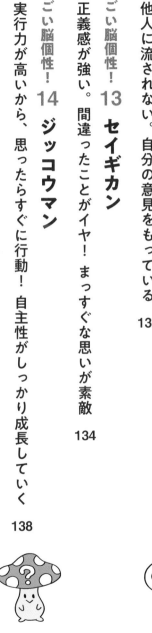

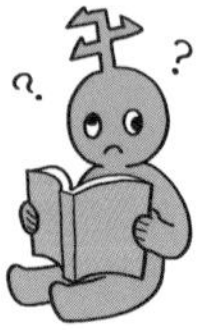

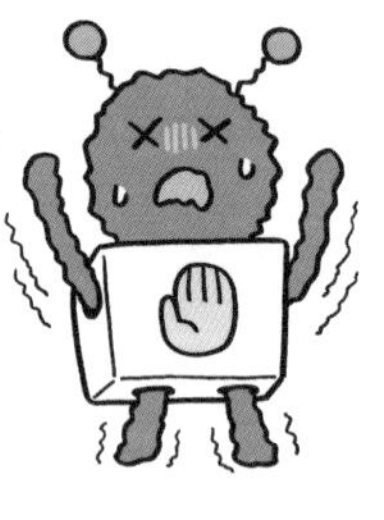

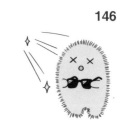

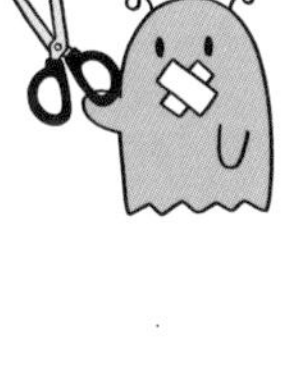
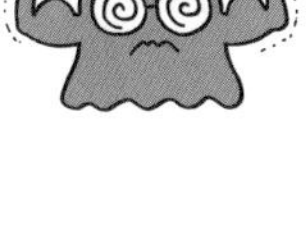
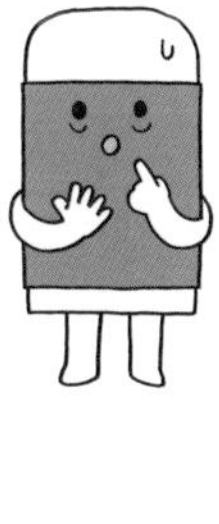

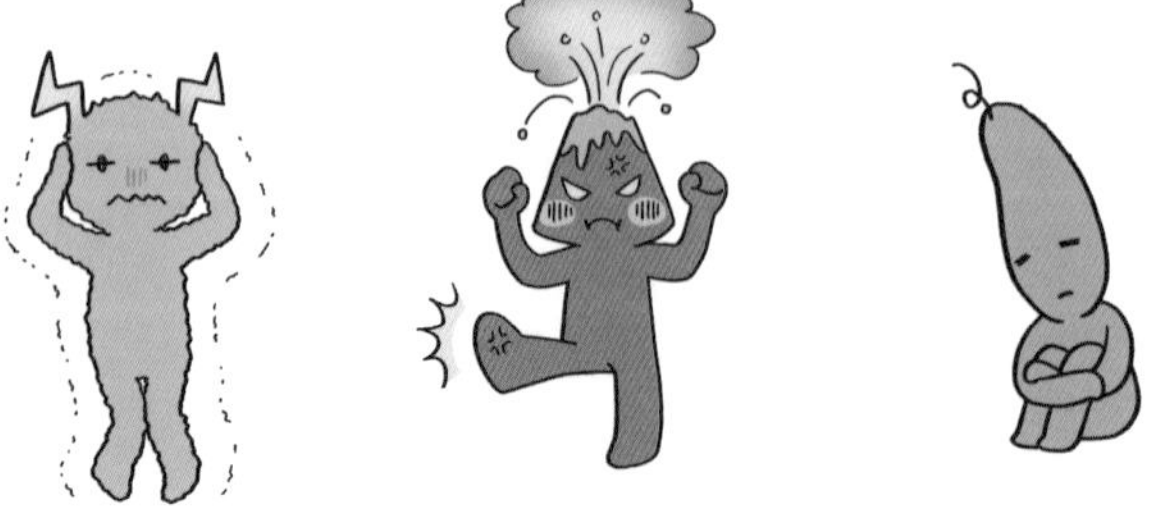

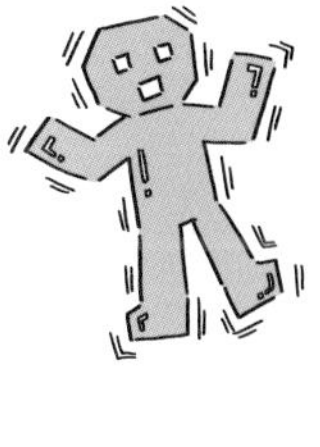

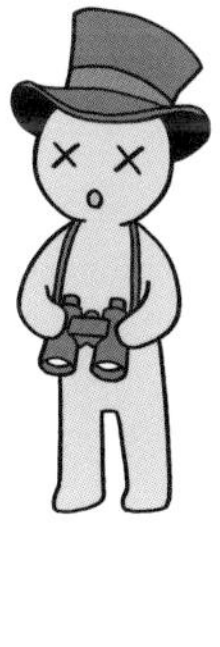

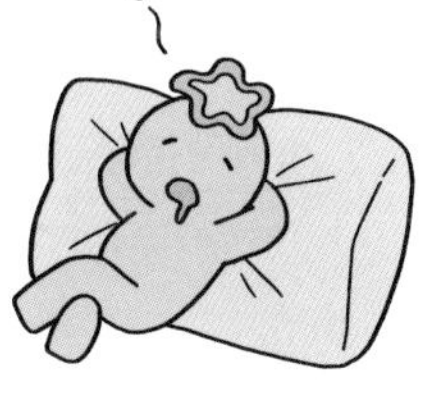

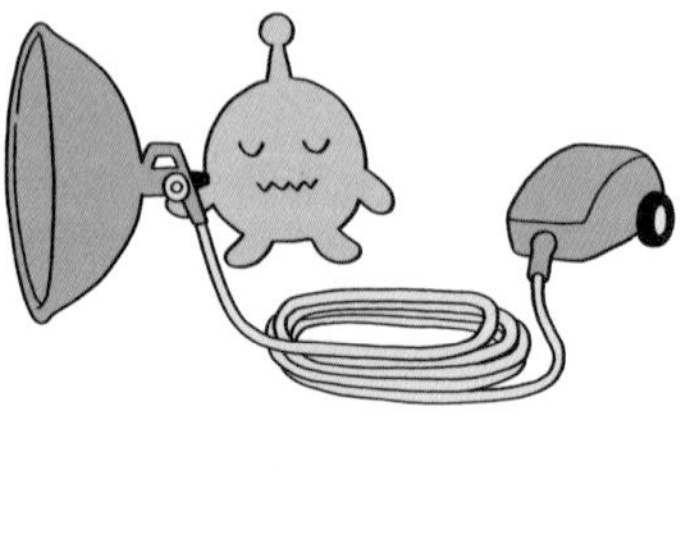

〈ＳＴＡＦＦ〉
イラスト　望月志乃
カバーデザイン　小口翔平、畑中茜（tobufune）
本文デザイン・ＤＴＰ　石山沙蘭
編集協力　小川晶子
校正　山本尚幸（こはん商会）

# 第1章

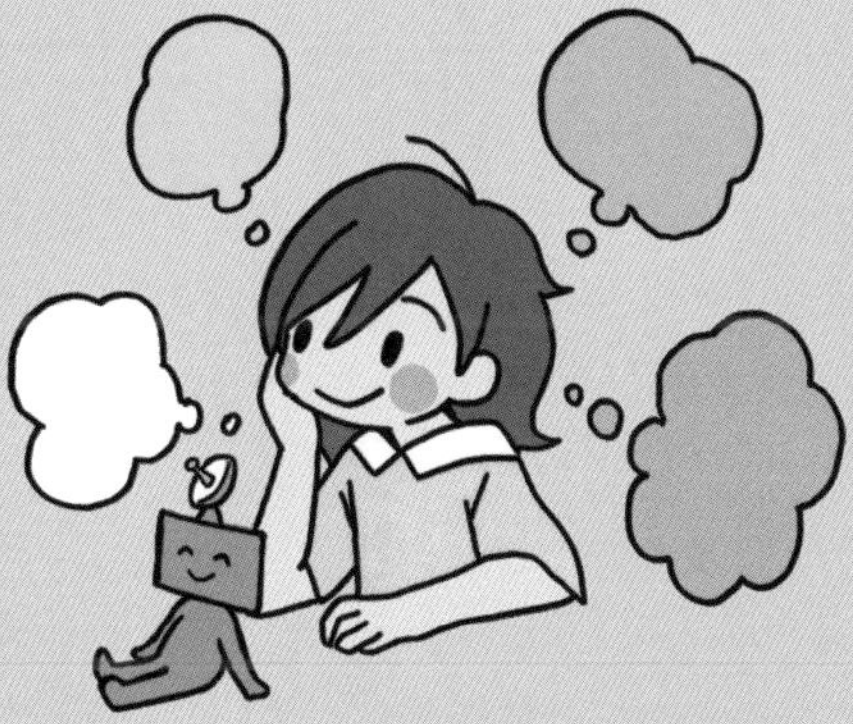

# 「強み」から見る
# 発達障害の新常識

発達凸凹のある子どもは苦手や弱みばかりがフォーカスされがちですが、脳から見ると、少し違った見方ができます。第１章では、脳の構造や成長について解説し、最新の発達障害に対する考え方をお伝えします。

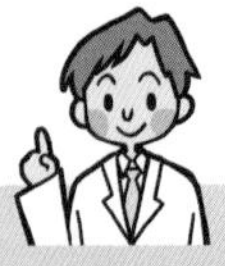

新常識講座
1

# 発達障害に対して、新しい見方をしよう

「発達障害について、私にもよくわからないことが多かった」と冒頭でお話ししました。

私が脳から見る世界と、世間の発達障害に対する評価が大きく食い違っていたからです。

その要因は、**世の中に広がっている「発達障害」という言葉自体が、実態に即した言葉ではないからだと考えています。**

発達障害は、「脳機能の発達が関係している障害」と説明されてきました。

つまり、脳のはたらきは成長とともに発達していくけれども、脳の発達のバランスがうまくいかないためにトラブルが起こります。

それを「発達障害」と言うのですが、「脳発達障害」と解釈できます。

しかし、この理解だけでは、多くの誤解や差別（Stigma）を生みかねません。

## 脳画像MRIから強みと弱みが見える

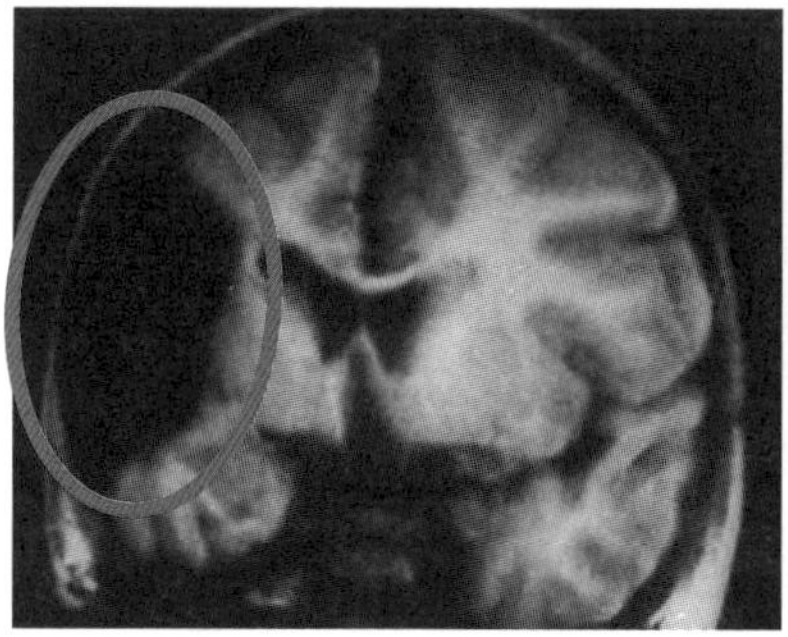
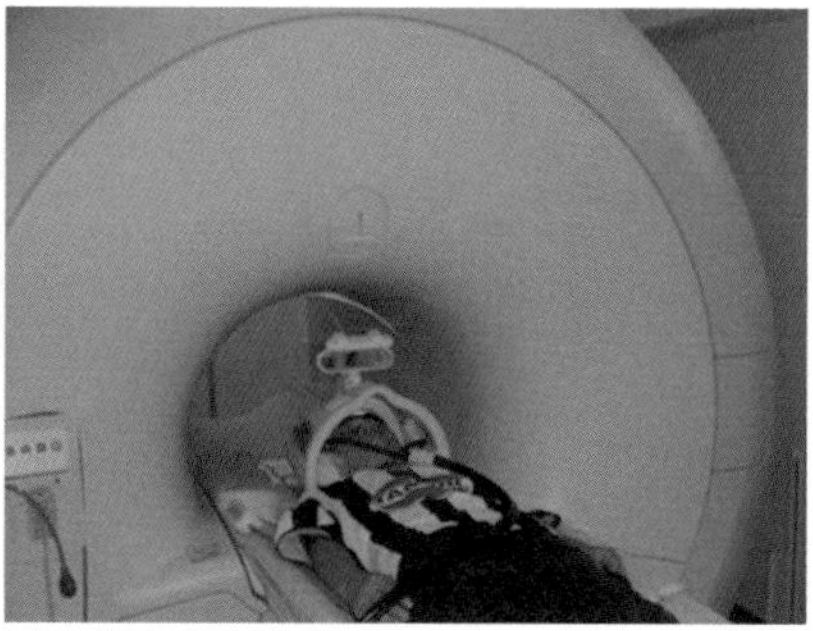

右の写真は、小学生が脳のMRI撮影を受けている様子。
左の写真（MRI画像）は、前頭葉の冠状断脳画像で、丸で囲んだ黒い部分の脳番地（脳にある機能別の神経細胞の集団。P26参照）がない（弱み）が、その他の脳番地は健常そのもの（強み）。

私は、小児科医をしながら、35年もの間、ずっと脳の発達を脳機能画像法（MRIやfNIRS）の最先端技術の開発とともに、脳機能の発達過程を研究してきました。その間、脳の形の発達変化の意義を探求し、脳発達病理学も学びました。

「発達」＋「障害」として、分けて考えると、「発達のしくみ」と「障害のしくみ」を知る必要があります。

脳科学の視点からは、「脳発達のしくみ」と「脳障害のしくみ」の理解が必要になります。

また、診断、治療、サポートには、この2つを分けて、十分に理解する必要があります。

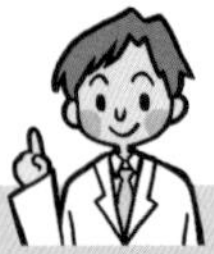

新常識講座 2

# 子どもは「できること」を最大限にしているだけ

「なんでうちの子は、こんなことを言うの?」

「なぜ私の生徒は、こんな行動をとるんだ?」

このように、大人が感情的に反応する前に知るべきことがあります。それは、**「発達凸凹の子どもたちには、言葉にできない部分と潜んでいる強みがある」**ということです。

子どもはそもそも「理由のわからない」行動をとるものですが、発達凸凹がある子はさらにほかの子と異なる行動をとり、保護者や先生にはほとんど理解ができません。この相互の理解のズレが問題を起こします。

でも、どんな子どもも同じ。子どもには、「行動する理由」があります。その行動をとることが、彼ら彼女らにとって、「脳のはたらきが一番よく合理的」なのです。つまり、「脳の強み」を発揮している瞬間なのです。

しかし、その「脳の強み」を本人なりに最適に使っているのに、周囲がすべて「脳の弱み」と捉えてしまうことが、生きづらさを生み出すそもそもの原因です。

たとえばP21で見てきたMRI画像で黒くなっている箇所は、コミュニケーションに関係する機能を司《つかさど》る部位なので、コミュニケーションに関して脳の弱みがあるといえます。この部位ははたらかないので、本人はその他の健常な脳番地を必死に使って生きているのです。

凸凹の少ない発達の子でも、発達に特性がある子でも、どんな子どもでも**「能力を生かし、自分ができる最大限のことをしている」だけ**なのです。

たとえば、みんなが話し合いをしているときに、1人でマシンガンのように話して、場の雰囲気や進行を台無しにしてしまう子がいるとします。

この子はみんなを困らせるために、わざとやっているのでしょうか？

いいえ、この子は「しゃべることができるから」そうしているのです。この子にとって「黙って、みんなの話に耳を傾ける」ことはできなくても、「しゃべることはできる」から必死に話すのです。

まわりにとっては「困った行動」かもしれません。

でも、この子どもは自分の能力（脳の強み）を最大限に使い、「自分ができること」を一生懸命やっているだけなのです。

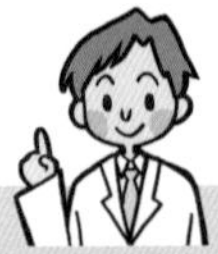

新常識講座 3

# 「脳の強み」から困りごとを見ることができたら幸せになれる

凸凹のある脳は、「その場で、自分にできるベスト」を尽くしているだけ。状況に対処するために、その子にできるベストな方法をとっているのです。

かんしゃくを起こして、大声で怒っている子だって同じこと。

「自分はイヤなんだ」と、かんしゃくを起こさない子と同じ気持ちをもっていたとしても、「気持ちの爆発を抑えて、自分の気持ちを説明する」ことはできません。

でも、**「イヤという気持ちを大きな声で表現する」ことはできるのです。**

つまり、この子は、「大きな声を出せるから、出している」だけなのです。

このように見ていくと、凸凹子どもの行動の秘密が少し見えてきませんか？

凸凹の子は「自分なりの脳活動でベスト」を尽くしているのです。

なのに、「まわりからは、弱みが出て問題を起こしていると見える」から、余計に困ってしまうのです。

それに対して、正論で「ダメだ。みんなと同じようにちゃんとやれ」と言うことに意味はありません。できないことを指摘して、すぐに改善するなら、誰も苦労しないからです。その方法で、脳発達の凸凹が改善するわけでもありません。

「凸凹があるから困っている」と考える人もいますが、それは違います。「凸凹のある子が、困った場面に遭遇したから、頭がはたらかなくなっている」のです。

ここは、脳の観点からしっかり理解してほしいところです。

周囲から見て、問題行動があるならば、「どんなときに問題行動を起こし、どんなときに起こさないか」をよく観察し、ひきがねとなっている原因と対処法を知ることが大事です。

**「脳の強み」によってとった行動の理由を理解することは、困りごとを、脳の発達に変えるチャンスの第一歩となります。**

「脳の強み」の視点から子どもの脳の世界がわかれば、彼ら彼女らの言葉や行動がまったく違って見えてくるはずです。

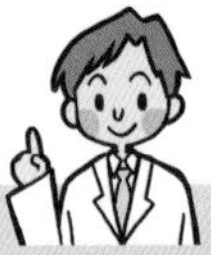

新常識講座

4

# 発達の凸凹は、「脳番地」から診断できる

子どもの発達に凸凹を感じたら、「脳の中に秘密がある」と考えてみると、回り道をすることなく子どもの見ている世界に近づくことができます。

**そのためのキーワードは「脳番地」です。**

心臓は、心筋細胞で構成され、お互いに同調しあってはたらいています。しかし脳は、種類の違った神経細胞の集団が、おのおの役割分担してはたらいています。私は、脳の中で、会社の部署のような役割を果たす場所を、それぞれの役割に基づいて「脳番地」と名づけました。

脳には１０００億個以上の神経細胞があり、一生かかっても育てきれない未熟な潜在能力細胞が、各脳番地に満たされています。そのため、脳番地ごとに発達過程が異なります。

詳細に分類すると約１２０種類の脳番地がありますが、代表的な８つの系統の脳番地に分けて、各脳番地の発達過程を知ることで、子どもの強み、弱みを脳から診断することができます。

著者が20年ほど前に独自に開発した「脳の枝ぶり画像法」で分析すれば、脳の強み・弱みが見えてきます。「実際の生活の中で困りごとを起こしている」原因となる未熟な脳番地に焦点を当てて「脳番地トレーニング」することで弱みが克服できますし、強みのある脳番地を集中的にトレーニングで強化して、効率的な発達をうながすことも可能です。


各脳番地は、左脳・右脳の両方にまたがっています。

左脳にある脳番地は言語能力と深く関わっており、言葉や記号を使った論理的なはたらきが強いのが特徴です。

もう一方の右脳は、直感やひらめきなど感性との結びつきが強く、周囲や環境の動きや変化に敏感に反応します。


8つの脳番地に分けて発達障害を見ていくと、さまざまな事実に気づきます。

たとえば、ＡＤＨＤ（注意欠陥多動性障害）の子どもが周囲に同調しやすい場合は、右脳の感情系の発達がすぐれていると考えられます。一方、ＡＳＤ（自閉症スペクトラム障害）の子どもが、人に興味がなくて、ひたすら本を読んだりしている場合には、右脳の感情系が未熟な一方で、左脳の言語系の発達が著しいと考えられます。

## 8つの脳番地の位置と役割

### 1. 思考系脳番地

意志が強く、
判断力があり
みんなのリーダーに
なれる脳番地

ものを考えたり判断したり、アイデアを生み出すことに関わる。

### 2. 感情系脳番地

人の気持ちがわかり、
面倒見がよい
脳番地

皮膚感覚や体性感覚を処理する感覚系や、喜怒哀楽などの感情に関わる。

### 3. 伝達系脳番地

人と話すことが
大好きで、友だちが
多くなる脳番地

話したり伝えたりすることに関係する。口を動かすと運動系脳番地も強くなる。

### 4. 運動系脳番地

スポーツ万能
になる脳番地

身体を動かすことや手足を使って楽器を奏でることに関係する。

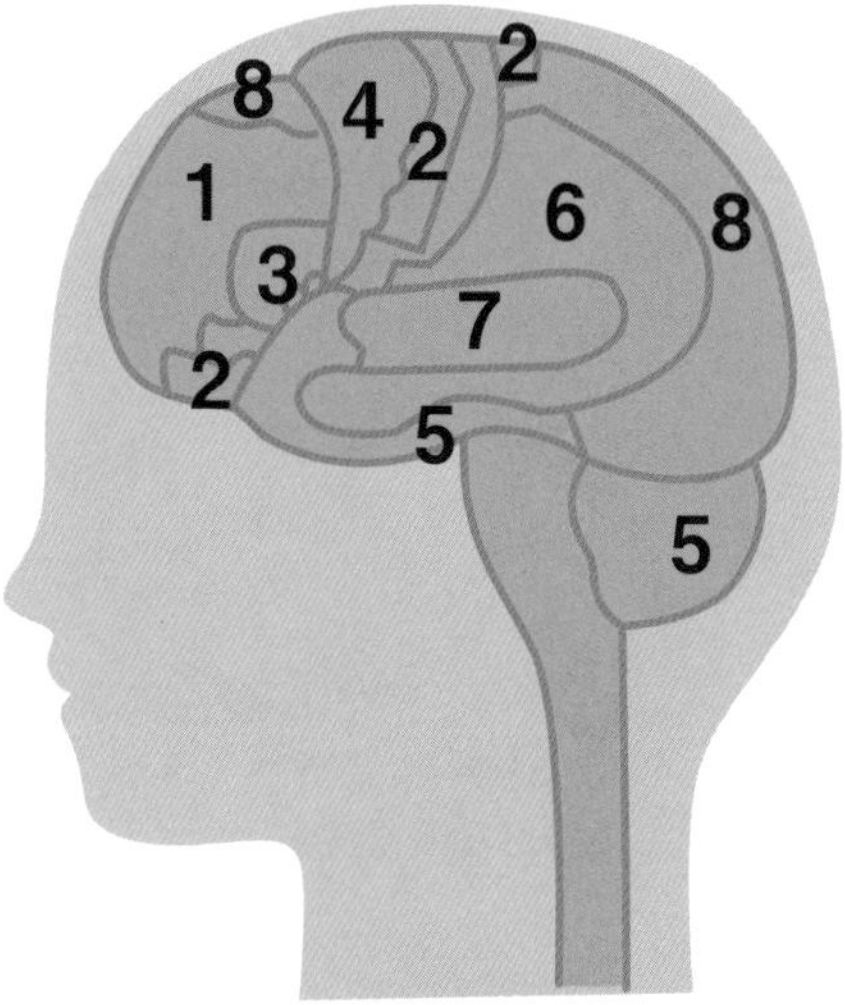


### 5. 記憶系脳番地

物知りになる
脳番地

言葉や映像を覚えたり思い出したりすることに関係する。

### 6. 理解系脳番地

整理整頓が
得意になる脳番地

言葉や物事を理解することに関係する。状況がよく理解できるのでテキパキ行動することもできる。

### 7. 聴覚系脳番地

音楽や言語能力が
発達する脳番地

耳で聞いた言葉や音などの聴覚情報を脳に伝えることに関係する。

### 8. 視覚系脳番地

観察力があり
まわりの様子が
よく見える脳番地

目で見て得た情報を脳に伝えることに関係する。

※この図は左脳側から見ているが、右脳にも同じように8つの脳番地が存在する。

さらに、ＡＤＨＤあるいはＡＳＤと診断されている場合に、感情系脳番地を「脳の枝ぶり画像法」で分析研究した結果、どちらも左脳の感情系が未熟であることがわかってきました。

ＡＤＨＤの子どもたちの自己肯定感が低いことは、学術研究でも指摘されていますが、著者は、左脳の感情系脳番地の未熟性と関係していると考えています。

**右ページで紹介している「８つの脳番地」の特性を理解し、各脳番地の連携を強化して使いこなしていくことで、どんな発達凸凹があっても、脳はぐんぐん成長します。**

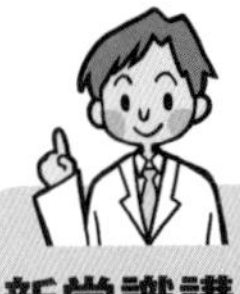

新常識講座
5

# 家族で「強み・弱みの脳番地診断」をやってみよう

発達障害のバイオマーカー、すなわち定量的な生物学的指標は、確立されていないと考えられています。認知症におけるアミロイドβやタウたんぱくを指標にした検査のようなバイオマーカーの発見が、ＡＤＨＤやＡＳＤの最先端研究分野では求められています。

私が行っているＭＲＩを用いた脳番地診断は、脳の成長を反映するバイオマーカーの１つと考えられます。これを使って、発達凸凹のある１人ひとりの脳の成長ぶりを、脳番地ごとに観察することができます。

次ページの写真は、左から乳児、幼児、成人の左右の耳を通過する冠状断面の脳の枝ぶり画像です。まるで木のように、幹から出ていく黒い枝ぶりが、徐々に成長して太くなっていくことがわかります。

自分の脳の強み・弱みを実際にＭＲＩで確認することで、おのずと自己評価能力を高め

## 脳は成長していく

乳児の脳　　幼児の脳　　成人の脳

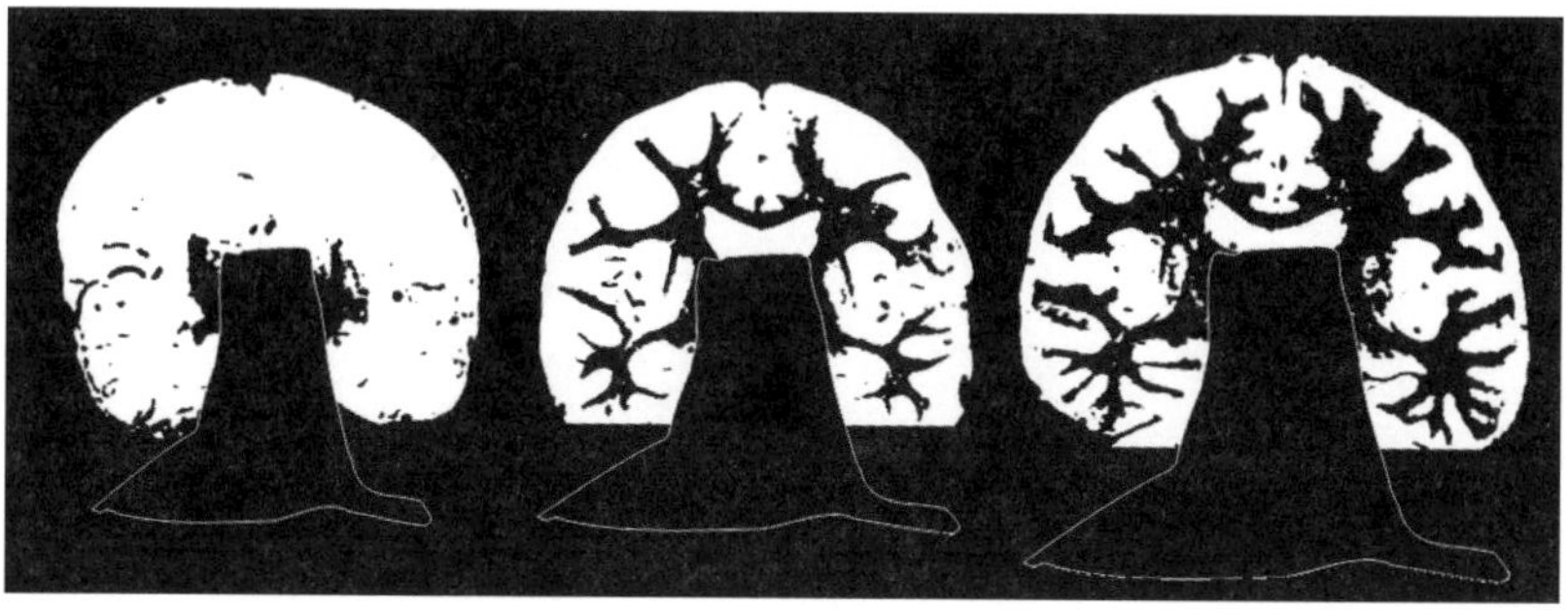

左から乳児、幼児、成人の脳画像。
神経回路（枝）が、成長して増えていくのがわかる。

る大きな手助けになります。

高い自己評価能力を身につけることは、ＡＤＨＤの治療としても有効性が指摘されており、「セルフマネジメント能力」をアップすることにもつながります。

私が代表を務める脳の学校では、自己評価能力を高める方法として、自己申告型脳番地診断ＳＲＩ（https://www.nonogakko.com/information/）を開発して、オンラインで提供しています。

今回は、それをもとにした簡易版の「強み・弱みの脳番地診断」（次ページ）を作成したので、家族でやってみましょう。

まずは1人でチェックして、そのあとに家族で見せ合ってみましょう。

### 視覚系脳番地

- □ 空気が読めない
- □ 絵をあまり描かない
- □ 片づけが苦手
- □ 文章の意味を読みとれない

### 感情系脳番地

- □ 人に流されやすい
- □ 相手の気持ちが読みとれない
- □ 自分の気持ちがわからない
- □ 感情表現が苦手

### 伝達系脳番地

- □ 友人関係が苦手
- □ 会話が少ない
- □ 自分の考え、思いを伝えられない
- □ 会話を続けるのが苦手

### 理解系脳番地

- □ 想像力がない
- □ 注意力がない
- □ 言葉の裏を読みとるのが苦手
- □ 作文が苦手

### 記憶系脳番地

- □ 忘れっぽい
- □ 締め切りを守れない
- □ 遅刻する
- □ 電車を乗り過ごす
- □ 人の話を忘れる
- □ テストに弱い
- □ ものを捨てられない

## 強み・弱みの脳番地診断

チェックが多いところは、弱み脳番地です。
逆に、項目に書かれているものと反対であれば、強み脳番地といえます。

### 思考系脳番地

- □ 誘いを断れない
- □ 優柔不断
- □ 自制心がない
- □ リーダーが苦手
- □ マルチタスクが苦手
- □ やる気が出ない

### 運動系脳番地

- □ 行動に移すのが苦手
- □ 動きが遅い
- □ 体を動かすのが苦手
- □ テキパキできない
- □ 物事の処理速度が遅い
- □ よくケガをする

### 聴覚系脳番地

- □ 話を聞くのが苦手
- □ 聞いたことを忘れる
- □ 聞き漏らしが多い
- □ 長い話を聞いていられない
- □ 音読が苦手

子どもが親御さんの脳番地診断を見ると、自分と他者を比べることができます。すると、おのずと自己評価能力を高める手助けになります。

この診断でチェックが多くついたところは、弱みの脳番地です。反対に、書かれていることができていれば、その項目は強みの脳番地と言えます。

ただし、1回の診断結果だけで、すべてが決まるわけではありません。1か月後にもう一度行ってみましょう。脳の成長に伴って、強み・弱みの脳診断結果が変わってきます。

結果の変化により、成長の推移を確認できれば、お子さんの変化を親御さんも客観視できて、モヤッとしたストレスが溜まらないでしょう。

さらに「強みの脳番地からさがす未来の職業指針シート」を使って、なりたい職業についても、親子で前向きな気持ちで考えてみましょう。

## 「強みの脳番地」脳からさがす 未来の職業指針シート

必ずしも、該当の職種が各脳番地をだけを使うというわけではなく、重要な役割をすると考えてください。

### 思考系脳番地

経営者／小説家（クリエイター）／棋士／プログラマー／投資家／発明家／各種リーダー／イベントプロデューサー／人事担当

### 運動系脳番地

料理人／農家／漁師／ピアニスト／陶芸家／技術職／プロスポーツ選手／ダンサー／理学療法士／家事代行／運送業

### 聴覚系脳番地

コールセンターのオペレーター／落語家／通訳／ DJ ／医師／各種相談担当者／クレーム処理／受付窓口係／カウンセラー

### 視覚系脳番地

デザイナー／漫画家／画家／気象予報士／画商／司会者／写真家／ブロガー／ YouTuber ／建築士／モデル／イラストレーター／美容師

### 感情系脳番地

俳優／整体師／保育士／ベビーシッター／介護職／看護師／キャビンアテンダント／演出家／トレーナー

### 伝達系脳番地

接客業／営業／旅行の添乗員／政治家／手話の通訳／記者／宗教家／声優／ライター／各種インストラクター／外交官／事務職（営業事務、学校事務、医療事務など）

### 理解系脳番地

弁護士／弁理士／編集者／保健師／マーケティング／研究者／経営コンサル／公認会計士／エンジニア／栄養士

### 記憶系脳番地

教師／大学教授／図書館司書／生産管理／ソムリエなどの専門家／銀行員／公務員／税理士

引用文献『こころのもやもやを脳のせいにしてラクになる方法』加藤俊徳（WAVE 出版）

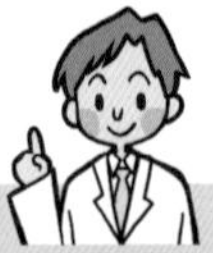

新常識講座
6

# できること・できないことは、脳番地の発達度合いによる

発達に凸凹のある子どもは、「遅刻する」「締め切りを守らない」「人の話を最後まで聞かない」など、平均的な発達をする子よりも、まわりにとって厄介と感じられる行動をしてしまいます。

このような未熟さは、社会に出るときまでに最低限のスキルを身につけ、克服することが必要なのは明らかです。

しかし、凸凹のある子は、とにかく時間がかかります。

ひと言でいえば、いくら時間があっても足りないのです。

では、どうして、「時間が足りなくなる」のでしょうか？

脳の中で、時間がかかる課題だからです。

なぜ時間がかかるのか？　それは、必要なタスクを処理するための脳の機能が未熟なため、処理に時間がかかってしまうのです。くわえて複数の課題が重なる場面は、もっと混乱してしまい、できることもできなくなってしまいます。

遅刻しない人は、事前に時間を記憶し、約束の時間を念頭に置いた行動ができるのです。脳でいうと、記憶系、思考系が発達しています。

締め切りを守る人は、締め切りまでの持ち時間を計算して、課題に必要な時間を考えつつ、仕上げて提出します。こういう人の脳は、記憶系だけでなく、理解系、思考系、運動系が発達しています。

人の話を最後まで聞くことができる人は、聴覚系と理解系がよく発達しており、聞きながら理解を深めることができるのです。

このように、必要なタスクがこなせる人は「タスクを処理するための脳番地が育って」います。たまたま育った脳を「強み」として使っているだけなのです。

一方で、**発達凸凹の子は、本人の努力ややる気とは関係なく、できないこと、苦手なことが多いのですが、これは脳の未熟さゆえに起こる、仕方のないことなのです。**

ただ、脳番地の機能を高めるトレーニングをすれば、未熟な部分も、きちんと成長していきます。

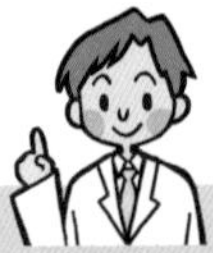

新常識講座

7

# 「なぜ、発達に凸凹が出るのか」を脳のしくみから考える

脳番地のしくみから「なぜ、発達に凸凹が出るのか」を考えてみましょう。

一般に、発達の凸凹は、子ども本人が気づく場合は少なく、多くは家族や保育園、幼稚園、小学校などの環境で、周囲によって発見されます。しかし、なぜ、発達凸凹の症状が出てくるのか、誰も脳のしくみから解き明かしていません。

そこで、私が考える6つの仮説が左ページの図です。

これらの中で、子育てにおいてもっとも重要なのは、仮説5と6だと考えています。人は、環境を選んだり、整えたりすることができます。

人類は学び、積み重ねてきた叡智によって進化と発展をしてきました。

**人それぞれの環境と学習過程によって脳番地の使い方に偏りが生じると、自然に発達凸凹ができますが、環境は調整することが可能だからです。**

## 「なぜ、発達に凸凹が出るのか？」6つの仮説

**仮説1**　右脳と左脳があるために、脳の左右に使い方に違いが生まれる。一般に、右大脳皮質は左大脳皮質より先に発達する。

**仮説2**　8つの脳番地が発達する順番は異なる。感情系、運動系は、生前に発達し始める。聴覚系、視覚系は、生後急速に発達し始める。さらに、記憶系、伝達系は、2足歩行が始まる1歳ごろから、理解系、思考系は、「あれ？なんで？」と言って疑問をもち始めるころから発達を始める。このように、各脳番地の発達順序の違いによって、発達凸凹が生まれやすいしくみになっている。

**仮説3**　左脳の海馬は、右脳の海馬より発達が遅れて海馬回旋遅滞（※P40参照）を引き起こしやすい。各脳番地の中継地点の役割をしている海馬の発達に左右差が出ると、情報伝達のしくみに影響を与える。おのずと運搬される情報量が異なってくるため、ネットワークの発達も異なってくる。

**仮説4**　遺伝子が脳番地の発達に関与するため、各脳番地に発達差が出る。特に、遺伝子異常がある場合、海馬回旋遅滞が高頻度に起こる。

**仮説5**　環境の違いが、各脳番地の役割の違いと関連して、環境特異性によって脳番地の発達の差を引き起こす。たとえば、役者の子は役者、医者の子は医者、音楽家の子は音楽家になりやすい。

**仮説6**　人の学習過程の違いが各脳番地の発達に関与するため、何をどのように学ぶかがダイレクトに脳番地への刺激に関与する。

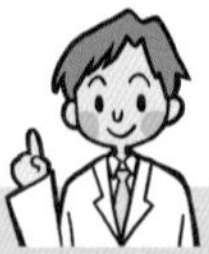

新常識講座
8

# 「海馬回旋遅滞」から見て、発達凸凹は4人に1人の割合か

「海馬《かいば》回旋《かいせん》遅滞《ちたい》（ヒア：ＨＩＲ）」とは記憶系の海馬、感情系の扁桃体の周囲の発達形成の遅れを示す脳発達の形成不全で、言語発達の遅れを示す幼児では約95％に認められ、発達障害の指標の1つです。

これは、２００３年、米国で毎年開催される北米放射線学会で、著者が最初に報告したことが始まりです。海馬回旋遅滞は、右海馬にも起こりますが、左海馬に高頻度に起こり、海馬回旋を認めるとき、左海馬に起こる頻度は約98％です。

ですから、発達凸凹がある子どもの場合、左海馬回旋遅滞を伴うことが考えられます。

一方、右海馬回旋遅滞を認めた場合、より一層病的意義が高いことがわかっています。

ＡＤＨＤの症状を示す場合、必ずしも海馬回旋遅滞は認めませんが、ＡＳＤの症状を示す場合、両側海馬回旋を示す頻度が高くなります。また、限局性学習障害（ＬＤ）を示す場合にも、明らかな海馬回旋遅滞を認めることが少なくありません。

健常成人の約25％に、海馬回旋遅滞が見つかったという研究報告もあります。海馬回旋遅滞は、MRIを用いて、海馬回旋角などを計測することで診断できます。**ごく軽度の海馬回旋遅滞を含めると、4人に1人に海馬回旋遅滞が認められる可能性があるため、発達凸凹は、周囲や本人が感じているよりもずっと多く存在する可能性が考えられます。**

WISC《ウィスク》と呼ばれる5歳から16歳を対象に行われるIQ検査の平均値は90から110で、130を超える高IQの子どもは全体の約2％を占めます。IQの高い子どもは、不思議なことに、海馬回旋遅滞を起こしているケースが認められます。ギフテッドという言葉もありますが、海馬回旋の発達には脳の謎がまだ潜んでいることを忘れてはいけません。

次ページに載せたのは、脳の中心に位置する視床下部を通過する冠状断面の脳画像です。海馬は側頭葉の内側面に位置しており、海馬の前後長は約5㎝ほどです。胎児期の10～11週頃からくねくねと折れ曲がりながら発達し、さらに生まれてから10歳ごろまでゆるやかに回旋して、正位置（健常な右海馬 ※P42のMRI画像参照）になります。一方、回旋の遅延があり、止まったまま誕生したり、未熟児で生まれたりした場合には、海馬回旋遅滞が高頻度に認められます。

海馬回旋遅滞を認めない場合でも、扁桃体周囲の側脳室下角がVの字を示す場合がありります。この場合、ASDの症状が強いことが私の研究では明らかになっています。

### 健常な右脳の海馬

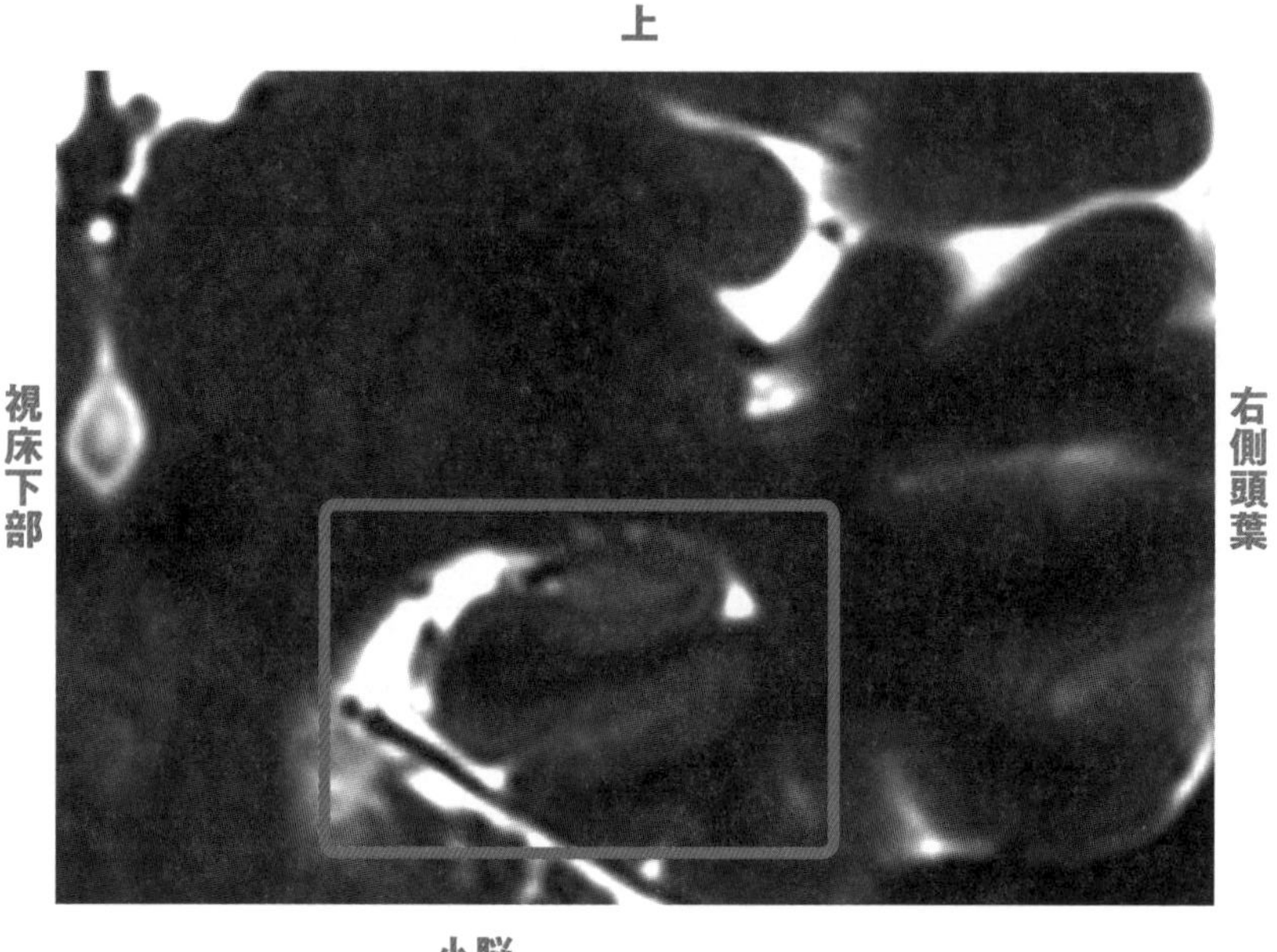

上
視床下部
右側頭葉
小脳

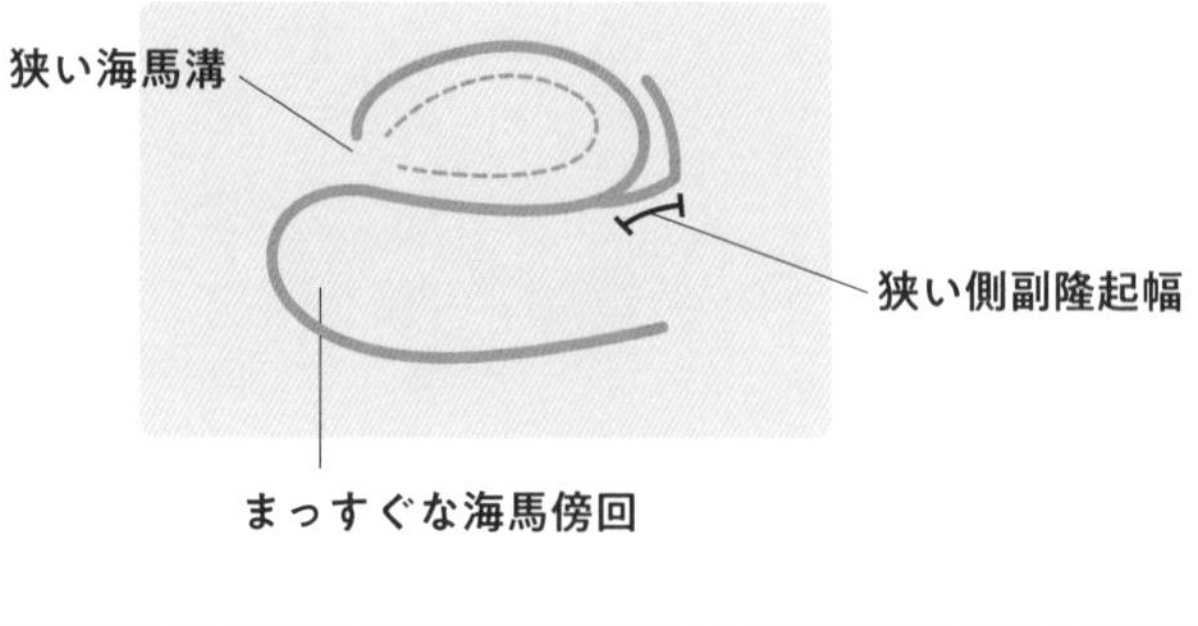

狭い海馬溝
狭い側副隆起幅
まっすぐな海馬傍回

## 海馬回旋遅滞だと海馬の形がこんなに健常と違っている

### 海馬回旋遅滞の右脳の海馬

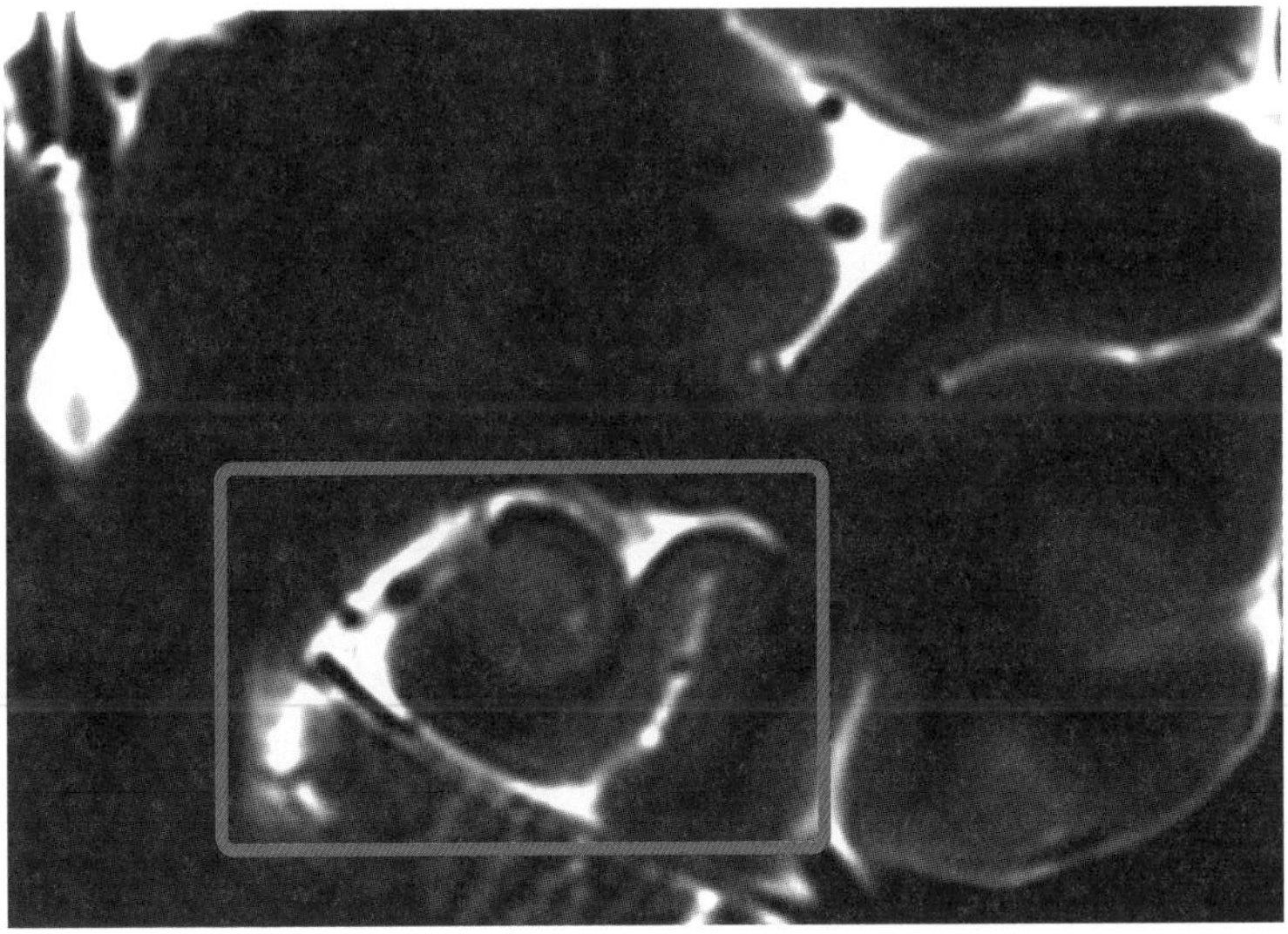


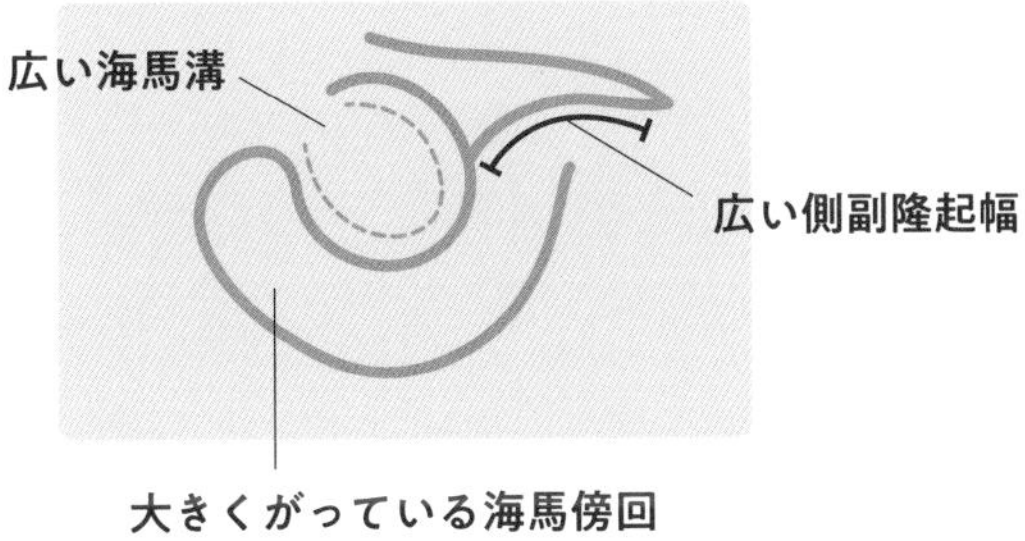

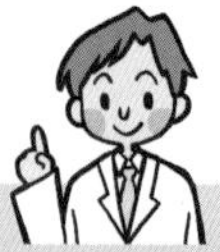

新常識講座
9

# 「脳発達スペクトラム」という脳個性の捉え方

私は約35年前に脳画像研究を開始し、それから間もなくして、「脳は胎児がお母さんのお腹の中にいるときから発達し、生まれたときにはすでに、1人ひとり脳の発達が違っている」ことがわかり、その結果を医学博士論文としてまとめました。

しかし、小児期だけでなく、大人になってから、どのように脳は成長していくのだろうという疑問が生まれました。

そこで、「脳個性」を可視化して、大人にも適用できる診断技術を追究しました。その結果生まれたのが、独自の国際特許技術による「脳の枝ぶり画像」を用いる脳個性診断法です。

その研究の結果、「人はこの世に生まれてから毎日成長しており、1人の人間として生涯連続した成長や変化を起こすことで、その脳は個性的で、オンリーワンのものになっている」ことが明らかになりました。

**すなわち、1人ひとりの脳発達や、脳の成長のバリエーションは、健常な脳であっても幅**

**広く異なっていたのです。**

この1人ひとり違っている脳発達過程と、その脳個性を、私は「脳発達スペクトラム（または、脳成長スペクトラム）」と命名しました。

この加藤式脳画像診断によって、脳の病気があってもなくても、誰もが自分の脳発達スペクトラムを知ることができます。自分の脳の発達・成長を確認しながら、「何が強みで、何が苦手なのか」がわかるため、自らの生き方を再発見することができます。

脳の成長が可視化されるため、今、子どもの脳を育てる環境が適切か否かも見えてくるのです。

脳の成長は、どんな環境でどんなふうに生活してきたのかを知る、いわば自分の生きてきた成長の記録です。自分の脳のMRI画像を見ることで、過去と現在の自分を認識し、さらに「こうありたい」という未来を、自分の脳の強みから考え、歩んでいくことができます。

発達が一律ではない脳をネガティブに捉えることなく、自己の目標設定やその実現に向けて生かすことが、脳科学や脳医療との〝新しい関わり方〟であると思っています。

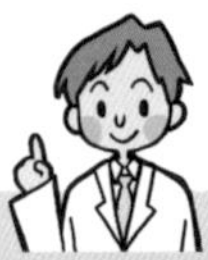

新常識講座

10

# 発達障害は、「脳発達スペクトラム」の一部

次に、「脳から見た発達障害の位置づけ」について説明したいと思います。

まず、これまで明らかになってきた脳が成長するしくみの3原則を述べます。

1　脳は一生成長していく。

2　脳は脳番地ごとに成長する。

3　脳番地には強みと弱みがある。

この新しく発見された事実をもとに、脳発達のしくみを見直すと、おのずと新常識講座9で説明した「脳発達スペクトラム、または、脳成長スペクトラム」の考え方が、発達凸凹の脳を理解するために必要になることがわかります。

次の図を見ながら解説しましょう。

## 脳発達スペクトラムと発達障害の関係図

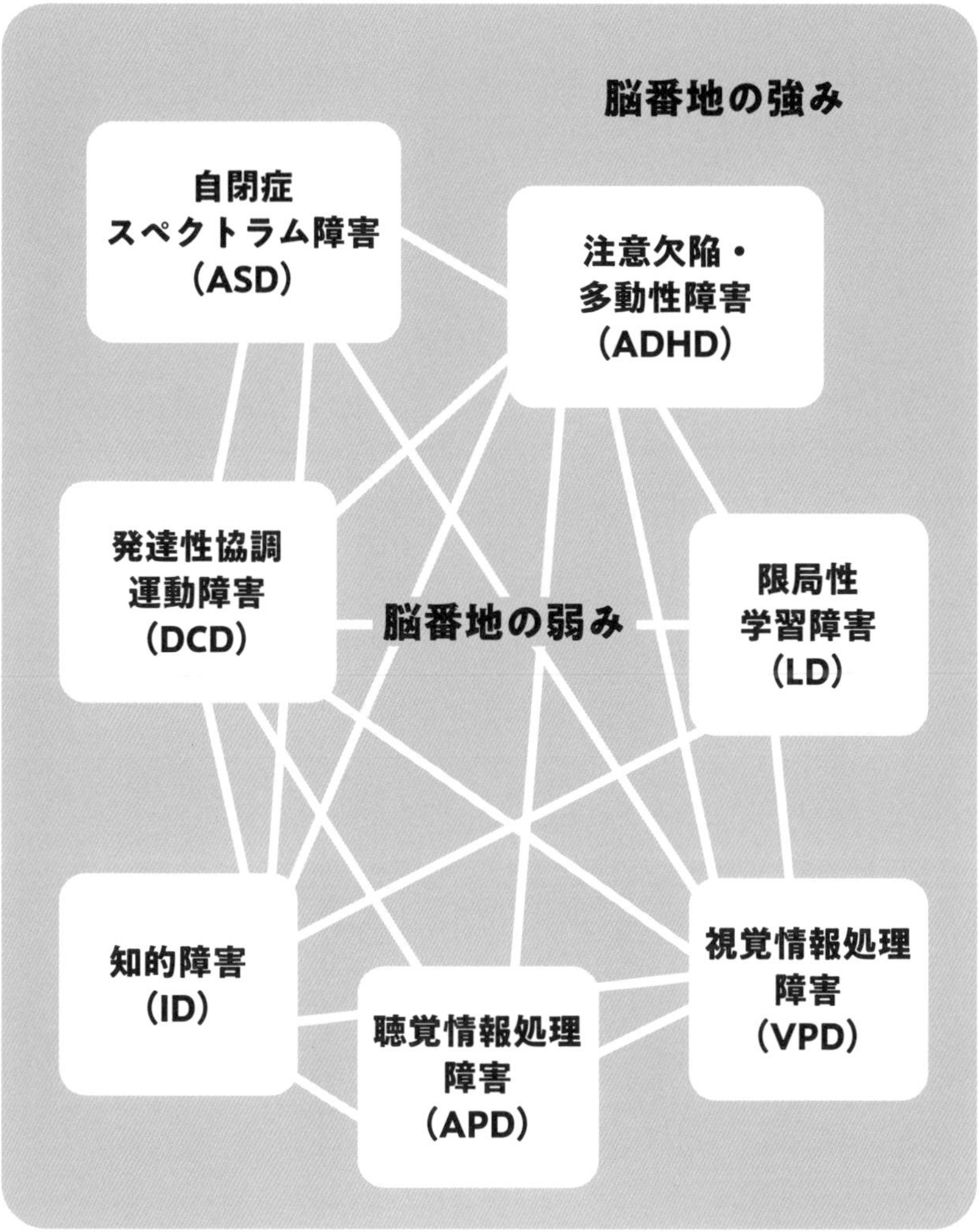

発達障害は、ＡＤＨＤ、ＡＳＤだけでなく、発達性協調運動障害（ＤＣＤ：手足の動きと目の動きがスムーズに連動せず、球技やなわとびなどが苦手な場合がある）など複数の障害がその症状とともに報告されています。さらに、抑うつ障害や不安障害、強迫性障害、睡眠障害、肥満などと密接に関係していることが明らかになっています。

さらに、関係図に示すように、これらの障害は、密接に相互に関連しており、併存する頻度が高いことも明らかになっています。たとえば、代表的な発達障害であるＡＤＨＤの場合、肥満と睡眠障害はもっとも改善すべきことと言われています。いずれも日中の脳の覚醒状態を低下させて、ＡＤＨＤ様の症状の増強を引き起こすからです。

つまり、ＡＤＨＤだけでなく、短い睡眠時間や閉塞性睡眠時無呼吸症（ＯＳＡ：睡眠時に無呼吸や低酸素状態が繰り返され、睡眠が妨げられる病気）による夜間の脳の低酸素障害によっても、日中の活動中に注意力の低下という症状が引き起こされます。

**つまり、どんな人にも脳の発達に凸凹があるだけでなく、生活や環境によっても、脳番地の弱み（苦手、できないこと）が引き起こされるのです。**

本来、強みの脳番地（得意なこと）であっても、生活リズム、睡眠リズムが悪化すれば、その強みは容易に打ち消されるのです。

たとえば、ゲームやスマホ依存の子どもの脳画像を見ると、脳が老化する年齢ではないのに、まるで認知症患者のように脳番地が衰えています。環境や習慣は、脳の成長や状態に影響するのです。

一方、発達障害を疑うときは、できないこと、欠如している能力ばかりが注目されます。実際にＰ52～Ｐ55に掲載したＡＤＨＤやＡＳＤの診断基準には、「強み」はまったく除外され、「弱み」ばかりが数多く列挙されています。

しかし、脳発達スペクトラムの考えに照らしてみると、欠如して見える能力以外は、強みであり健常な状態なので、強みの脳番地をもっと強化して、得意を伸ばしていくべきなのです。

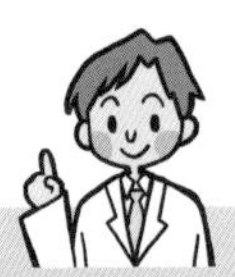

新常識講座
11

# ADHDとASDは遺伝的に併存しやすい

ADHDとASDは、これまで臨床上では併存率が高いことが報告されてきました。

たとえば、双子の一方がASDなら、他方はADHDを発症しやすいこともわかってきています。近年の2つの障害に関する遺伝子レベルの研究によれば、特定の遺伝子で共通性を認めています。

しかし、幼児期では、ADHDであっても、あるいは、ASDにADHDが併存して、ADHDコンプレックス（併存疾患型ADHD）と診断、治療されるべきところを、「ASD」だけが診断されている場合が少なくありません。

特に、言語の遅れの症状でも発語が少ない場合に、ADHDは治療されずに見逃されています。実際には診察してみると、発語の遅れに比べて、言葉の理解は発達して強みとなっている発達凸凹の子どももいます。

これは確かに十分ではない診断なのですが、なぜ見落とされるのでしょうか。

子どもが何も話さない、何もしない場合には、症状が表に出てきていないので（脳の中を見る以外は）推測するしかなく、その見積もりの精度がかなり低くなるのです。

また「脳発達スペクトラム」の考え方からすると、脳の発達には多様性があるはずですが、未熟な脳番地が多い幼児期ではほとんどが「弱みの脳番地（できないこと、困りごと）」に見えてしまい、強みの脳番地（得意なこと）が表に出てきづらいのです。

このような診断のむずかしさは、知的障害や限局性学習障害を併存している場合には一層困難になります。ＡＤＨＤの症状は、Ｐ52～Ｐ53に示したように、ご両親でもわかりやすいのですが、ＡＳＤは、コミュニケーション能力や言語能力にも関係しているために、成長に伴って、ある程度の経過を見ていかないと、その病状の重さがわかりにくい場合が多く認められます。

ＡＳＤの症状には、言葉の遅れだけでなく、感情変化が乏《とぼ》しい、想像力が弱く、豊かな遊びを共有することや友だちを作ることの困難さ、仲間に関心を示さないなどがあります。さらに、アイコンタクトができないだけでなく、目を合わせないことも少なくありません。ＡＤＨＤでも本人が忙しすぎて視線が合わないことがあります。

参考までに、米国精神医学会のＡＤＨＤとＡＳＤの診断基準を掲載しておきます。

## Hyperactivity Disorder）の診断基準

4. 遊びやレジャー活動に静かにして参加することができない。
5. まるでモーターで動かされているかのように、じっとできずに行動し続ける。
6. 過度にしゃべる。
7. 質問が完了する前にうっかり答えようとする。
8. 順番を待つのに問題がある。
9. 他の人の邪魔をしたり、割り込んだりする（例：会話やゲームにすぐ介入するなど）。

**A1、A2 のほかに、次の条件を満たす必要がある。**

**B：12 歳になる前に、いくつかの不注意または多動性や衝動性の症状が現れた。**

**C：いくつかの症状が 2 つ以上の環境で存在する（自宅、学校、職場などで、友人や親類と一緒に、他の活動においても）。**

**D：その症状が社会的、学校、または仕事の機能を妨害、または低下させる明確な証拠がある。**

**E：その症状は、別の精神障害（気分障害、不安障害、解離性障害、人格障害など）ではうまく説明されない。（その症状は、統合失調症や他の精神障害の過程でのみ発生するわけではない）。**

「米国精神医学会の診断基準第５版ＤＳＭ－５からの注意欠陥・多動性障害の診断基準」のガイドラインより。

## 注意欠陥多動性障害（ＡＤＨＤ：Attention-Deficit

**A1：９つの「不注意」の症状が、17歳以上では５つ（16歳までの子どもでは６つ）以上あり、６か月以上にわたって持続し、発達レベルが不適切な場合。**

1. 細部に細心の注意を払わなかったり、学業や職場、その他の活動で不注意による間違いをする。
2. 課題や余暇活動に注意を向けることが困難。
3. 直接話しかけたときにしばしば聞いていない。
4. 指示に従わず、学業・家事、または職務を完了できない（例：集中力を失う、脇道に逸れる）。
5. 課題と活動を整理することに問題がある。
6. 長期間にわたって精神的な努力を必要とする仕事（学業や宿題など）を避けたり、嫌ったりして、消極的である。
7. 仕事や活動に必要なものを紛失することがよくある。
（例：教材、鉛筆、本、道具、財布、鍵、書類、眼鏡、携帯電話）。
8. 外部からの刺激で気が散ることが多い。
9. 日々の活動でさまざまなことを忘れやすい。

**A2：９つの「多動性および衝動性」の症状が、17歳以上では５つ（16歳までの子どもでは６つ）以上あり、６カ月以上にわたって持続し、発達レベルが破壊的で不適切な場合。**

1. 手や足をそわそわ動かすか、座席で身をよじる。
2. 着席しなければならない状況でしばしば席を離れる。
3. 適切ではない状況で走り回ったり、登ったりする。
（青年または大人は落ち着きのない様子だけの場合がある）。

## Spectrum Disorder）の診断基準

2. 同一性へのこだわり、ルーティーンへの融通のきかない固執、または儀式化されたパターンや言語的非言語的行動（例：小さな変化に対する極度の苦痛、乗り換えの困難さ、硬直した思考パターン、あいさつの儀式、毎日同じ道を通るか、同じ食べ物を食べる必要性）。
3. 強度または焦点において異常な、高度に制限され、固定された興味（たとえば、珍しいものへの強い執着または没頭、過度に限定された興味または執拗な興味）。
4. 感覚入力に対する過反応または低反応、または環境の感覚的側面に対する異常な興味（例：痛みや温度に対する明らかな無関心、特定の音や質感に対する敵対的な反応、過剰なまでに物の匂いを嗅いだり触ったりすること、光や動きに対する視覚的興味）。

**C：症状は発達の初期に存在しなければならない（しかし、社会的要求が限られた能力を超えるまで完全に顕在化しないか、あるいはその後の人生で学習された戦略によって覆い隠されることがある）。**

**D：症状は、社会的、職業的、または現在の機能の他の重要な領域において、臨床的に重大な障害を引き起こす。**

**E：これらの障害は、知的障害（知的発達障害）や全体的な発達の遅れではうまく説明できない。知的障害と自閉スペクトラム症はしばしば併発する。自閉スペクトラム症と知的障害の併存診断を行うには、社会的コミュニケーションが一般的な発達水準として期待されるもの以下でなければならない。**

2013年、米国精神医学会「精神障害の診断と統計マニュアル」第5版（DSM－5）の自閉症の診断基準の日本語訳の一部より。

## 自閉症スペクトラム障害（ＡＳＤ：Autism

以下のA、B、C、Dを満たしていること。

**A：現在または過去に、以下のような社会的コミュニケーションおよび社会的相互作用の持続的な欠陥が複数の状況にわたって認められる（以下の3点で示される）。**

1. 社会的情緒的相互性の欠陥。たとえば、異常な社会的接近や 普通の相互会話の失敗、興味、感情、または情動の共有の減少、社会的相互作用を開始しない、または社会的相互作用に反応しないことまで、多岐にわたる。

2. 社会的相互作用に用いられる非言語的コミュニケーション行動の欠陥。たとえば、言語的コミュニケーションと非言語的コミュニケーションがうまく統合されていないものから、アイコンタクトやボディランゲージの異常、ジェスチャーの理解や使用における欠陥、表情や非言語的コミュニケーションがまったくないものまで、さまざまである。

3. 人間関係の構築、維持、理解における欠陥。たとえば、さまざまな社会的背景に合わせて行動を調整することの困難さ、想像力豊かな遊びを共有することや友達を作ることの困難さ、仲間に関心を示さないことなどである。

**B：制限された反復的な行動パターン、興味、または活動で、現在または過去に、以下の少なくとも2つによって明らかになったもの （例は例示であり、すべてを示すものではない）。**

1. 定型的または反復的な運動、物の使用、または発話（例：単純な運動の定型、おもちゃを並べたり、物をひっくり返したりする、エコラリア（反響言語）、特異な言い回し）。

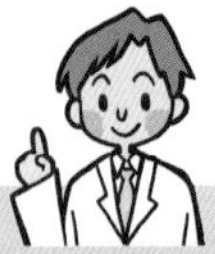

新常識講座

12

# 女子では「9年」もADHDの診断が遅れる理由

ADHD研究が進み、男女の違いについて多くの報告がなされるようになってきました。デンマークの研究者ダルスガードらは、約130万人を対象とした研究から、18歳までに約15・1％が精神障害と診断され、女児では不安障害が最も多く（7・85％）、男児では注意欠陥・多動性障害（ADHD）がもっとも多い（5・90％）としています。

さらに、ADHDは、男児は8歳、女児は17歳が発症のピーク（つまり、診断がついた時期）で、男児は女児よりも約1・7倍多く発症しています。興味深いのは、多動性・衝動性がないか、ほとんど目立たないADD（注意欠陥障害のみのタイプ）では、男児11歳、女児15歳が発症のピークとなっています。

ADDでは、学校では強みが目立たないだけでなく、弱みも目立たず、自分ではうまくできないことが多くて困っているのに、他人に迷惑をかけることが少ない傾向があります。

一方、ADHDでは、本人は困りを感じていることが少ない割には、注意されることが日課のような生活をしていることが多く見られます。ＡＤＨＤの診断では、多動性・衝動性の有無が診断の時期に影響を与えるので、学校での教師の気づきに左右されるとも言われています。**見方を変えるとＡＤＨＤでは、男児よりも強みが表に出てしまう女児のほうが他人に迷惑をかけることが少ないため、発見が遅れ、「隠れＡＤＨＤ」になりやすいと言えます。**

私のＡＤＨＤ専門外来では、ＭＲＩ脳画像診断結果を用いて、2時間ほど本人やその家族と面談していますが、それでも1回目では、女子はその多動や衝動性がはっきりしないことがしばしばあります。

このような場合には、抑うつ障害や不安障害、あるいは、引きこもりに伴って、運動不足や睡眠不足、ビタミン欠乏症になっていないかなどを慎重に診断します。

ＡＤＨＤの治療薬として使われるメチルフェニデート（商品名コンサータ®）においても肝臓機能の違いによって約20％女性の代謝が早く、同じ量の内服でも血中濃度が男性よりも上がりにくいことがわかっています。

そのほか、男性に比べ、女性のＡＤＨＤは気分障害やパーソナリティ障害の併存率が高いことも指摘されています。ＡＤＨＤの症状が目立つからと言ってそこだけに注目するのではなく、ＡＤＨＤコンプレックス（併存疾患型ＡＤＨＤ）として、さまざまな要因がある可能性を忘れないでください。

# 第 2 章

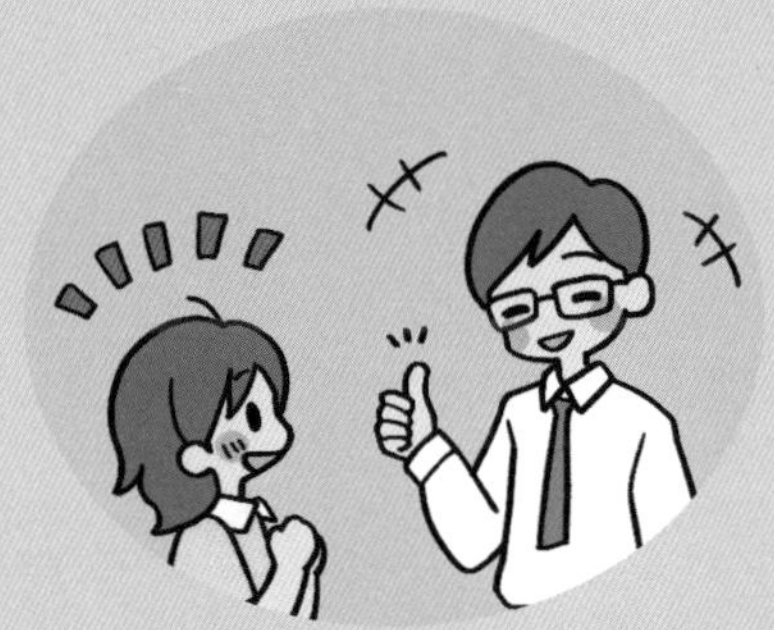

# 家族の協力的な環境が「強み」を伸ばす

発達凸凹のある子どもの強みを伸ばし、苦手をサポートするには、家族や学校など、子どもを取り巻く環境で支えていくことが不可欠です。第２章ではそのコツをお伝えします。

強くなる脳ハウ
1

# 発達障害を疑ったら、「できること」をさがす

周囲が、本人の苦手に注目しすぎると、できることもできなくなります。じつは、親の脳も、子どもの脳も「できることをしているだけ」なのです。

発達障害の子は「苦手なこと」が目立ちやすいですが、すべてのことが苦手なわけではありません。得意なこと、できることはいっぱいあります。

発達に不安がある子をもったとき、親に何ができるのでしょうか？　それは、「見つける」こと。**親ができるのは、子どもができることを「見つける」ことなのです。**そして常に、わが子のできることに目を向けていきましょう。

親は子どものことが心配なので、「苦手なことを克服させてあげなければ」というほうに意識が向かいがちです。すべてに平均的な能力を求める日本ではなおさらですね。

しかし、苦手にばかり注目するのは得策ではありません。苦手に注意力がもっていかれてしまうからです。ただでさえＡＤＨＤ傾向のある子どもは注意力が人の半分ぐらいなのに、

苦手を責められていると感じると、50％の注意力は指摘されたことに注意をもっていかれてしまい、自分の能力を発揮するための注意力は10％ほどにまで下がってしまうのです。「なんで片づけができないの？」と毎日のように言われたら、「自分は片づけができないダメなヤツなんだ…」と刷り込まれていくでしょう。

こうなると、自己否定感が強くなり、できることもできなくなっていくというもの。苦手を克服しにくいどころか、強みもわからず、才能も生かしにくくなっていきます。

もちろん、本人が自分の脳の特性を知ること自体は大事です。**特に子どもの頃は自覚できませんから、親が認識してフィードバックしてあげることが必要になります。**

次ページの図は、普通に見える子と発達凸凹のある子の日常行動のイメージ図です。発達凸凹のある子の親にとって、「どうしてうちの子は、あの子のように普通にできないのかな？」と常に考えてしまうものです。

しかし、普通でなくてもいいのです。無理に普通に近づけようとはせず、できることを見つけて、苦手が出現したときは支え、強みの出現をしっかり待ちましょう。

## 発達凸凹子どもの日常行動は振幅が大きい

**平均的な子**

- □ 活動の振幅が狭く、安定し、行動の予測ができる。
- □ 弱みが目立たない代わりに、強みも目立たない。

**発達凸凹のある子**

- □ 活動の振幅が大きく、極端に不安定で、予測が困難。
- □ 強みをほめても、すぐに弱みが出て注意される。

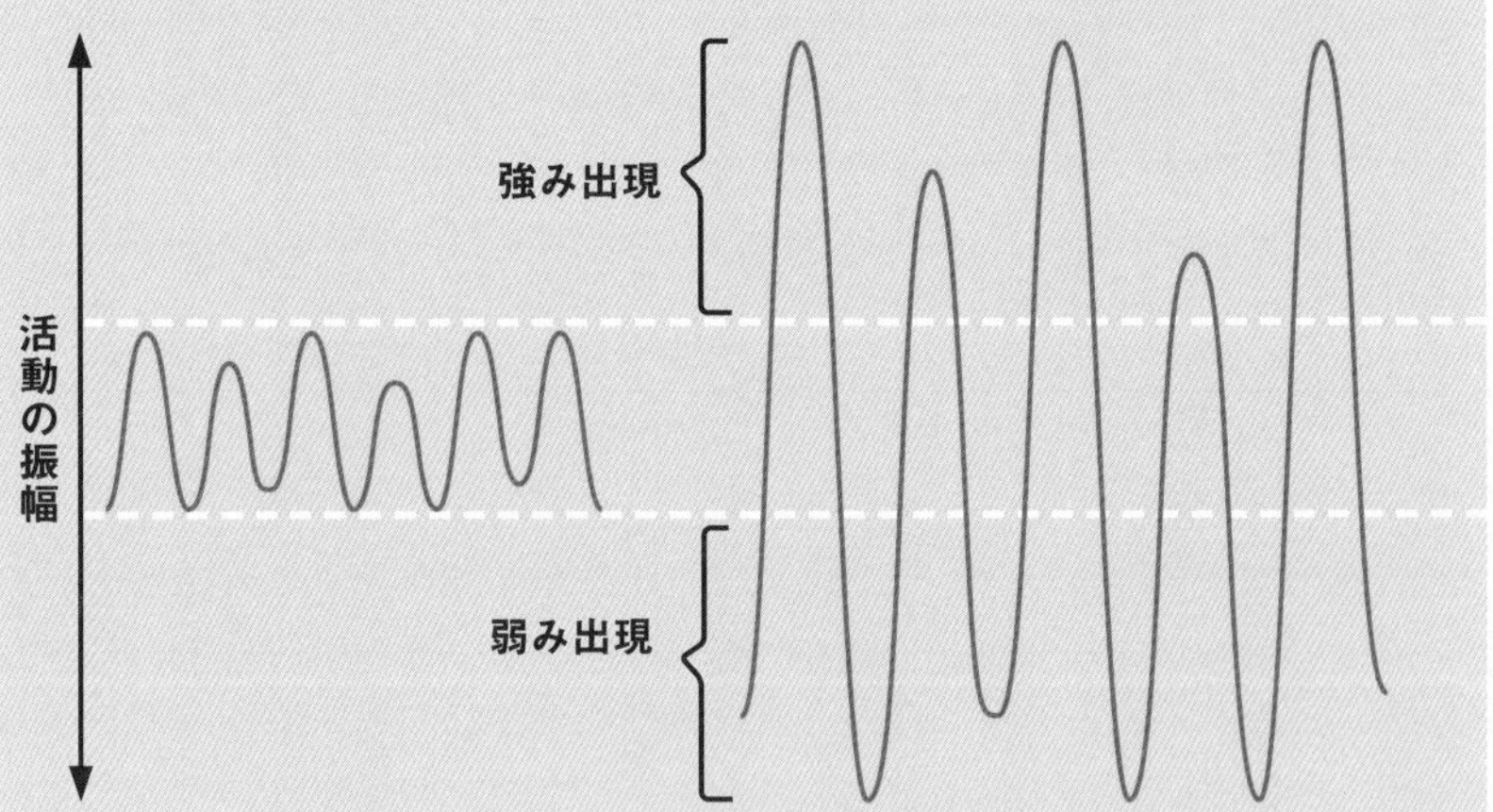

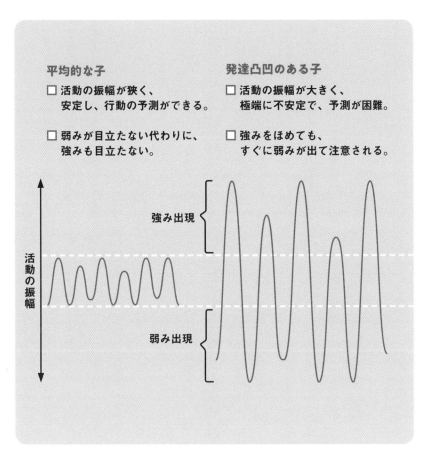

強くなる脳ハウ
2

# 過保護くらいがちょうどいい

「お母さんは過保護だよね」と言われるのを聞きながら、著者自身育ちました。そのかたわらで、幼少期からいつもその言葉をいぶかしく思ってきました。

これまでの日本的な捉え方からすれば、私は過保護どころか、砂糖水に浸けられて育ったと表現しても過言ではありません。父は厳しいところもありましたが、それにもまして祖父母が私を溺愛してくれました。砂糖水にさらにデコレーションを加えたような状態です。3歳下の妹はまったく手がかからずできる子でしたので、家族に手を焼かせていたのは私だけで、スーパー過保護という表現が適切でしょう。

**一方で、長年小児科専門医として、多くの家族と接していて、スーパー過保護のほうが後々の成長がうまくいく印象を強くもっています。**

そのことを証明するかのように、2023年5月、オランダのアムステルダムで開催されたADHD国際会議では、ファミリーレジリエンス、すなわち、家族関係の機能性、回復力を高めることと、その一方で、ファミリーバルネラビリティ、すなわち、家族としての弱点や脆弱性《ぜいじゃくせい》、家族単位の弱さを改善することが提唱されました。

「発達特性のある子には、過保護でもOK」とお伝えしたのには、理由があります。彼らは「できないこと」が多く、「みんなと違うこと」をすることで、集団生活の中でからかわれたり、仲間に入れず、すでに傷ついていることが多いのです。そのことで、自己肯定感が低くなってしまいます。


私自身、音読困難症状があって本を声に出して読むことができず、整理整頓ができず忘れっぽいのですが、忘れ物はしたことがありません。母親が、持ち物を全部そろえてくれるなど、裏でサポートしてくれたことが大きかったのです。

今でもよく覚えているのは、小学4年生の頃の自分が幸せにあふれていて、「幸せとは人にあげるものだ」と思っていたこと。

とても幸せな子ども時代を過ごすことができ、スーパーファミリーレジリエンスの中で育っていたと感じます。

一緒に住んでいた祖父母は、「どうしてこんなにいい子が生まれたんだろうねぇ」と幼い私の顔を見て、いつも言っていました。「なんでできないんだ」などとネガティブなことを言われた記憶はありません。近所の上級生から、イヤなあだ名をつけていびられたこともあり

## ファミリーレジリエンスが発達凸凹を救う

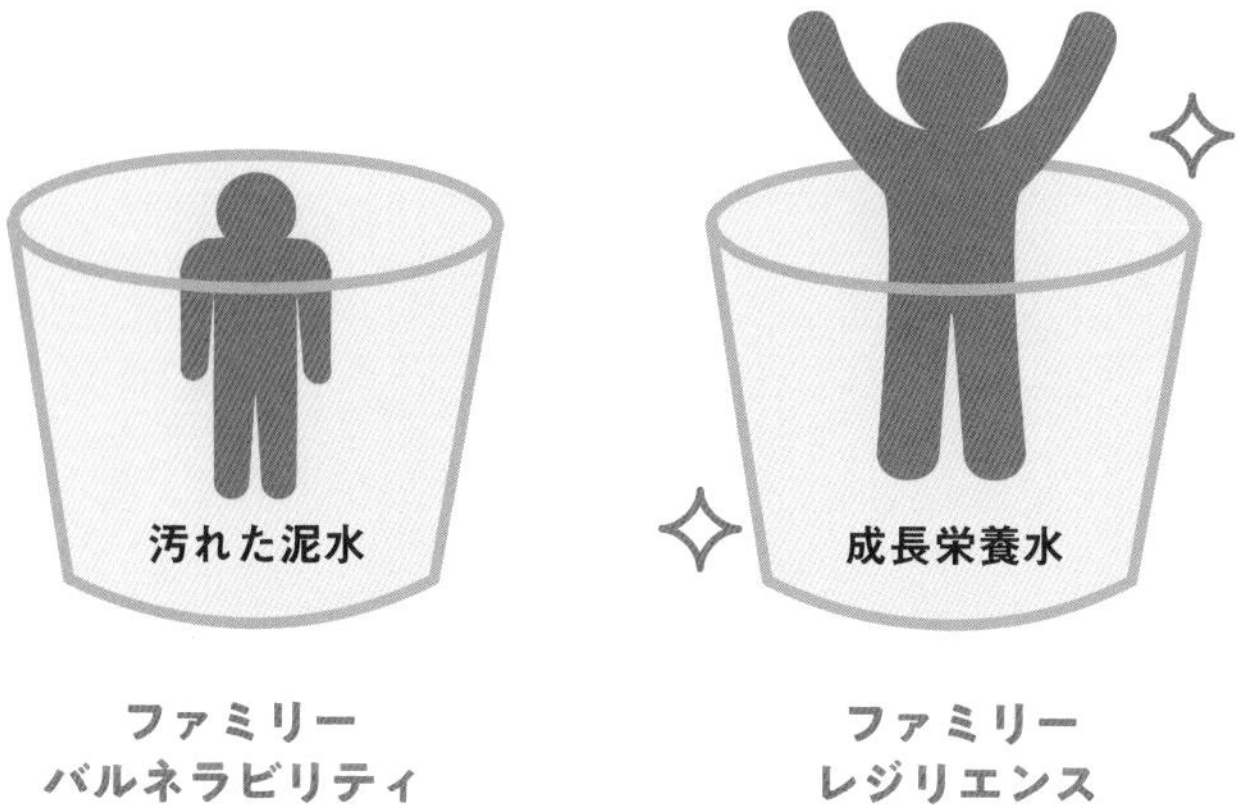
汚れた泥水
成長栄養水
ファミリー
バルネラビリティ
ファミリー
レジリエンス

ましたが、そんなときはすぐにそれを気にせず過ごせるような考え方を母や祖母が教えてくれました。

上の図は、ＡＤＨＤを取り巻く、環境、家族との関わりを説明するＡＤＨＤの新しい捉え方のイメージです。図が示すように、**ファミリーレジリエンスが高いことは、発達凸凹の子どもにとって、成長栄養水に浸かっているようなものです。その結果、強みの脳番地はどんどん成長できます。**

一方、ファミリーレジリエンスが低く、ファミリーバルネラビリティが強ければ、弱みの脳番地が強調されて、どんどん自己肯定感が下がっていき、自分の生きている価値や、未来に向かって生きる力をそがれていきます。これは、まるで汚れた泥水の中にいるようなものです。

従来、ＡＤＨＤに限らず発達障害の子どもは、「欠如、不足」しているリスク因子のみを捉える古い医学的な考えに支配されてきました。平均的な子どもに比べて、人を困らせる「弱み」の症状が「強み」より目立つので、家族や医療ケアによるサポートが中心でした。

しかし、ファミリーレジリエンスだけでなく、スクールレジリエンスやソーシャルレジリエンスにもこの考え方が適用できます。

**つまり、家族にも学校にも、そして社会環境にも、発達凸凹の子どもの強みを伸ばす力があるのです。**

強くなる
脳ハウ
3

# 先に9の強み、あとで1の弱みを伝える「9対1の法則」

とにかく発達凸凹の子は、人より手がかかります。できないこと、苦手なことが多すぎて、親はその尻ぬぐいだけで1日が過ぎます。それでも、子どもの「強み」に目を向けようとし、心の底では子どものことを信じています。

ところが、学校、友人関係、家庭…と、サポート、サポートの日々で、親が疲弊していくことも事実です。子どもの発達凸凹の程度の強さと、サポートの大変さは、比例しているといっても過言ではありません。

子どものことを深く思っていても、このような日々で、うっかり子どもを傷つけてしまうこともあるでしょう。特に、子どもの苦手について「叱る」ときには注意が必要です。

親の伝え方1つで、子どもの自己肯定感は上がります。その話し方の手順をお伝えします。

まずは、いつも「9対1の法則」でフィードバックしてあげることです。

**子どもに伝えるときは、「ここまでできてすごいよね。これもできていたよ。こっちもで**

## 強みと弱みの９対１の法則

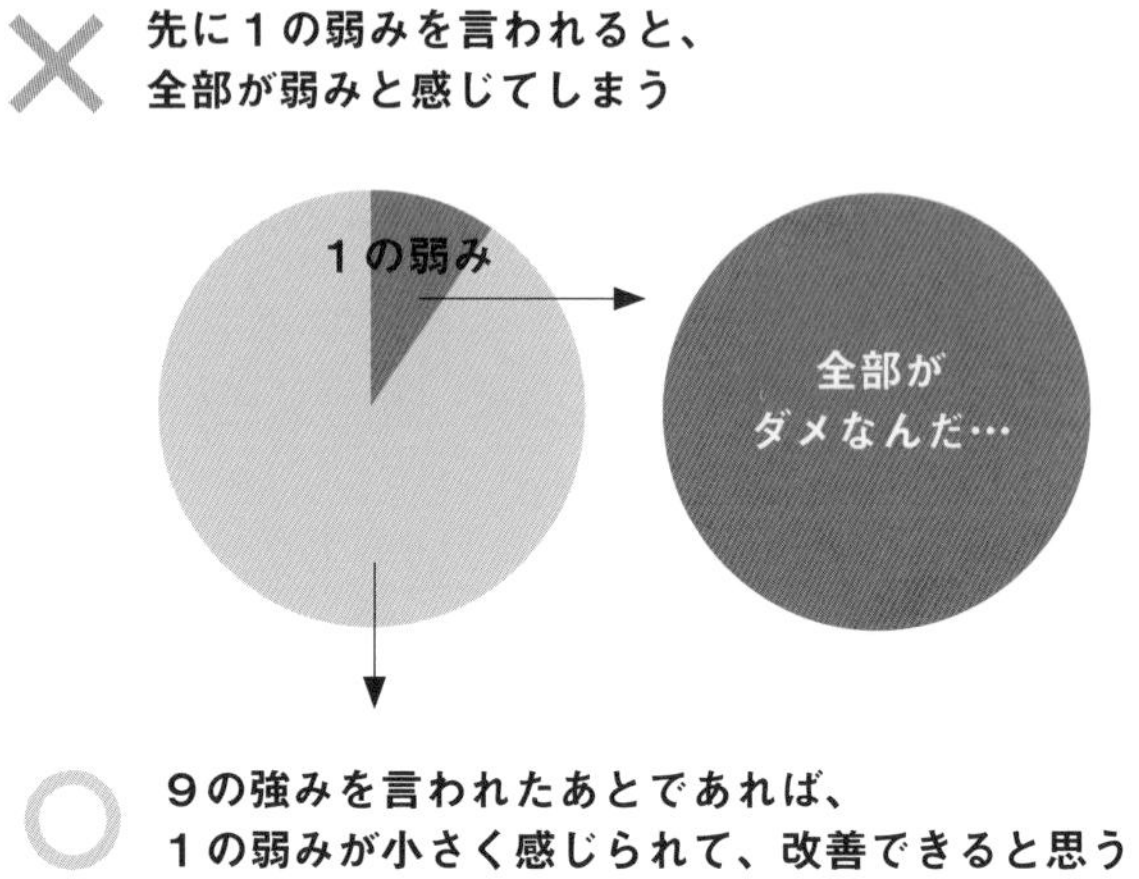
先に１の弱みを言われると、
全部が弱みと感じてしまう
１の弱み
全部が
ダメなんだ…
９の強みを言われたあとであれば、
１の弱みが小さく感じられて、改善できると思う

**きているね！」と、まず９割はできること、得意なことをフィードバックします。そして、残りの１割で「これは改善できるといいね」と苦手について、囁くように少しふれるくらいでちょうどいいでしょう。**

できていることが９個あって、できていないことが１個あるなら、「１個くらいなら、がんばって克服しよう！」という気にもなります。これを「９対１の法則」と呼んでいます。

そもそも脳は、ハッピーなとき、楽しいときに成長するものです。「ダメ、ダメ！」ばかり言われていたら成長できません。心配のあまり、９対１が逆転していませんか？　たとえ１つほめられても、できないことばかりを9個も指摘されると、子どもの自信は折れ、やる気も出てきません。ぜひ、楽しく脳が成長するように応援してあげてください。

右の図のように、最初に弱みを1つ指摘すると、本人は、「自分のすべて、100％が弱みなんだ…」と感じてしまいます。そこで、最初に9回「いいね、いいね、いいね！」と子どもの強みや、できたことを伝えて、そのあとに、脳番地がはたらきにくい苦手なことを1つ伝え、丁寧にサポートしましょう。

強くなる脳ハウ
4

# 肥満を避けて、健康的な食事と規則正しい生活を

肥満は、世界的に急速に増加しています。そして、ADHDのリスクとして問題になっているのが、肥満です。肥満は前頭葉のはたらきを低下させやすく、集中力も低下させます。感情的な理由で過食したり、反抗性障害、行為障害を併存すると一層肥満になりやすいことが明らかになっています。ちなみに、ADHD専門外来では、満腹感の欠如しているタイプが少なくないと感じています。なかでも、女性のADHDは男性よりも摂食障害が多いことがわかっています。

砂糖の摂取と多動との関係も指摘されており、毎日体重は計測して、体重を適正に保ち、肥満を改善していきましょう。

さらに、肥満は腸内細菌叢《そう》(腸内フローラ)との関係が明らかになっています。たとえば、腸内のバクテロイデス属を減少させることが、過体重や肥満の子どもに有益であることが報告されています。したがって、食事や食品サプリメントを通じて腸内細菌叢を調節することは、肥満に伴う症状を緩和することにつながります。

強くなる脳ハウ
5

# 10時間睡眠で発達障害の症状は劇的に改善する

ＡＤＨＤ専門外来を訪れる約9割の人が、睡眠に関係する次のような問題を抱えています。

①入眠時間が0時を越えて遅い。
②睡眠時間が7時間以下で短い。
③入眠直前までスマホを見たり、ゲームをしたりしている。
④入眠時間と起床時間が毎日一定しない。
⑤早朝に覚醒が弱い。なかなか起きず、起床時に家族ともめる。
⑥学校で給食後だけでなく、午前中も眠い。

発達障害の症状が1つでも認められる人は、①から⑥までをまず全力で改善することをおすすめします。強くなる脳ハウ4で述べた肥満防止も大切ですが、この項目の睡眠障害は、日中の脳の覚醒が不安定なＡＤＨＤにとって、最初になくすべき項目と考えてください。

全米睡眠財団による睡眠時間に関する最終報告書（２０１６年）では、推奨される睡眠

## 10時間睡眠で元気な昼間を準備する

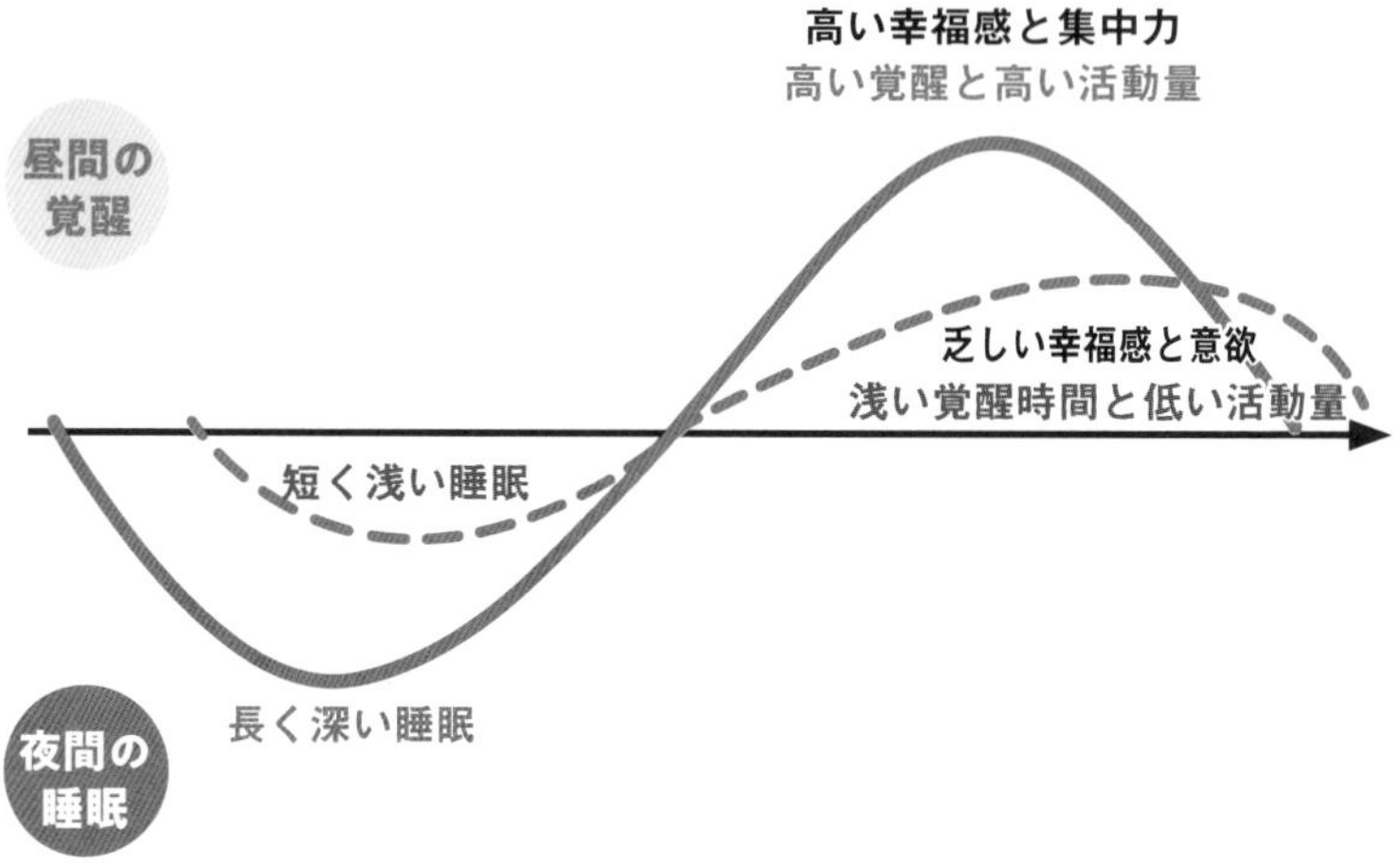


時間は以下の通りと報告しています。

・新生児は14～17時間
・乳児は12～15時間
・幼児は11～14時間
・就学前児童は10～13時間
・学童は9～11時間
・ティーンエイジャーは8～10時間
・若年成人と成人は7～9時間
・高齢者は7～8時間

**つまり、発達凸凹に気がつく3歳以降から学童期は、10時間以上の睡眠が必要なのです。**

著者も小学校4年生までは、夜8時に就寝し、朝6時に起床していました。振り返ると、5年生の後半から徐々に10時間以下の睡眠時間になり、幸福感が減っていたことに気がつきます。

ファミリーレジリエンスを高める一環として、強くなる脳ハウ1〜6で紹介した生活習慣の改善に家族全員で取り組みましょう。遅くとも夜9時には就寝します。そのためには、夜7時までに夕食を完了したいところ。共働きの家族は大変かもしれませんが、睡眠は本当に重要です。できるだけ用事は朝早く起きて行うようにしましょう。右ページの図でもわかるように、単純に睡眠時間が短いだけで日中の頭のはたらきは低下し、幸福感ややる気も低下します。

反対に、**長い睡眠を毎日しっかりとることで、日中の頭のはたらきがよくなります。そして高い幸福感が得られたり、集中力の継続時間を長くすることができます。**

強くなる脳ハウ
6

# 鼻呼吸で酸素をしっかり取り込む

発達凸凹の子どもには、口呼吸が原因の口腔疾患が多く認められます。**しっかり体に酸素を取り込み、日中の覚醒を高めるには、呼吸は鼻呼吸がベストです。**まずは、「なぜ鼻呼吸ができないのか」という理由を探りましょう。

発達凸凹の子どもや大人を見ていると、口呼吸だけでなく、歯列矯正をしなければならないほど咬合不全で、しっかり噛《か》めない人が少なくありません。

特に子どもで、知的障害を併存している場合には、扁桃腺肥大やアデノイド増殖症が原因で十分に酸素を取り込めない状態にあるかどうか、耳鼻咽喉科で確認してください。

扁桃腺肥大やアデノイド増殖症のために、幼児期の閉塞性睡眠時無呼吸の状態が継続すると、脳発達や知能の向上に大きく影響して、手術治療が必要になることもあります。

加えて、学童期では、鼻中隔弯曲症《びちゅうかくわんきょくしょう》や肥厚性鼻炎《ひこうせいびえん》が原因で鼻腔が狭く鼻呼吸ができない場合もあるので確認してください。また、花粉症、アレルギー性鼻炎で深く眠れない場合にも治療が必要です。

強くなる脳ハウ7

# 子どもの気持ちに共感して、きつく叱らない

新生児期から子どもを観察していると、子どもはみな個性的なことに気づきます。私は米国で2児の出産に立ち会いましたが、1人目はなかなか生まれてこなかったのに、いざ誕生すると「ギャー」と泣いて元気いっぱい。2人目は、産道を滑るように、あっという間に生まれてきました。ふにゃーっと、温和で幸せそうな顔をしていました。

このようなエピソードは、どの家庭にあるでしょう。発達の凸凹が目立つ子どもでも、そうでなくとも、人生の始まりから、人はみな個性的なのです。

私は日々、多くの発達障害に悩む患者さんやその家族と向き合っています。むしろ、「共感し合っている」という表現のほうが正しいかもしれません。共感はとても大切です。

子どもの診察で時々見かけるのが、「子どもをよくしたい」という思いできつく叱ってしまう親。ふだん関わりの少ない父親に多いと感じます。繰り返しになりますが、発達凸凹の子は、何事にも時間がかかるのです。**家族の時間をもつことを心がけ、「共感」の心で子どもと接するようにしましょう。** そのほうが、子どものレジリエンスが高まります。

強くなる脳ハウ 8

# 子どもの脳が落ち着くよう環境整備を

発達凸凹の子は、とりわけ自分の置かれている状況に敏感に反応します。たとえ子どもが言葉にできなくても、いつもと違って泣き出したり、イヤイヤが多くなったり、ソワソワするなどの行動から見えてくるものです。

「このような場面に遭遇することは日常的にある」という親も少なくありません。**そこで、片づけ、整理整頓を心がけてください。発達凸凹の多くは、左脳よりも右脳が先に育ち、脳を取り巻く周囲からの情報に左右されやすいため、ものが多いと混乱します。**

まず「子どもの脳を整える」といった心構えで、こだわりグッズ以外の「もの」を、可能な限り少なくします。

家が片づかない場合は、お出かけで子どもの脳環境を変えます。極端な方法として、転地療養や転居も有効です。旅行などで改善する場合もあります。

特に、大自然に触れると自律神経が整うだけでなく、目に入る情報が視覚系脳番地にプラスに作用して、脳を成長させます。

強くなる脳ハウ
9

# 「振り返り」は自己観察能力を向上させる

ADHDのお子さんは頭の中が忙しかったり、ゴチャゴチャしています。そのため、「その日暮らし」ができればまだよいほうで、ほとんどは「その場暮らし」です。

そのため、1日を振り返ったり、日記を書いたりすることを極端に嫌がります。

親としても、「わが子が昨日のことを自分で振り返って、話をしてくれる日がいつか来るのだろうか…」と疑心暗鬼になることもしばしばです。

でも、大丈夫！　未熟な面もだんだん伸びていきます。**発達凸凹のあるわが子が天才になるには、ほかの子より少しだけ時間がかかるのです。**

そう理解したうえで、未熟な脳番地の発達を促していきましょう。

未熟な脳番地を伸ばすには多くの経験と時間が必要になります。脳番地が成長したからといってすぐに成果があらわれるわけではなく、ヤキモキするかもしれません。

苦手なのですから、根気が必要なのは仕方ないこと。本人に負担をかけずに、毎日少しずつトレーニングできるように、なんでも習慣（ルーティーン）化することが大切です。

記憶系脳番地が未発達で「振り返り」が苦手な場合、**一度にたくさんのことを思い出させるのではなく、「毎日、夕飯を食べながら、今日の出来事を振り返る」くらいのことを習慣にする**のです。

少しずつでかまいません。小さな子どもにとって、親が自分に関心をもって話を聞いてくれることは、うれしいはず。思い出すのが、楽しい習慣になるといいですね。

わが家では、食卓を囲んで、朝食時には今日の予定をひと言ずつ家族で発表し、夕食時には1日の出来事を家族が1人ひとり発表することを習慣にしていました。

さらに、振り返りを促すには、アルバムを作成することもおすすめです。子どものライフヒストリーを、スマホではなく、手でいつでもめくれる紙のアルバムにまとめ、本棚に置いておきましょう。

両親ができることは子どものライフヒストリーを記憶することと、記録することです。

**子どもは親から生後の話を聞き、アルバムで確かめて、自己観察能力を伸ばすことができます。**

強くなる脳ハウ
10

# 歩けば頭がよくなる！運動は最強の脳番地トレーニング

困ったらまず、一緒にできるだけ長く歩きましょう。

**歩く距離を伸ばせば、脳も成長します。**

発達凸凹の大きなマイナスとなるのは、運動不足です。「うちの子は運動音痴だから、運動をイヤがる」と思うかもしれませんが、トレーニングして伸びない運動能力はありません。ピアノ、笛、太鼓なども手足を使う立派な運動です。もちろん、歌を歌うことも口と呼吸筋の運動です。

このような運動の中で一番実践してほしいことは、「お散歩」です。

学校や塾の送り迎えに車を使うのは、正直あまり望ましくありません。事故率の高いADHDのお子さんの交通事故は避けなければなりませんが、通学の歩行距離が長ければ長いほど、運動系だけでなく思考系脳番地が育ち、脳に根気、やる気が生まれます。

子どもは1歳くらいから2足歩行することで、各脳番地を成長させるしくみになっているのです。お散歩コースを決めて1日に1キロ、2キロと親も一緒に歩いてみましょう。

強くなる脳ハウ 11

# 加藤式脳画像診断で子どもの発達凸凹がわかる

子どもが話を聞いていない理由がわかりますか?

たとえば、聴覚に問題がなく、音が聞こえていても、自分で音に注意を向ける(聞こうとする)経験を繰り返さなければ、「聞く」神経回路である聴覚系脳番地がしっかり発達しません。

「さっき話したでしょ?」「何回言わせるの!」と子どもを叱った経験がある方も少なくないでしょう。

残念ながら、まわりの人がいかに「こんなに言っているのだから、聞こえているだろう」と思っていても、本人の聴覚系脳番地が未発達なために聞こえていないのです。

加藤式脳画像診断では、この聴覚系の強み、弱みが一目瞭然です。

しかも、子どもも親も一緒にそれを確認できます。

足を失った子には誰も歩きなさいとは言いません。足がないのが見えるからです。

同様に、脳の中の発達状態も見えるのです。そして、お子さんの脳発達スペクトラムがど

## 加藤式脳画像診断と強み弱みの関係

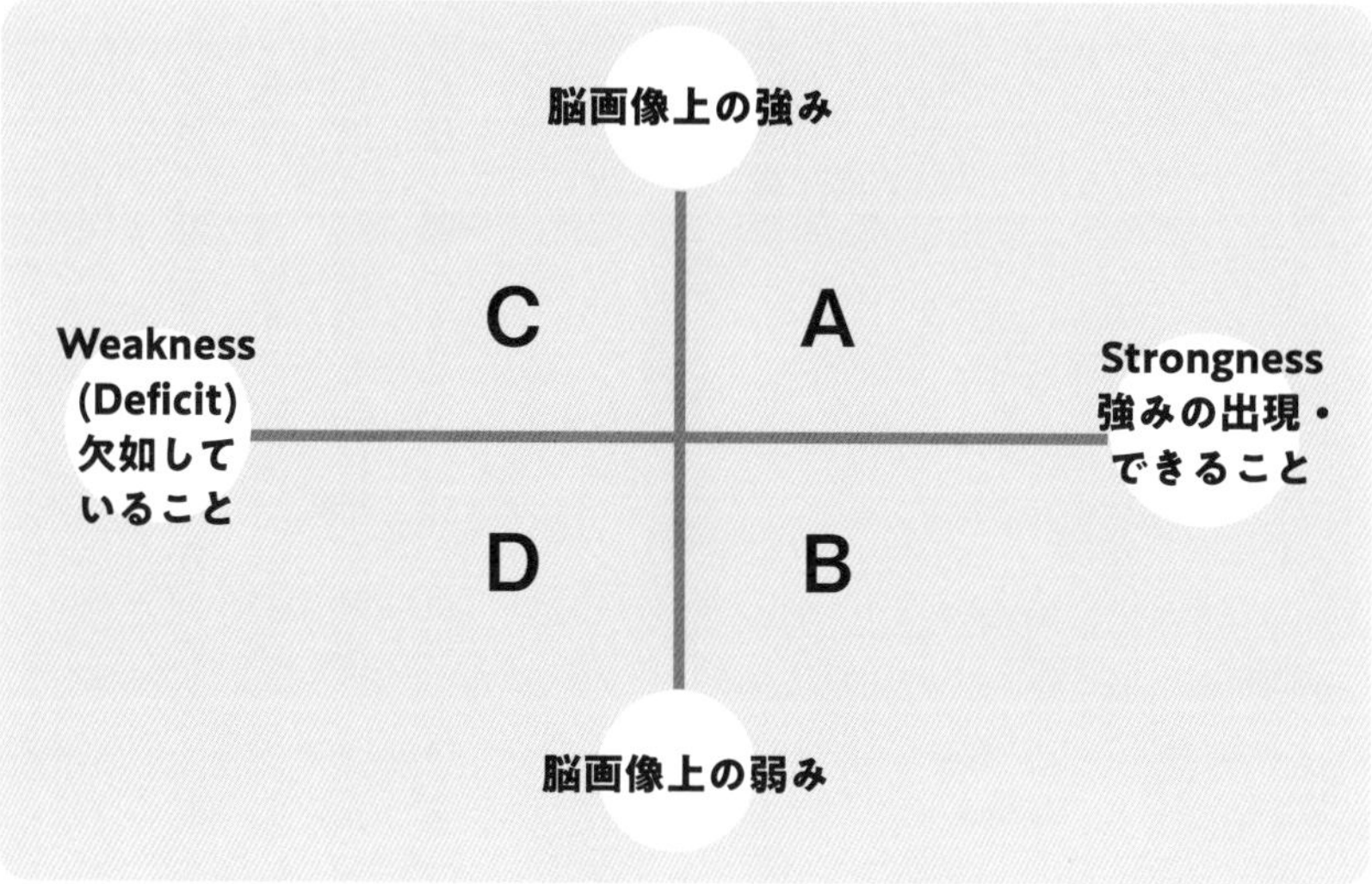


のような段階かを可視化して理解できるのです。

　聞けない子どもが「見る」ことに注意力を向けるのが得意であれば、話を聞いているときに「見る脳」すなわち、視覚系脳番地をはたらかせている可能性が高いです。「壁にヘンな形のシミがある」「○○ちゃんがもっているものはなんだろう?」など、見えているものに注意を向ける一方で、他人の話が聞けません。

　このような状況は、加藤式脳画像診断で、最初から予測できます。

　図に示すように、これまで弱みの症状やできないこと、欠点ばかりに向いて、左側のCとD（欠如している部分）だけを見ていたのではないでしょうか。AとBの強みを見ていなかったのではないでしょうか。

加藤式脳画像診断から強みと弱みを見ていくと、４つの状態として区別できます。

**・Aは、該当する脳番地が発達して強みもある。**
**・Bは、該当する脳番地は発達していないが、潜在能力が隠れている。**
**・Cは、該当する脳番地が発達しているが、弱みの症状が出ている。**
**・Dは、該当する脳番地が発達しておらず、弱みの症状が出ている。**

このように、クリニックでは、発達凸凹をさらに成長させる最先端の脳診断と本人と家族への脳教育、さらに脳強化トレーニングを行っています。そして、驚くほどの効果が上がっています。

強くなる脳ハウ
12

# まずは脳番地強化療法と脳教育。薬物療法は必要に応じて

発達凸凹の子どもへ第一に選択すべき治療法は、「脳番地強化療法」です。

この「脳番地強化療法」では、まず強みの脳番地を強化し、次に弱みの脳番地を育む方針を立てていきます。

その一方で、ＡＤＨＤの治療として、日本では、アトモキセチン（ストラテラ®）、メチルフェニデート（コンサータ®）、グアンファシン（インチュニブ®）、リスデキサンフェタミンメシル酸塩（ビバンセ®）が認可され、用いられています。

多くの親御さんはＡＤＨＤのお子さんに薬物療法を選択することを躊躇《ちゅうちょ》します。

この躊躇は正しいと思います。

実際に、本書でこれまで述べてきたように、薬物療法を開始する前に、改善できることがたくさんあります。ぜひ、薬物療法を開始する前に、すべきことを実践してください。

加藤式脳画像診断を受けることもその1つですし、運動、睡眠、体重の管理、食事の時間、ファミリーレジリエンスの向上などがあります。

加えて、ＡＤＨＤの子や大人には、脳教育が有効であることが明らかになっています。

**脳教育とは、ＡＤＨＤの正しい知識を身につけること、自分の脳や感情の状態を知ってフィードバックすること、正しく自己評価する能力や自己管理能力を身につけていくことなど多岐にわたりますが、大切なのは継続的に他人から教育を受け、学ぶことです。**

一般的に心理教育と言われていますが、ＡＤＨＤの大人の研究では、その弱みによって、雇用、運転、犯罪、金銭管理、離婚や男女トラブルなど広い範囲で、普通に見える大人に比べて、大きなリスクをもっていることが明らかになっています。

ですから、人並み以上にその強みを生かし、弱みを改善していく必要があります。

このような子どもから大人への成長過程で、薬物療法はとても有効であることが示されています。反抗したい気持ちを抑えたり、頭の中がスッキリするのでノロノロしなくなったり、多動性、衝動性、注意欠如を総合的に減らす効果が期待できます。

しかし、投薬によっても、片づけ方が上手にならなかったり、忘れ物は減ってもまたすぐに忘れたり、誤字脱字があったり、ふいに鋭すぎる意見を言って場を凍らせたりと、薬物によって脳の覚醒は上がっても改善できない点は残り、結局、脳の使い方は強化しなければなりません。

私自身は、45歳ではじめてＡＤＨＤを自覚しましたが、振り返ると運動をしなくなった15歳ごろから症状が徐々に重くなりました。その当時に戻れるなら、「一時的に内服したかった」と考えています。

第3章

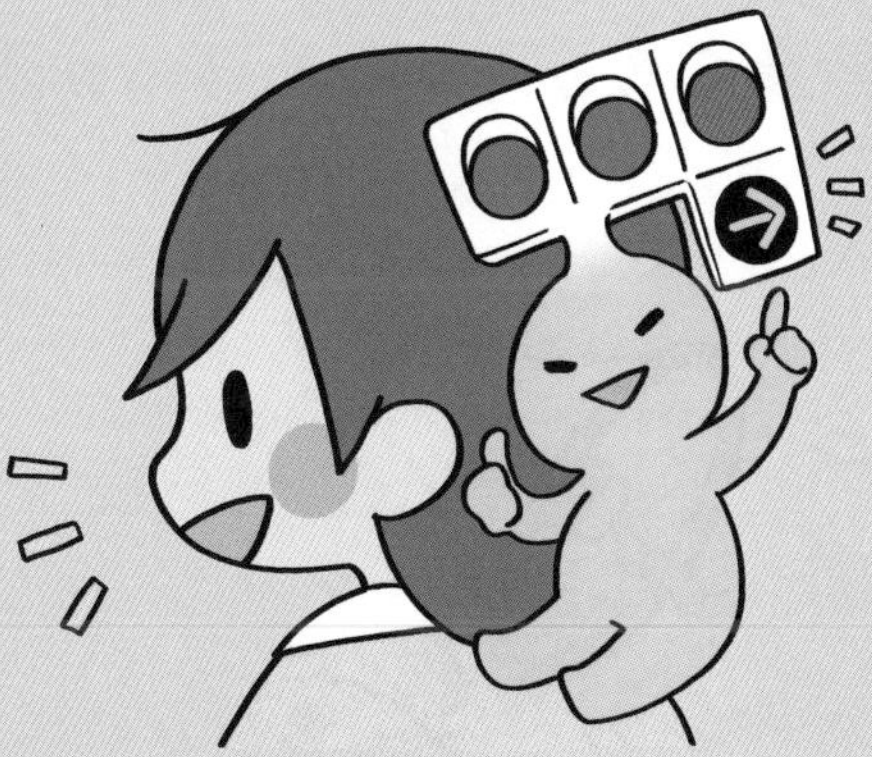

# 発達凸凹子どもには41の「すごい脳個性」がある

凸凹のある子は、平均的な子どもよりも脳の「強み」と「弱み」が出やすいもの。この章ではそれぞれの脳個性を、脳を動かす友だち「妖精（ブレインチルドレン）」として紹介。強みの生かし方と弱みへの対策方法を解説します。

すごい脳個性！ 1

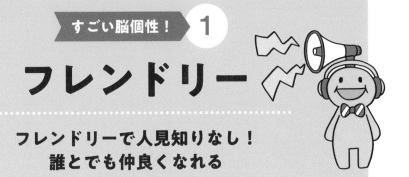

# フレンドリー

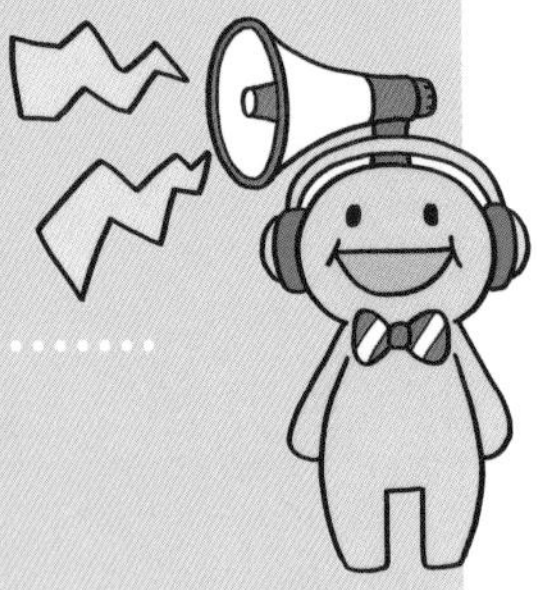

**フレンドリーで人見知りなし！**
**誰とでも仲良くなれる**

## 「人と会えば、伝えたいことがいっぱい！」
## 仲良くなりたくなる脳の状態。

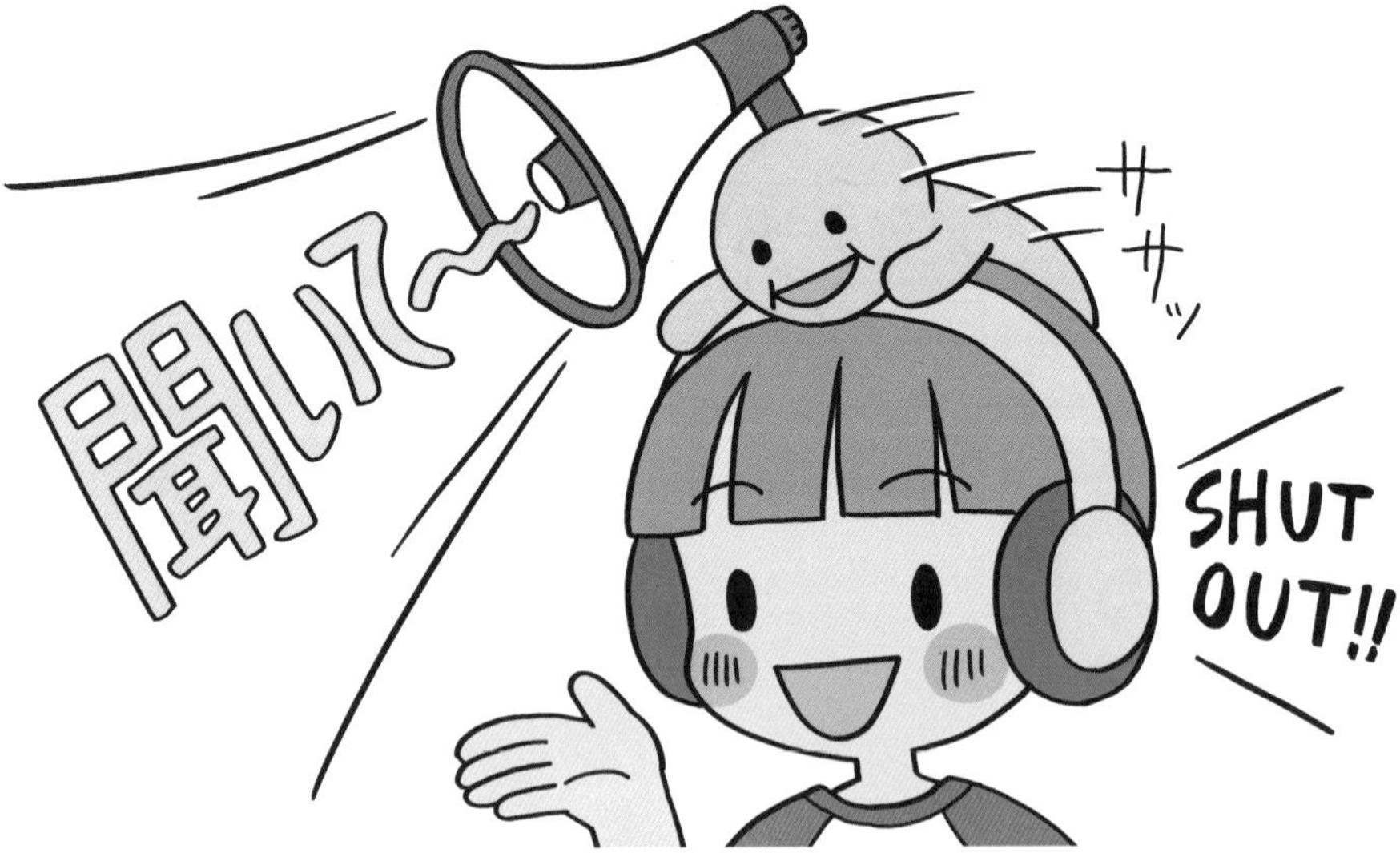


たくさん話したくて、
「みんな、聞いて〜」となっている。

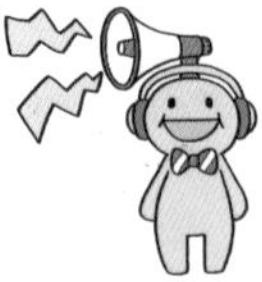

# フレンドリーの正体 強みと弱みの秘密

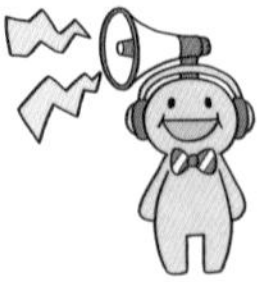

Strong point

## フレンドリーの強みが出るとき

**人見知りせず、初対面でもニコニコ。**
**誰とでも話せるのが魅力**

- 年下でも、目上の人でも人なつっこく話せる。年上とも仲良くできるから、祖父母からも好かれる。
- 相手が人見知りや口下手な場合は、話してくれるから助かる。
- シーンとなった場も、明るくなる。

weak point

## フレンドリーの弱みが出るとき

**話したいことがありすぎて**
**「ちょっと1人でしゃべりすぎ」と思われる**

- マシンガントークなので、あまりに長いとまわりが疲れる。
- 「人の話は聞かないの？」とムッとされる。
- 立て続けに言いたいことを言うので、鋭いが余計なひとことを言ってしまうこともある。

Strong point

# フレンドリーの強みが引き立つ作戦

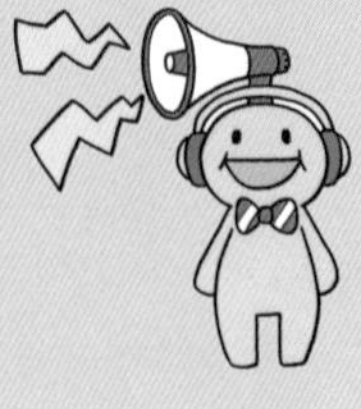

## フレンドリーの得意を応援しよう！

### たくさん聞いてあげる

伝達系脳番地が発達しているため、とにかく自分の頭にあることをアウトプットしたいのです。

縁遠い親戚や祖父母、年上にも物怖じせず話せるので、子どもの話を楽しんで聞いてくれる環境を用意してあげられるとよいでしょう。

### 好きなことを好きなだけ話させる

見たまま、感じたままを言語化するので、鋭いことを言って感心されることがあります。意見をフラットに受け止めてくれる環境がピッタリです。

## フレンドリーの素敵なところを見つけよう！

### 脳の回転が速い

「あのことを話さなきゃ！」「これも話したい」と思っているときは、頭がフル回転しています。多くの言葉をもち、人よりたくさんのことを考えられるのです。

### 表現力があり海外向き

自分からよく話すので、言葉を覚えるのが早く、人間関係を作りやすいのも特徴。外国でもよく話して言語を吸収し、友だちがたくさんできるタイプです。海外で活躍できる人材になれるでしょう。

weak point

# フレンドリーの弱みが消える作戦

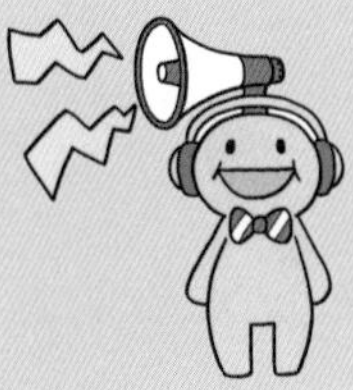

## フレンドリーの苦手をサポートしよう!

**聴覚系脳番地が未発達**

フレンドリーに気に入られている子は、「頭の中のことを、全部話したい!」といった伝達系が発達している一方、聴覚系脳番地が未発達。相手の話を聞くことが苦手な面もあります。

**「黙っていて」と言われるのが苦手。本人の話を聞いてあげよう**

長い話を黙って聞いているのは苦手なので、そのような場所は避けてあげましょう。

また、身近な人はしっかりと話を聞いてあげて、「聞いてもらえた」と満足感を感じてもらうことが大事です。

## 困ったときにはどうすればいいの?

**Q　自分のことばかり、機関銃のようにしゃべるのが心配です。**

**A　聞く力を養い、「表現したい」面は伸ばしてあげましょう。**

まずは話を聞いてあげて、心を満たしてあげること。次に、こちらの話を聞かせます。

「相談ごっこ」と題して、「次は私の相談に乗ってね」と話し、聞く練習をさせてあげてください。

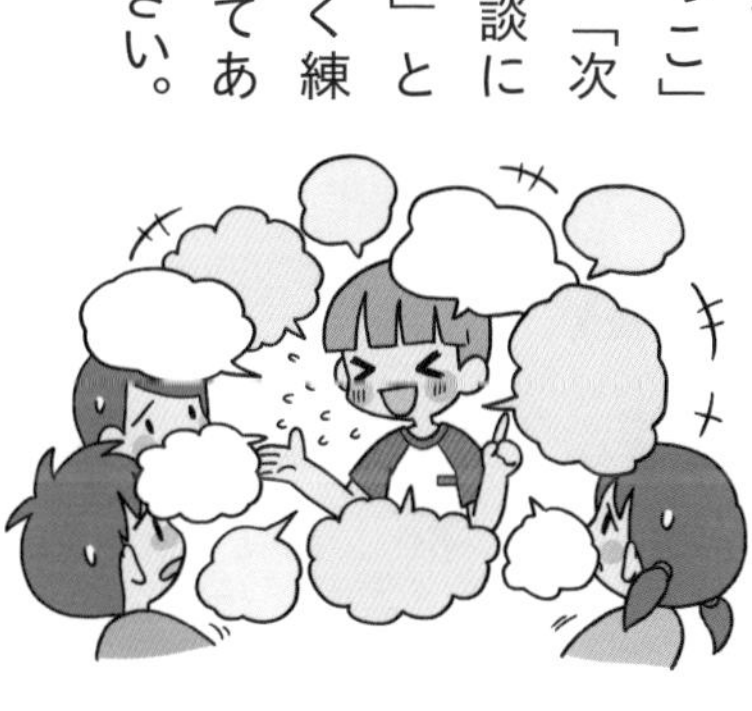

すごい脳個性！ 2

# スイッチオン

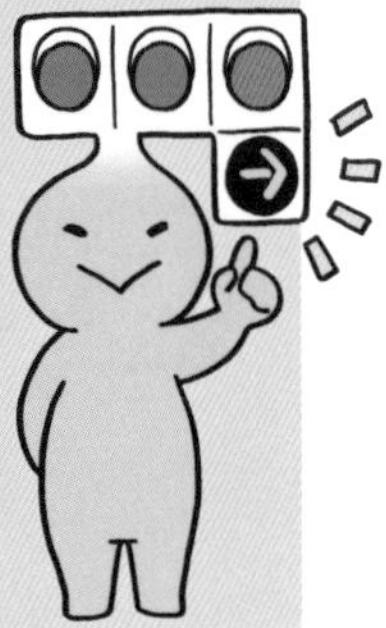

あふれ出るアイデアを
口に出して説明できる！

**「発想がわき出てきて、
とにかくアウトプットしたい！」ときに
衝動スイッチがはたらいている脳の状態。**

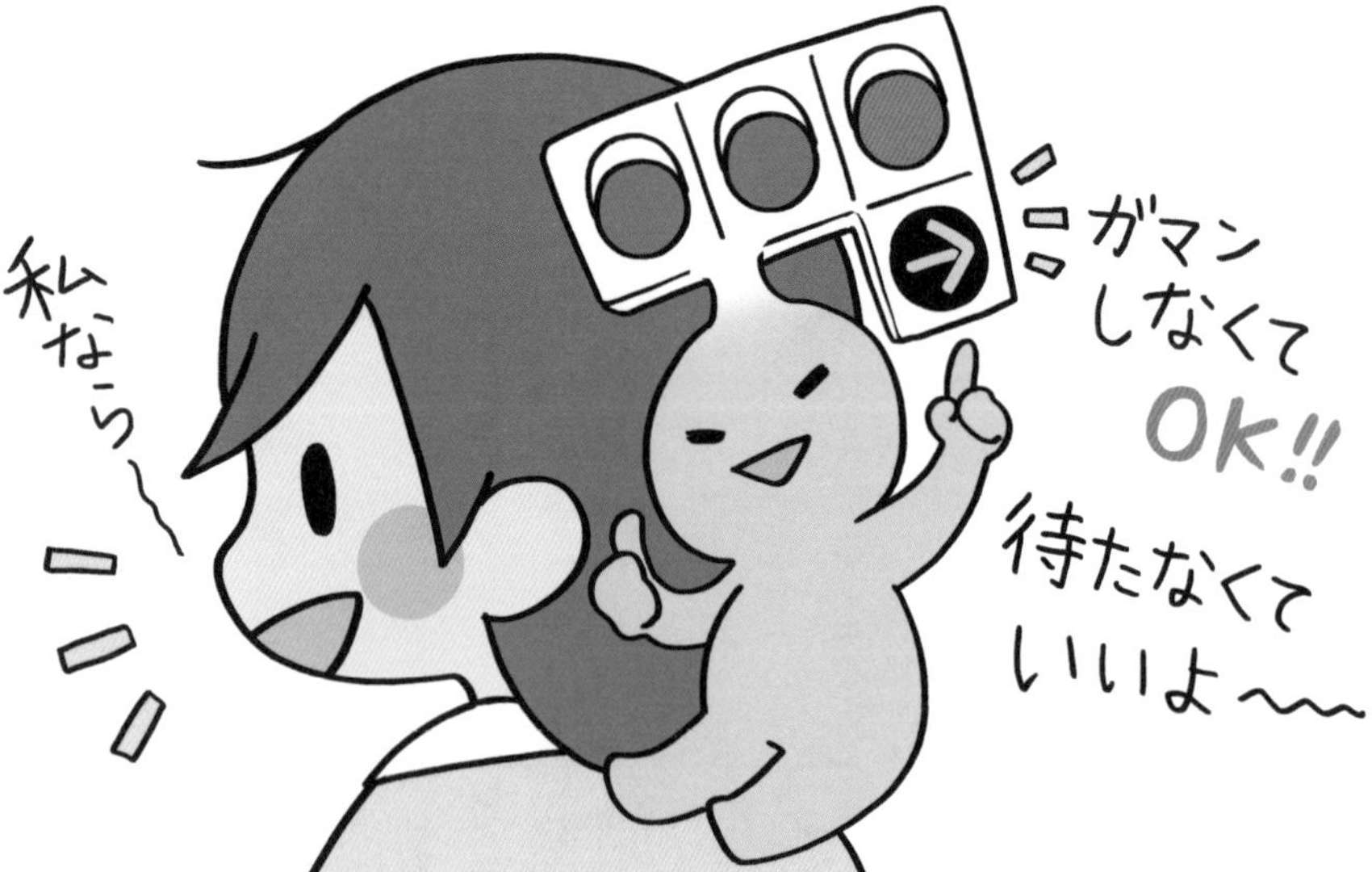
私なら～
ガマンしなくてOK!!
待たなくていいよ～

「話したい！」「伝えたい！」という
気持ちのスイッチが「オン」になっている。

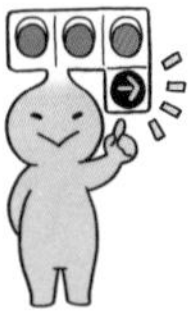

# スイッチオンの正体 強みと弱みの秘密

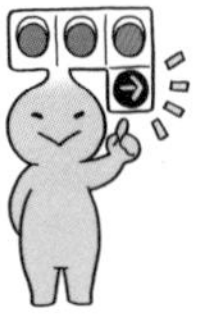

## strong point スイッチオンの強みが出るとき

**みんなが黙ってしまって、暗い場面でも、
パッと場を明るくできる素敵な子**

- いろいろなアイデアが頭にわき出てきて、しかも、それを言葉にできる。
- もともと頭の処理速度が速いうえに、刺激があると、さらに頭の回転アップ！　もちろん、マルチタスクもお手のもの。
- 話すのが得意なので、スティーブ・ジョブズのようなプレゼンテーションができるかも。

## weak point スイッチオンの弱みが出るとき

**人が話そうとするときにもアイデアが止まらないから、
「しゃべりすぎ」と思われることも**

- 話し出すと止まらなくなって、誰かが話そうとしても「そうそう、それでね」と話し続けてしまう。
- 「話の順番を守らない」と友だちから敬遠されてしまうことも。
- アイデアがあふれてきて、それを伝えたいだけなのに、人から嫌がられてつらくなる。

strong point

# スイッチオンの強みが引き立つ作戦

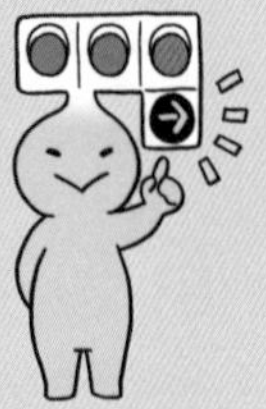

## スイッチオンの得意を応援しよう！

### あれこれやらせてあげる

処理速度が速いという強みがあるため、1つのことにじっくり取り組むよりは、マルチタスクがとても得意。

やることがないと頭がボーッとするため、常にいくつかの課題を与えておくのがおすすめです。

### 思いきり話せる環境を提供する

思いついたアイデアを「一刻も早く伝えたい！」といった気持ちが強いので、黙っていなければならない場面よりも、意見を求められたり、積極的に発言できる場が大好きです。

## スイッチオンの素敵なところを見つけよう！

### 暗い場面をパッと明るく

とにかくアイデアが豊富なので、何かの話し合いの場でシーンとなってしまったときに、打開策を提示できます。

また暗い雰囲気になっても、積極的に話して場を明るくしてくれるので、周囲の人は助かります。

### 斬新なアイデアの企画屋

放っておいても、どんどんアイデアが浮かびます。「思いつかない」ということがなく、むしろ「思いつきすぎて困る」「伝えないと忘れちゃう」といったひらめきの人。話せないときは、ノートに書き出しておくとよいかもしれません。

weak point

# スイッチオンの弱みが消える作戦

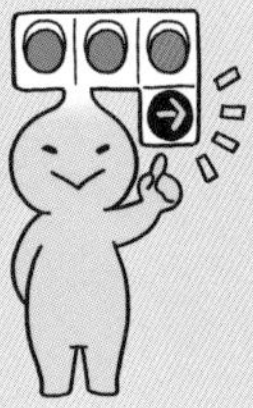

## ✕ スイッチオンの苦手をサポートしよう！

### 耳で情報をとるのが苦手

スイッチオンは、聴覚系脳番地が未発達で、耳から聞いたことが頭に残りにくいのが特徴です。

### 短い言葉で伝えてあげよう

多動性・衝動性の強いＡＤＨＤタイプの子は、長い話をじっと聞いていることがむずかしく、「動きたい」「話を終わらせたい」衝動にかられます。その結果、自分の話をし始めて「話を横取りされた」と思われてしまうことも。

長い話をじっと聞くのはむずかしいので、できるだけ短い言葉で伝えてあげましょう。

## ✕ 困ったときにはどうすればいいの？

**Q 人の話を最後まで聞けず、自分勝手と思われてしまいます。**

**A 少しずつ長い話を耳で聞くトレーニングをしていこう。**

徐々に長い話が聞けるようにするため、聴覚系脳番地をトレーニングしていきましょう。

「世界で一番広い国はロシア。世界で一番高い山はエベレスト。それでは日本で一番広い都道府県は？」など最後まで聞かないとわからないクイズに答えさせたり、音読をさせたりするのは、いい訓練になります。

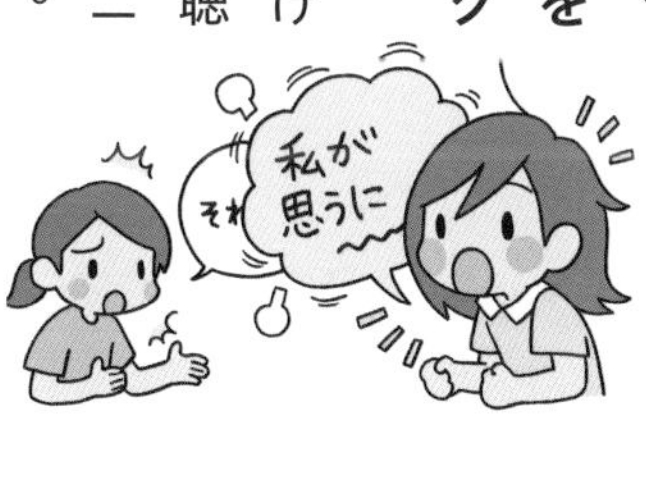

すごい脳個性！ 3

# オリジナルン

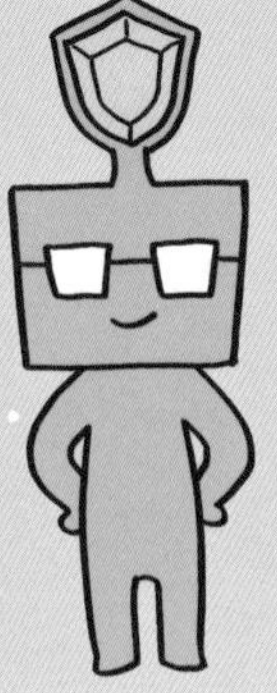

**オリジナリティのある発想なら、**
**誰にも負けない！**

**「これが作りたい！」と決めたときの脳の状態。**
**聴覚系は弱まり、先生の話は耳に届かない。**

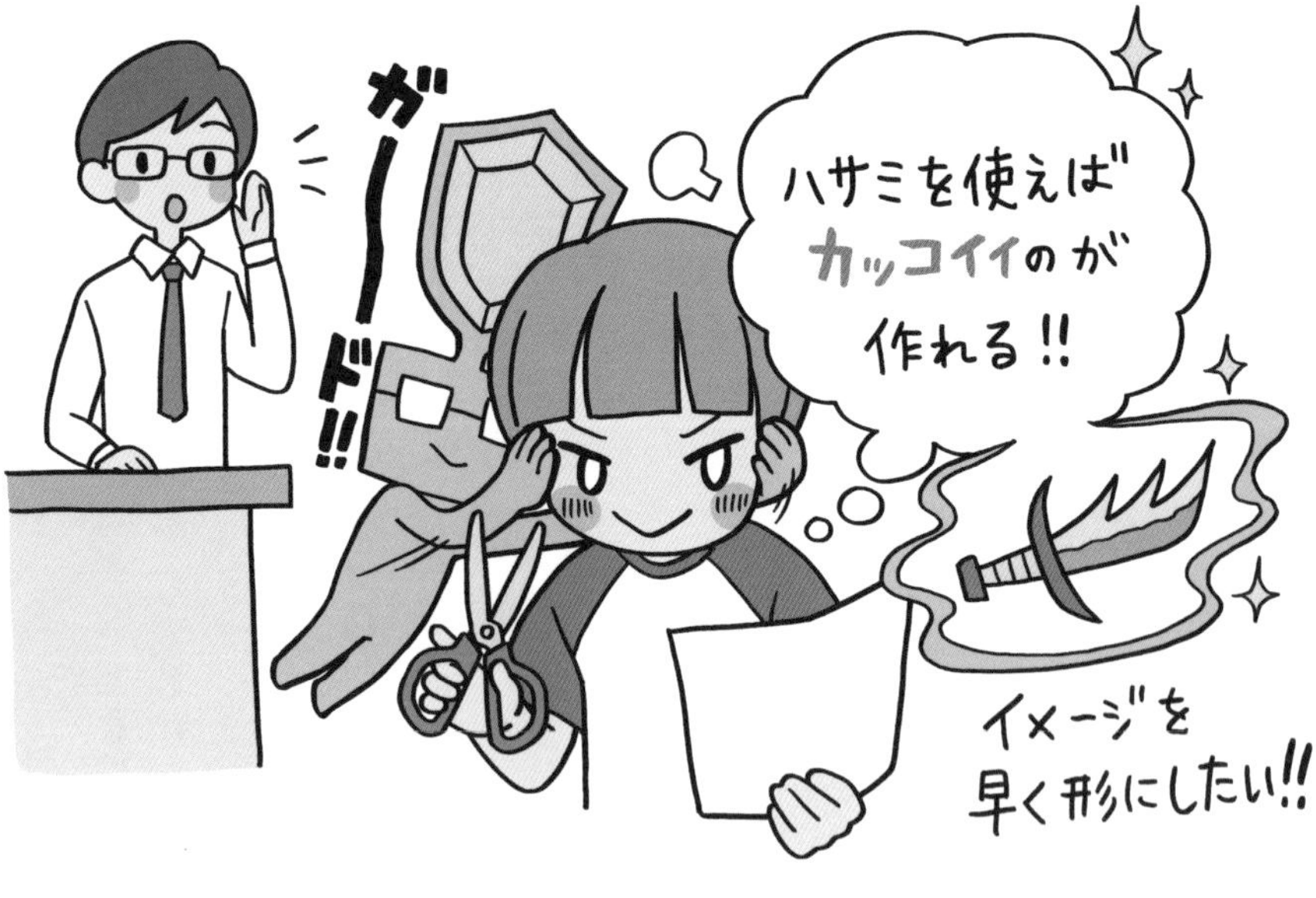

ガード!!
ハサミを使えば カッコイイのが 作れる!!
イメージを 早く形にしたい!!


「自分のイメージで作るんだ！」
と、作りたいものに脳が全集中している。

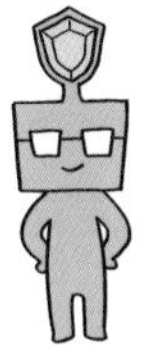

# オリジナルンの正体
# 強みと弱みの秘密

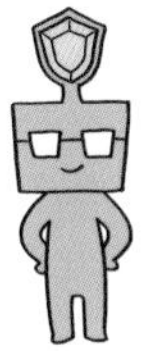

strong point

## オリジナルンの強みが出るとき

**世界に１つしかないものが発想できる＆作れるから、**
**「すごい」と驚かれる！**

- クリエイティブな発想ができる。それだけでもすごいのに、その子にしか思いつかないアイデアが出せる。
- 思いつくだけでは終わらず、手を動かしながら、アイデアを形にできる。
- 自分流を達成するために、試行錯誤と努力ができる。

weak point

## オリジナルンの弱みが出るとき

**「指示を聞いてないな…」と思われたり、**
**あきれられることも**

- 一度集中したら聴覚系が弱くなるため、指示を聞いていないように見えてしまう。
- 指示されたことに従わないから、自分勝手と思われる。
- 我流でやって、うまく形にできず、イライラしたり、怒ったりすることがある。

strong point

# オリジナルンの強みが引き立つ作戦

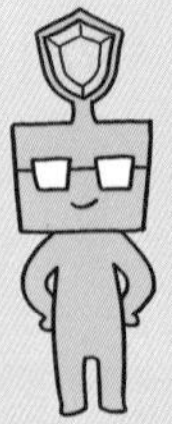

## オリジナルンの得意を応援しよう！

**やりたいことを自由にさせて**

オリジナルンには何よりも「自由」が一番です。人によっては「放任」と思われることもあるかもしれませんが、余計な口出しをされたり、やっていることを邪魔されるのが苦手なので、放っておいてあげるくらいがよいでしょう。

**「人と同じ」を強要しない**

「人と違うことをしたい」と特別意識しているわけではないのに、自由にさせると独創的な面がどんどん引き出される特徴があります。厳しい集団生活よりも、個別対応してくれる環境がベストです。

## オリジナルンの素敵なところを見つけよう！

**クリエイティブなものが作れる**

自分流に進めるということは、「自分でできる」ということです。アイデアを思いつき、クリエイティブな能力を発揮しているのです。途中でどうにもならなくなったら、はじめからやり直せばいいのです。

**あれこれ試行錯誤できる**

自分流で進めた結果、失敗してしまうなら「ここだけは気をつけよう」というポイントを1つだけ教えてあげましょう。そのうえで自分流にアレンジすればOK。そうやって試行錯誤しているうちに、自分流で成功していきます。

weak point

# オリジナルンの弱みが消える作戦

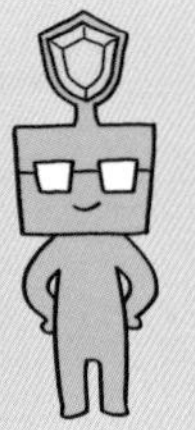

## オリジナルンの苦手をサポートしよう！

**「こうしなさい」と指図しない**

たとえば工作の時間に「木材と接着剤でミニチュアのツリーハウスを作りましょう」と指示されても、あふれる独創性から、「この木材を並べて、模様を作ったら面白いぞ」と感じて、自分なりに作ります。求められている通りにはしない独創性を尊重しましょう。

**失敗しても責めない**

自分で思いついたことをとにかく実行するので、失敗の回数も多いでしょう。気にしていなければ、そのままでOK。もし困っていたら、手を差し伸べてあげましょう。

## 困ったときにはどうすればいいの？

**Q ルールに従わなければならない場面ではどうすればいいですか？**

**A まずは子どものやり方を見届けよう。**

自分流のやり方にはパターンがあるはず。パターンがわかれば、強みとして活かすこともできるし、困りごとが起きても対処しやすくなります。

指示・説明を聞いていられない、聞いても理解ができない場合は、聴覚系脳番地が弱いことも。絵や動画で説明したり、物理的に近づいて教えてあげたりしましょう。

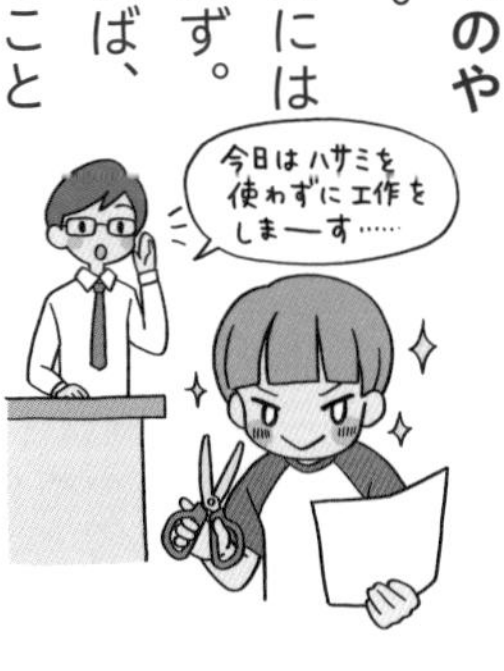

すごい脳個性！ 4

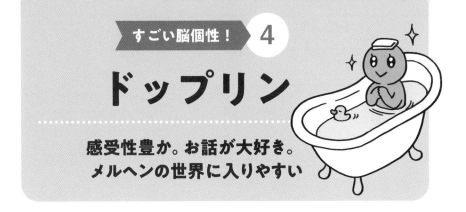

# ドップリン

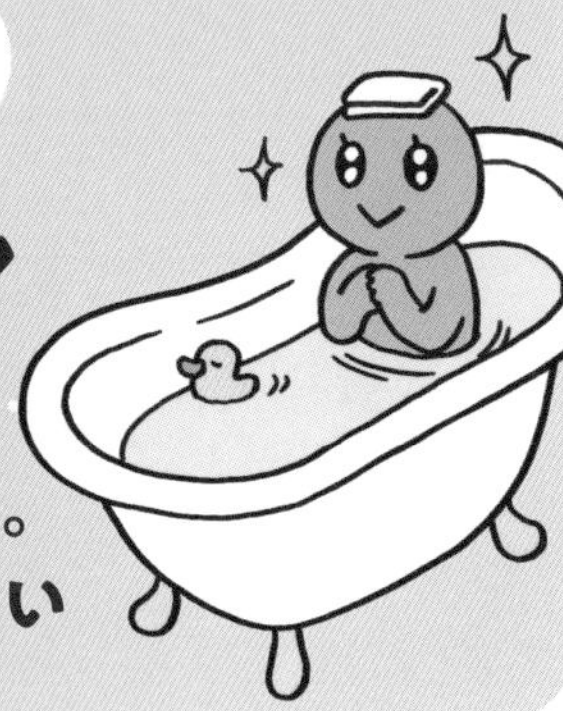

## 感受性豊か。お話が大好き。メルヘンの世界に入りやすい

**想像と共感の感情系・理解系の脳番地が強いため、お話の世界にも現実感がもてる。**

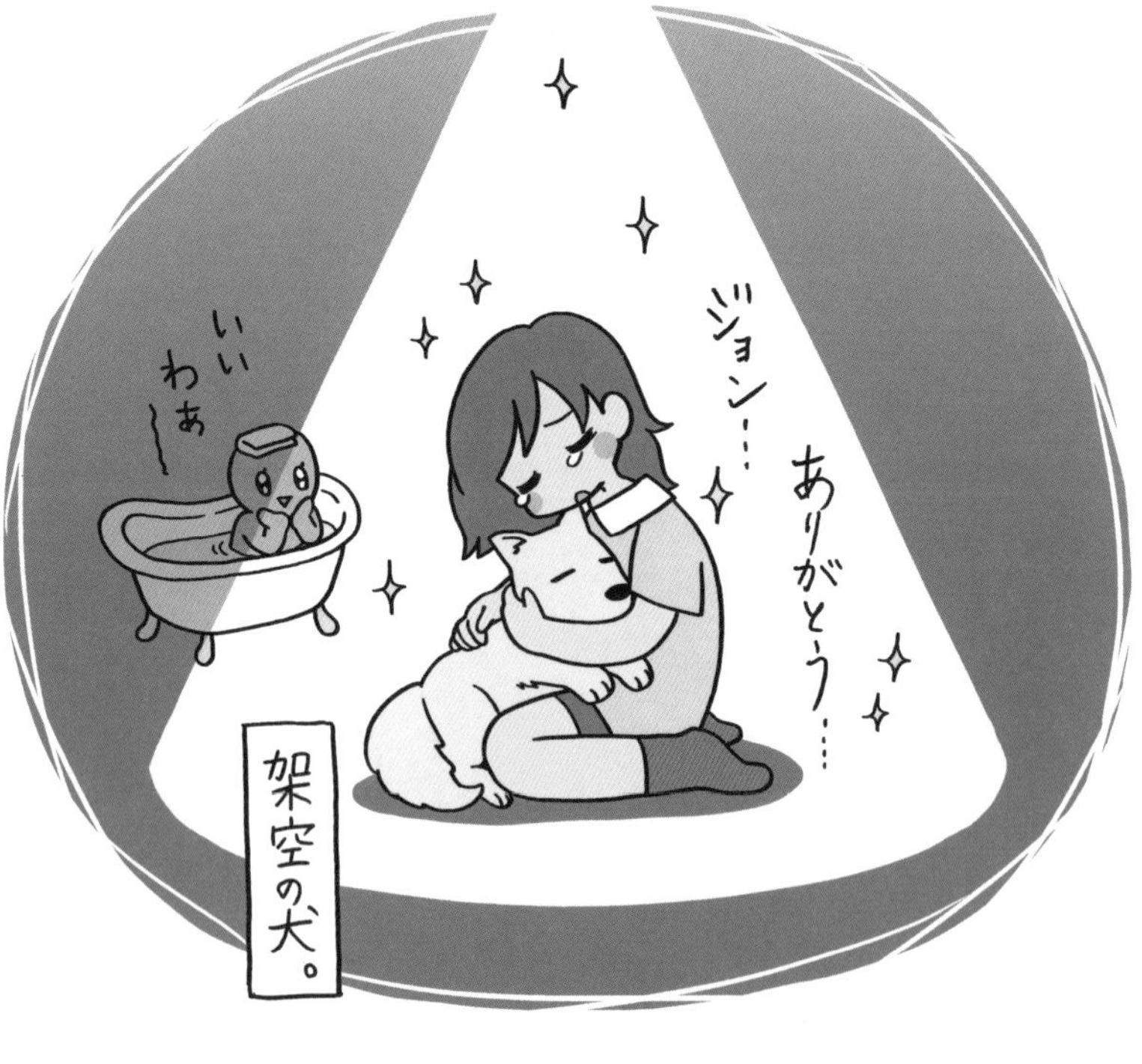


ドラマを見ていたら、
いつの間にか主人公の思考と同化。
すっかり「主人公の気持ち」に。

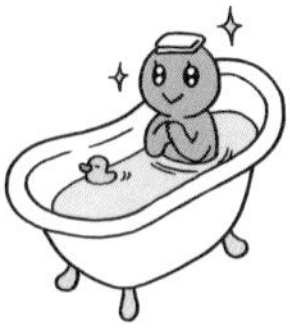

# ドップリンの正体
# 強みと弱みの秘密

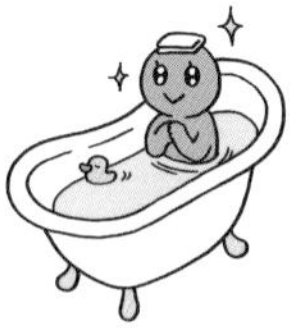

strong point

## ドップリンの強みが出るとき

**お話の世界が大好きで、**
**クリエイティブな発想を「面白いね」とほめられる**

- お話の世界に没入して、追体験ができるから、誰よりもストーリーを楽しめる。
- 感情移入の能力が優れており、人の感情も手にとるようにわかる。
- 並外れた想像力で、人と違うものが作れる。作家や映画監督にピッタリ。

weak point

## ドップリンの弱みが出るとき

**残酷な話のときに、深く傷ついてしまう…**

- 授業中に物語の世界に入ってしまい、「人の話を聞いてない」と怒られる。
- 現実と空想の区別ができず、残酷なストーリーにふれると精神的なショックが大きい。
- 想像上の友だち（イマジナリーフレンド）がいたり、「推し」にハマりすぎたりして、「変な子」と言われることも。

## ドップリンの強みが引き立つ作戦

strong point

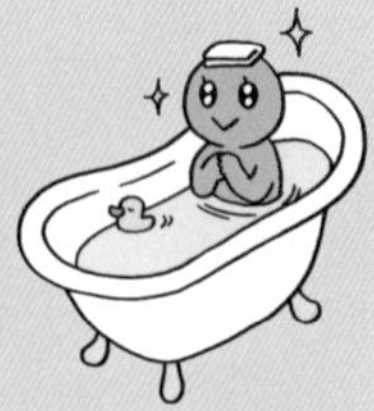

### ドップリンの得意を応援しよう！

**主人公になりきらせてあげる**

物語への感受性が高く、さまざまなイメージ力が突出しているのがこのタイプ。好きな本や映画に深く没入します。1日1回は、物語の住人になるための自由な時間をあげましょう。

**「想像の世界」を尊重しよう**

なりきる能力は、現実から離れて、想像の世界を行き来できるすばらしい才能です。お友だちにからかわれたりしないよう、守ってあげましょう。

### ドップリンの素敵なところを見つけよう！

**すごい感情移入力！**

キャラクターの気持ちに深く感情移入ができるため、本気を出せば、リアルの世界でも人の気持ちに共感できる感受性の豊かさとイメージ力の強さがあります。

**並外れたクリエイティビティがある**

自分の世界を確立していて、クリエイティブな発想力とそのための集中力が並外れています。将来は作家や映画監督など、クリエイティブ系の仕事で活躍できるように応援してあげたいですね。

weak point

# ドップリンの弱みが消える作戦

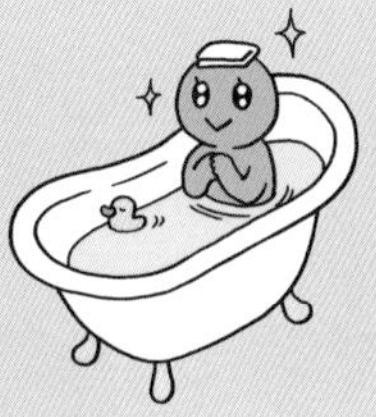

## ドップリンの苦手をサポートしよう！

**没頭しすぎて、現実に戻れない**

物語に集中しすぎると、「○○の時間」になっても、戻ってこられないことも。時間と場所を決めて、没頭できる環境を作ってあげましょう。

**残酷なコンテンツに傷つく**

ストーリーにハマれるのは、とても素敵なことです。

ただ、ハマるストーリーやコンテンツの内容によってはちょっと気をつけたいこともあります。ショッキングな内容や、残虐な物語を現実だと感じ、深く傷ついてしまうことも。大人がコントロールしてあげましょう。

## 困ったときにはどうすればいいの？

**Q　ドラマにハマって、すっかり主人公になりきっています。**

**A　ハマること自体は悪くない。**

物語にハマるのは、想像力を育み感動体験を増やすので、とてもいい効果があります。ただし、ＹｏｕＴｕｂｅやゲームなど視覚的な刺激が強すぎると、中毒症状になることも。視聴時間は、大人が適正にコントロールしてあげましょう。

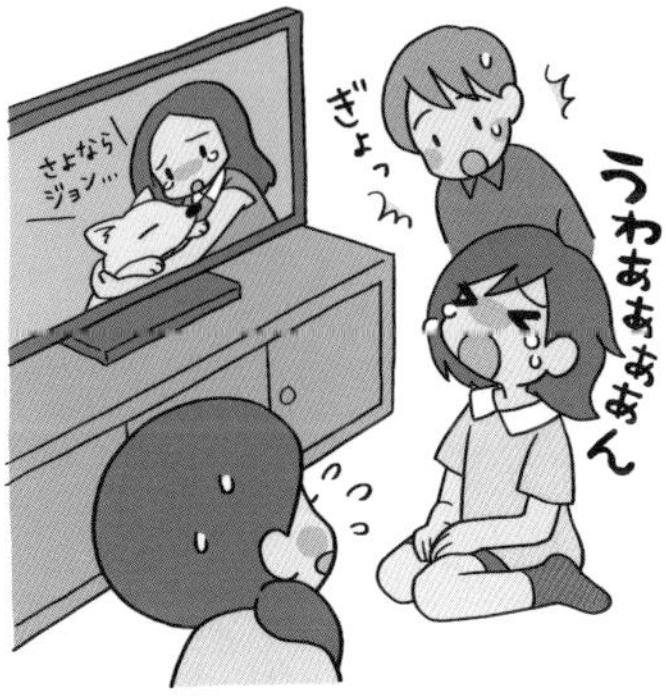

すごい脳個性！ 5

# ギリギリパワー

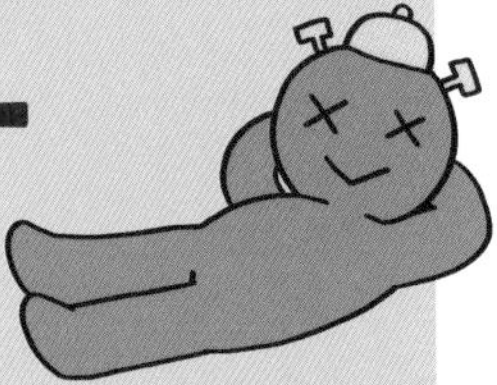

**機が熟するまでは温存！**
**追い込まれたらすごい力を発揮する**

**ギリギリまでエンジンをかけず、**
**アイドリングをして力を溜めている脳の状態。**

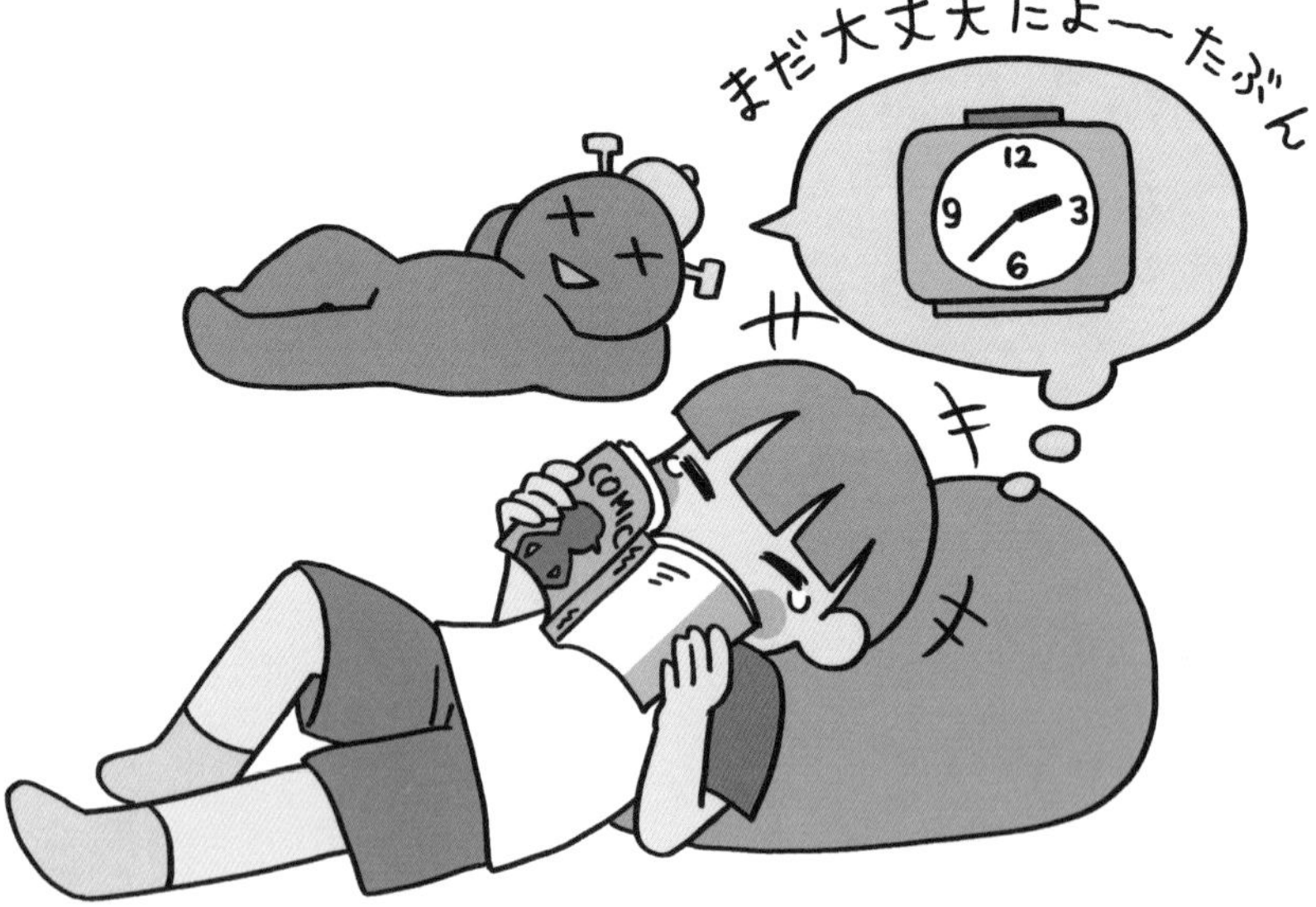


時間になったら、全力投球できる！
…だから、まだ大丈夫と思っている。

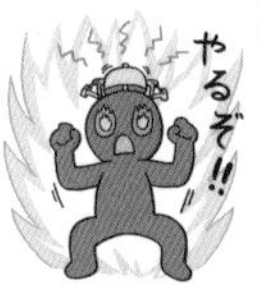


# ギリギリパワーの正体
# 強みと弱みの秘密

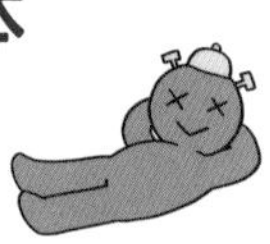

Strong point

## ギリギリパワーの強みが出るとき

**ギリギリまで温存してきたパワーが直前で爆発！**
**出力の大きさは特級品**

- 「もう間に合わないかも…」となったときの脳の切り替えは瞬時。すさまじい集中力を見せる。
- 「自分は最後にはできる」と、自分の力を信じられる。自分を信頼できる。
- ダラダラと脳を使わず、オンオフで合理的。

weak point

## ギリギリパワーの弱みが出るとき

**「いつになったらやるの？」「早く出なさい！」と**
**まわりがヤキモキする**

- ギリギリまで用意をしないので、まわりが「大丈夫？」とハラハラ。
- マイペースな子どもを見て、「何回注意してもダメな子」と禁句を口にしてイライラする親も。
- スイッチが入るまで行動しないので、予定が押してしまいがち。

Strong point

# ギリギリパワーの強みが引き立つ作戦

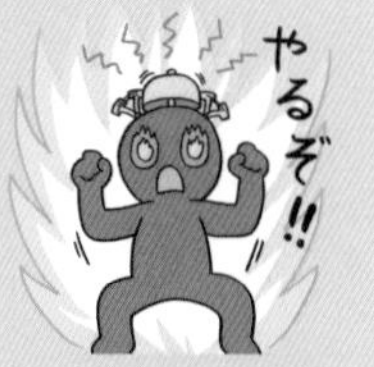


## ○ギリギリパワーの得意を応援しよう!

**やる気をうまく活用して**

遅刻ギリギリ、締め切りギリギリになってからあせるのは、スイッチの入るタイミングが人と違うだけ。大人が少しさばを読んで、出かける10分前に「もう3分前だよ」などとギリギリパワーに火を着けてあげましょう。

**やることにメリハリをつける**

じつはメリハリがあるほうが、このタイプの子はエネルギーを出しやすく、がんばれます。大人のほうが時間を区切って、パワーを目覚めさせてあげましょう。

## ○ギリギリパワーの素敵なところを見つけよう!

**やるときはやる子**

「休むときは休む、やるときはやる」とメリハリをつけてがんばれるタイプ。オフの力を抜いているときだけに着目しないで、覚醒したときの活躍に注目しましょう。

**ターボエンジンの爆発力がある**

人が多くの時間かかることを、短時間で片づけられる、最強の時間コスパ王です。ターボタイプなのでエンジンがかかるまでに時間はかかりますが、一度火がつくとすごい爆発力を見せてくれます。

weak point

# ギリギリパワーの弱みが消える作戦

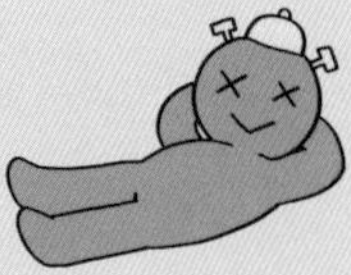

## ✕ ギリギリパワーの苦手をサポートしよう！

**夜型なので、朝は眠くてボーッ**

ＡＤＨＤタイプの子は寝る時間がどんどん遅れて、夜型になりがち。結果的に朝起きるのが遅くなったり、起きてもボーッとして準備に時間がかかってしまうので、しっかりと声がけして、規則正しく、早寝早起きを守らせましょう。

**待ち時間がつらい**

遅刻を避けるには、「5分前に到着する」などとルール化を徹底することが大切ですが、待ち時間がつらいため、前もって「待ち時間にやること」を用意させておけばよいでしょう。

## ✕ 困ったときにはどうすればいいの？

**Q　いつもギリギリまで動かず、遅刻や忘れ物が多い。**

**A　時間を意識させよう。**

「ギリギリになるまで動かない」は、逆に言えば「ギリギリになると動く脳」なのです。とはいえ、間に合うための工夫は心がけましょう。具体的には時間を意識させるため、音の鳴るタイマーや目覚まし時計などをセットして、目と耳で確認させる方法が有効です。

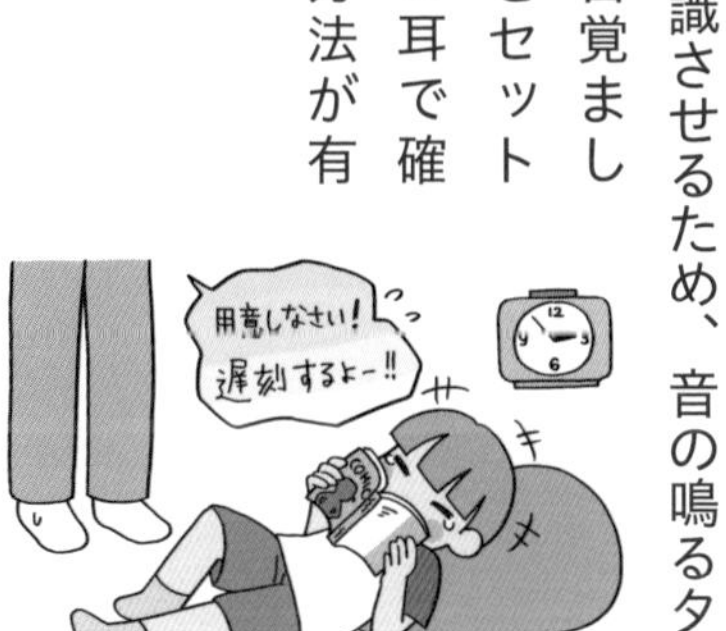

すごい脳個性！ 6

# ウゴカシタイ

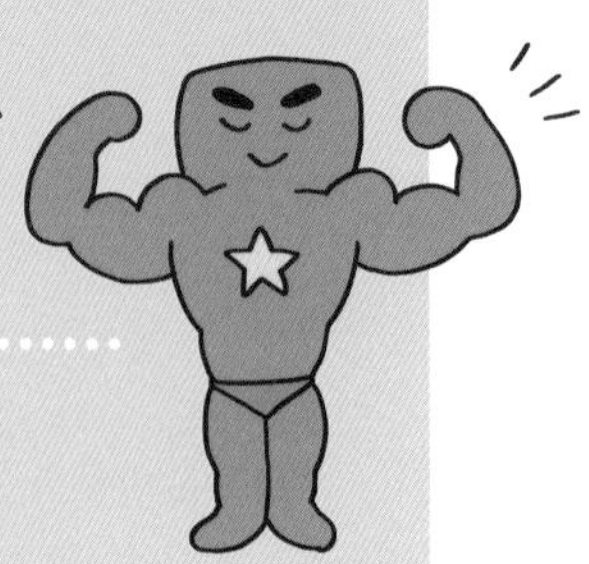

## まず手を動かす、すごい行動力！
## 体験学習で才能が育つ

**「説明書なんて読んでいられない。**
**まず、さわってやってみたい脳」が活発！**

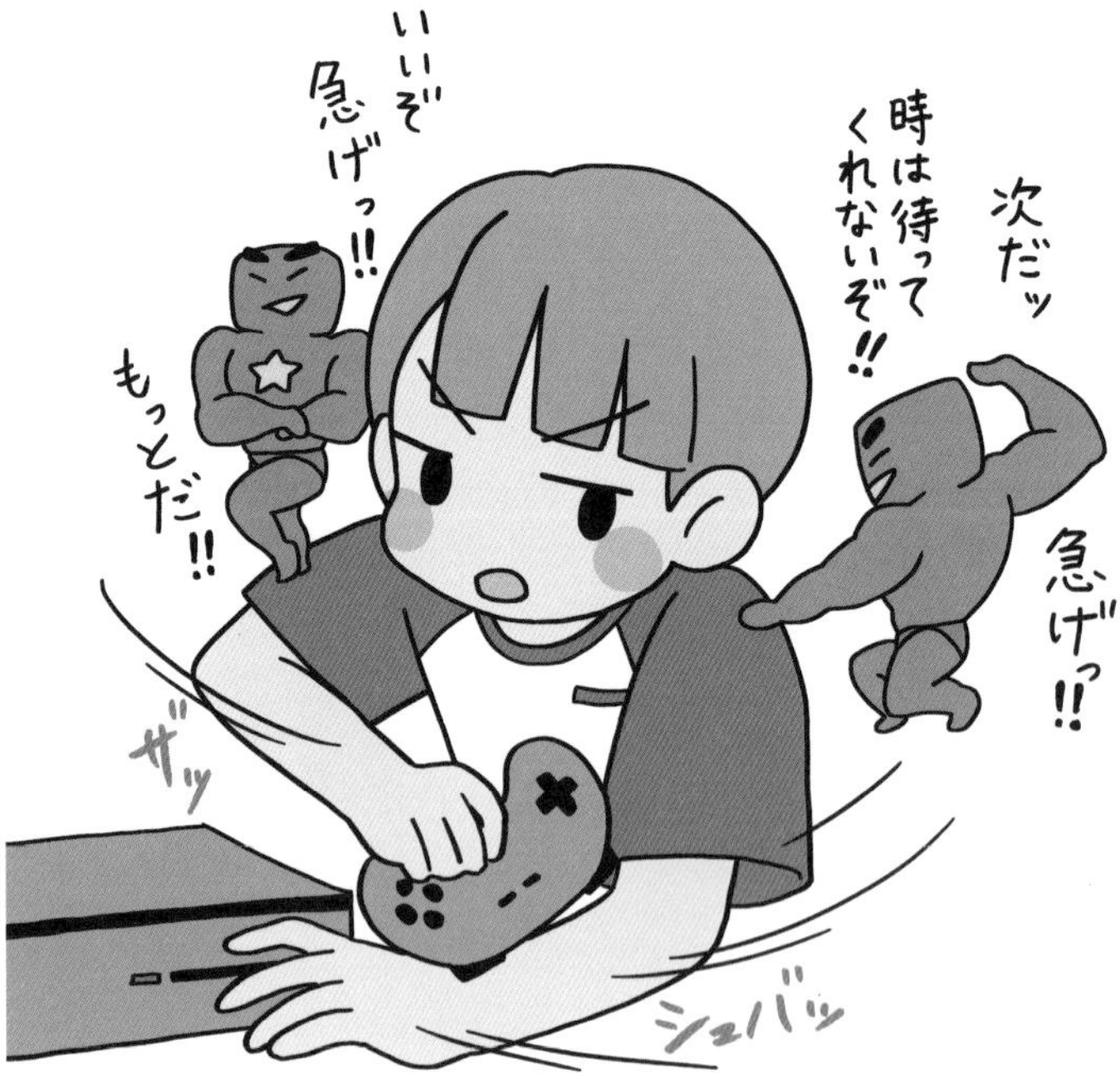
次だッ
時は待ってくれないぞ!!
急げっ!!
いいぞ急げっ!!
もっとだ!!
ザッ
シュバッ

心がウキウキして、早く手で動かしたい状態。

# ウゴカシタイの正体 強みと弱みの秘密

strong point

## ウゴカシタイの強みが出るとき

**悩んでいないで、体を動かせるから、**
**「誰よりも問題解決が早いね」とほめられる**

- 「説明書を読んでいる時間、悩んでいる時間がもったいない」と考える、ずば抜けた行動力。
- 手を動かしているとどんどん脳が動くから、マルチタスクも得意になる。
- 失敗しても、へこたれず次にいける。

weak point

## ウゴカシタイの弱みが出るとき

**説明書を読まないでさわるから、 ものをよく壊す。**
**「また買わなきゃ… 」とあきれられる**

- 力の調整がうまくできず、とにかくよくものを壊す。
- PC、タブレット、ゲーム機など、大人がさわらせたくない精密機械にさわらせるのは危険。
- それもこれも、興味を感じたものを「手でさわって理解したい」だけ。

strong point

# ウゴカシタイの強みが引き立つ作戦

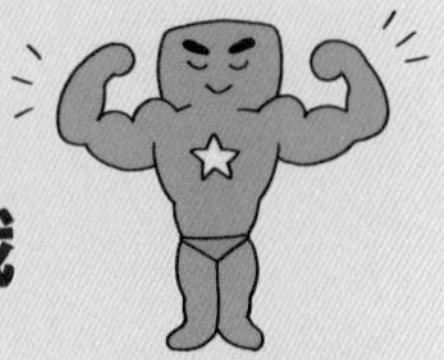

## ウゴカシタイの得意を応援しよう！

**あれこれさわってても許してあげて**

見るだけなく、「さわって、体験して、理解したい」と思うので、気になったものに気兼ねなく触れられる環境がベスト。叱らなくても済むように、高級品や精密品がある場所は避けましょう。

**おおらかに受け止めて**

「知りたい！」気持ちと手を動かしたい気持ちが同時に起こるので、ついつい機械類を分解してしまうことも。神経質なタイプの人とは相性がイマイチなので、おおらかに許してくれる環境を準備してあげましょう。

## ウゴカシタイの素敵なところを見つけよう！

**マルチタスクが得意**

手でさわることで脳が動き出す「実行系」に特化したタイプです。手を動かしていると、考えがまとまるので、一度にあれこれしたくなる「マルチタスク脳」と言えます。たくさんの役割や仕事を並行して進められる能力があります。

**仮説を検証できる**

自分が考えた仮説を、手を動かして検証することは研究の基本。トライアンドエラーをしながら物事を深掘りできるので、研究職にも向いています。

# ウゴカシタイの弱みが消える作戦

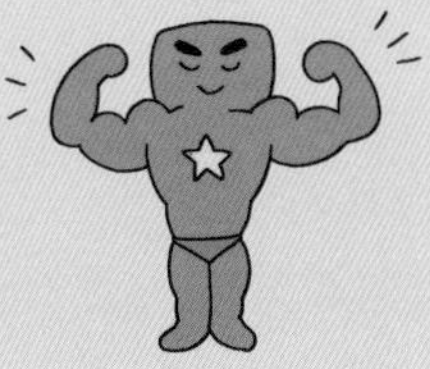

## ✕ ウゴカシタイの苦手をサポートしよう！

**うっかりさわって、壊してしまう**

興味のあるものを見つけると、「さわってみたい！」と好奇心がムクムク生まれます。類《たぐい》まれな行動力のため、手を動かしたいのです。ただ、力を調整できずに壊すことがあるので、壊されて困るものは渡さないようにしましょう。

**力のコントロールがヘタクソ**

本人も悪気があって壊しているわけではありません。うまく力のコントロールができないだけ。そこを大人が理解して、服なら破れにくい素材のもの、食器なら割れにくいものなどを与えてあげましょう。

## ✕ 困ったときにはどうすればいいの？

**Q　力加減ができず、ものを壊しがちなのですが……。**

**A　微妙な動きを訓練すれば、だんだん器用になります。**

力加減を調整できない場合は、ジェンガのようなバランスゲームがぴったりです。またぬり絵を使い、線に触れないように色を塗る「ぎりぎりぬり絵」もおすすめ。徐々に器用さが身についていきますよ。

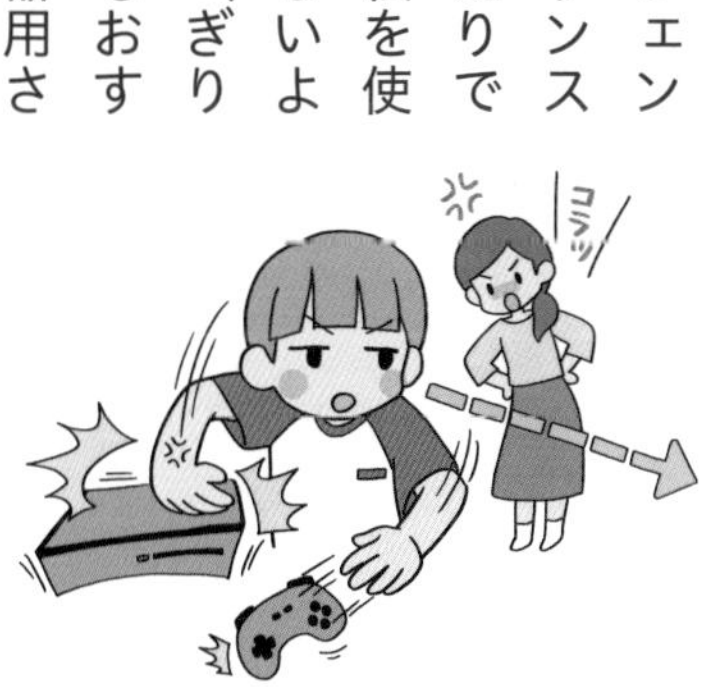

すごい脳個性！ 7

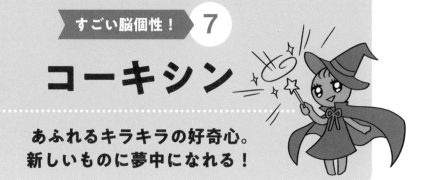

# コーキシン

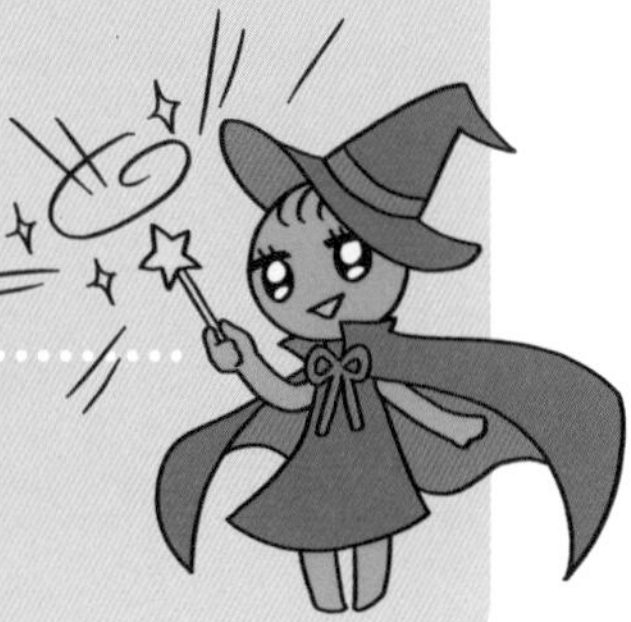

**あふれるキラキラの好奇心。**
**新しいものに夢中になれる！**

## 「とっても楽しそう！遊びたい！」と人のものに惹きつけられている脳の状態。

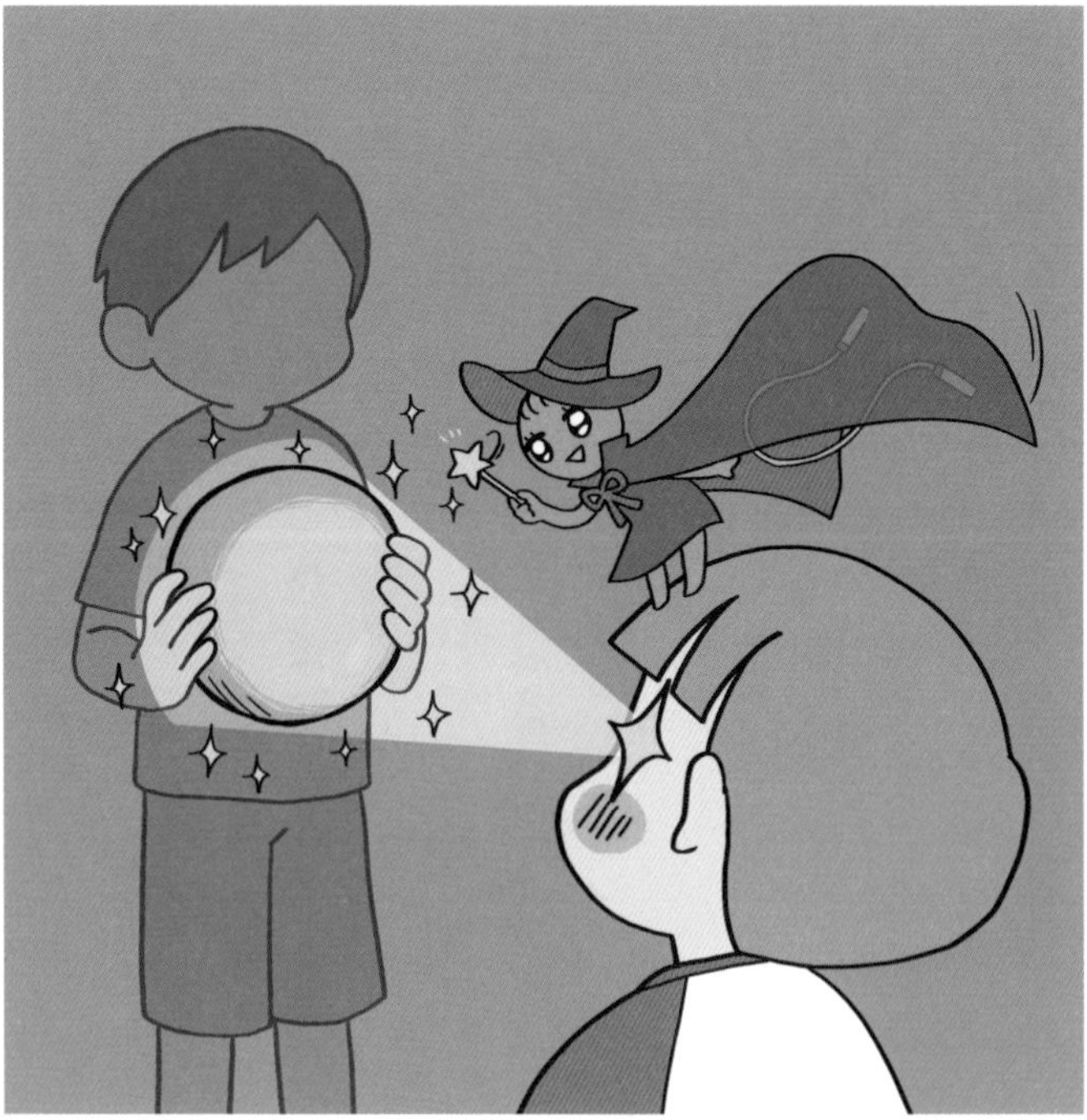

興味のあるボールに、視線も脳もロックオン！

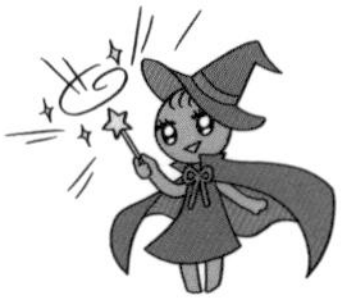

# コーキシンの正体 強みと弱みの秘密

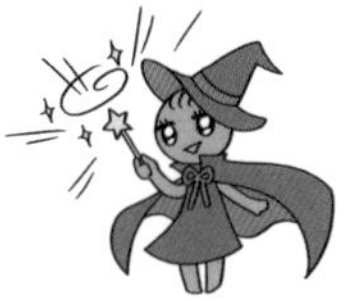

Strong point

## コーキシンの強みが出るとき

**いくらでもわき出てくる好奇心で、**
**ワクワク、キラキラの毎日が楽しい！**

- 新しいもの、場所に物怖じせず、好奇心が刺激される。
- 新しいことに挑戦できたときは、楽しい気持ちでいっぱい。
- 将来は研究者になると、毎日新たな発見する喜びがあるかも。

weak point

## コーキシンの弱みが出るとき

**「人のものをほしがらないでよ…」と**
**迷惑に感じられてしまう**

- 自分のものにすぐ飽きて、人のものをほしがるから、迷惑がられる。
- せっかく買ってもらっても、すぐ別のものに目移りするから、ものを大事にしないと思われる。
- 飽き性・浮気性だと思われがち。

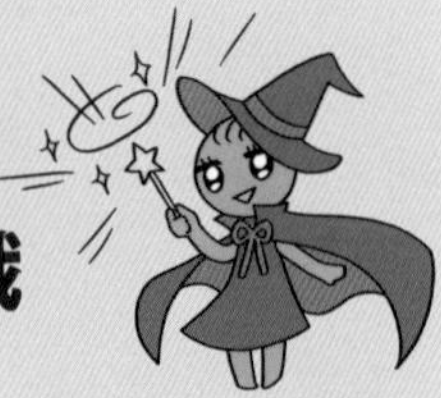

## コーキシンの強みが引き立つ作戦

Strong point

### コーキシンの得意を応援しよう！

**新しいものに出会える環境を**

自分の中からわき出る好奇心が大きな強み。

コーキシンに気に入られている子は、さまざまな場所に行き、新しいものとの出会いを純粋に楽しめます。いろいろな場所に連れて行ってあげましょう。

**疲れていないか、大人がチェック**

自分でも気づかずに、過剰にトライして疲れすぎているときは、体を休めるように刺激の少ない静かな環境を用意するなど、大人が少しコントロールしてあげてもよいかもしれません。

### コーキシンの素敵なところを見つけよう！

**環境適応能力がすごい**

生き物の中で一番強いのは「環境に適応できる」個性といわれています。これは、激しい環境変化があっても、生き延びられるからです。

このタイプの子は、どんな環境でも持ち前の好奇心で楽しめるため、たくましく生きられる力があります。

**変幻自在な天才役者**

いつでもどこでも、その場にパッと気持ちを合わせる能力があります。その切り替え能力は、自在に役柄を演じられる天才役者ともいえるでしょう。

weak point

# コーキシンの弱みが消える作戦

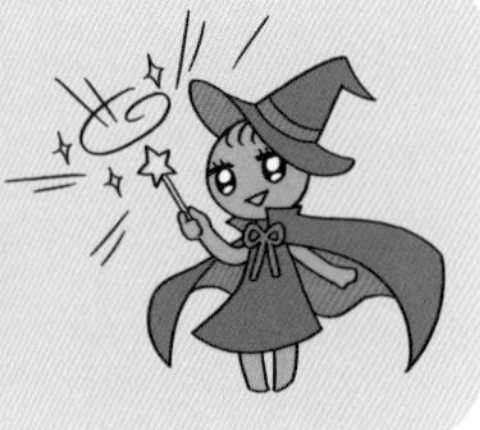

## ✕ コーキシンの苦手をサポートしよう!

**他人の感情に同調してしまう**

ＡＤＨＤタイプの子は、他人の感情を認識する「右脳の感情系脳番地」が発達している一方、自分の気持ちを認識して、言語化する「左脳の感情系脳番地」は弱い傾向があります。

**周囲のことを無視できない**

周囲に影響されやすいため、新しいものに興味が引かれているように見えて、じつは環境に同調しているだけということもあります。本人が疲れてしまうときは、あえて情報量を制限するという選択もあるでしょう。

## ✕ 困ったときにはどうすればいいの?

**Q　なんでもすぐ飽きてしまうように見えます。**

**A　好奇心旺盛と考え、いろいろな挑戦を。**

ＡＤＨＤの子は、周囲の情報に同調しやすく、そのうえ、絶えず脳を動かしていたい「衝動性」をもっています。同じものばかりだと、脳の動きが止まってしまうのです。飽き性に見えるのは、好奇心旺盛な証拠。いろいろなチャレンジをさせましょう。

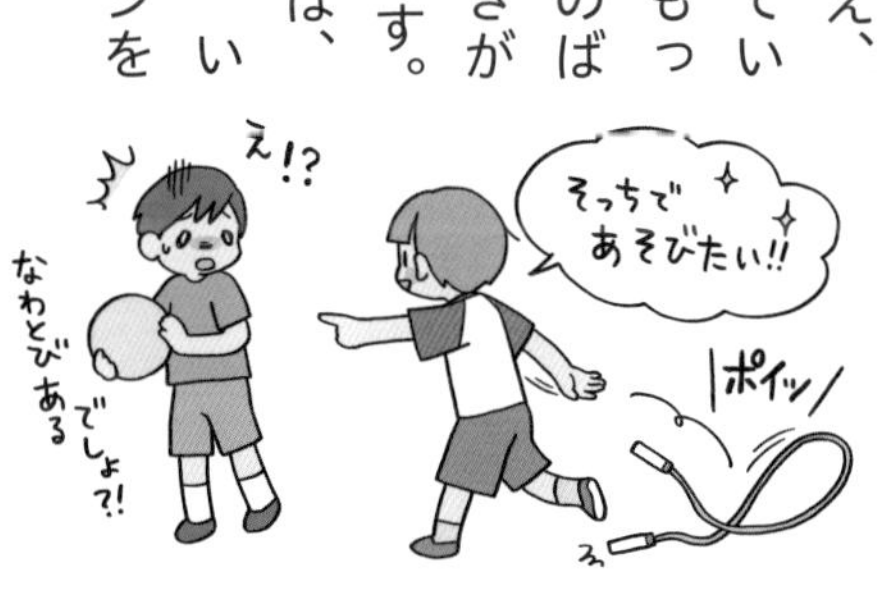
そっちで あそびたい!!
え!?
なわとびあるでしょ?!
ポイッ

すごい脳個性！ 8

# ジユウジン

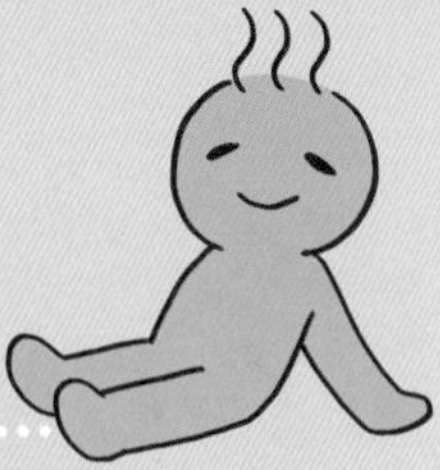

**自由が大好き！「今を生きる」自由人。**
**そのときのフィーリングを一番大事にする**

**自分の興味がより強いほうに、集中力がシフト。**
**自分の脳がはたらきやすいほうに**
**切り替わっている状態。**

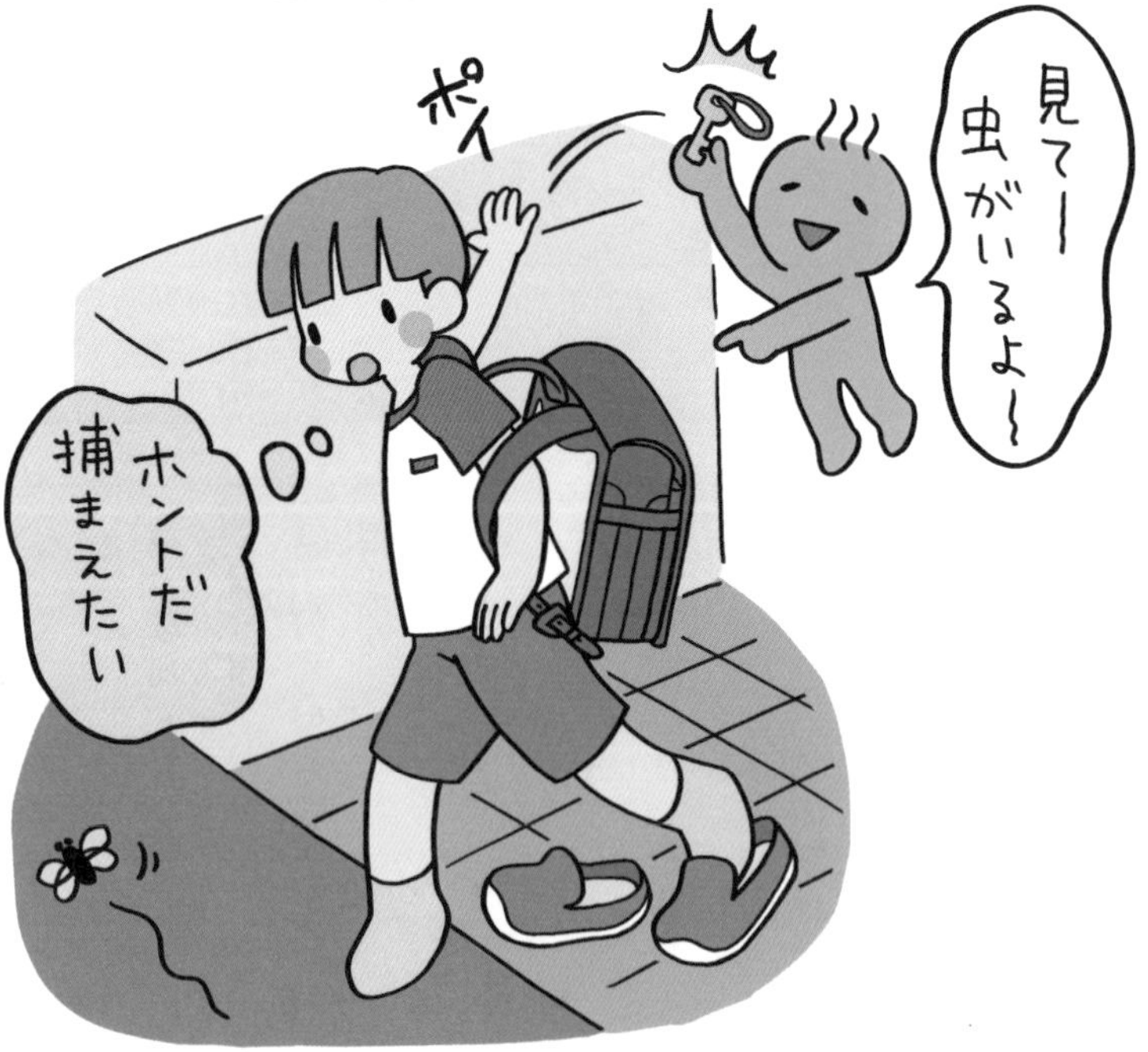


「あっ！ 虫だ」。目の前に興味のあるものが
出てきたから、即座に切り替えて全力投球！

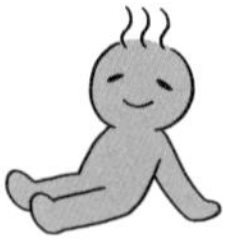

# ジユウジンの正体 強みと弱みの秘密

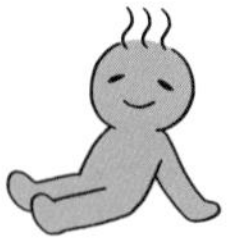

Strong point

## ジユウジンの強みが出るとき

**自分の直観を大切にできるから、**
**集中力をいつでも自由に切り替えられる！**

- 脳の切り替えが早いから、集中力のオン・オフも自由自在。
- 「これだ！」と決めたら、その直感に100%コミットできる。
- 自分の直観やフィーリングを信じられるのが、素敵なところ。

weak point

## ジユウジンの弱みが出るとき

**目の前のことに気をとられすぎて、**
**「またなくしたの？」と怒られがち**

- 置き場所を決めず、フィーリングで置くので、どこに置いたか忘れる。
- カギにプリントにスマホ、大事なものをしょっちゅうなくす。
- 集団行動でしばしばトラブルになることも。

Strong point

# ジユウジンの強みが引き立つ作戦

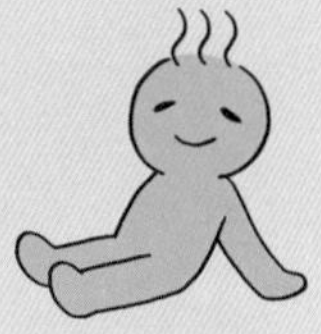

## ジユウジンの得意を応援しよう！

**自由奔放な性格を認めてあげて**

自分のフィーリングを大切にする性格なので、決まりきった生活や四角四面な考え方が苦手です。

こういった性格の子がのびのびできるのは、やはり「個性を認めてくれる自由な環境」です。

**細かな事務作業はさせない**

大きな仕事を成し遂げるために、細かな作業がおろそかになります。ただし、それも大物ゆえの行動。あまり目くじらを立てず、大人がフォローしてあげましょう。

## ジユウジンの素敵なところを見つけよう！

**100%の力を使える**

置いてきたものを忘れるというのは、つまりそこに脳を使わないことができるのです。これは新たなことに「100%コミットできる」力があるということ。次のタスクへの行動が誰よりもすばやいのです。

**「大物」になれる器**

とらわれない性格のため、自分の好きな物事には100%の力で集中して、本人の中に多くの情報をインプットし、力を蓄えています。将来楽しみな大器晩成タイプです。

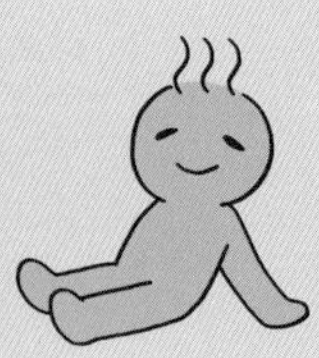

# ジユウジンの弱みが消える作戦

## ジユウジンの苦手をサポートしよう！

**ゴチャゴチャしていると混乱**

そのときそのときの感情や発見を大切にするため、目の前に興味のあるものがあらわれた瞬間、手に持っていたもののことを忘れます。

部屋がゴチャゴチャしていると、さがすのがさらに困難に。ものを少なく、シンプルな環境を提供しましょう。

**置いた場所を忘れてしまう**

興味をもったものへの集中力は高いものの、記憶力が弱いため、置いた場所を忘れてしまいがち。ものの置き場所を設定し、あちこちに置かせない工夫をしてあげましょう。

## 困ったときにはどうすればいいの？

**Q　すぐなくすから、同じものを何度も買うことに…。**

**A　場所を体に覚えさせよう。**

家のカギは玄関のフック、プリントはリビングのボックスなど「定位置」を決めます。家に帰ったら「カギは玄関のフックにかける」「ランドセルのプリントはボックスに入れる」など、毎日必ずやらせて、無意識のうちにできるようにすることが重要です。

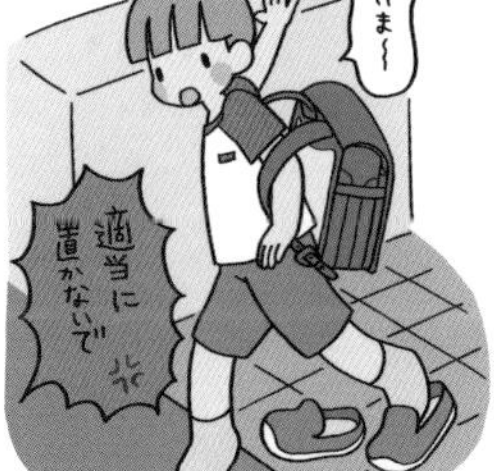

すごい脳個性！ 9

# オオラカー

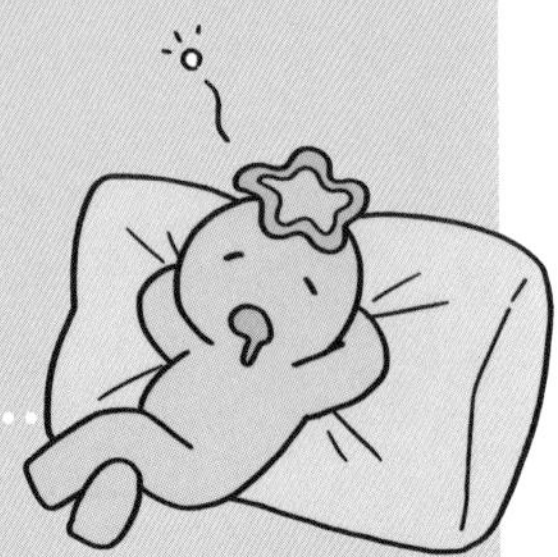

ものに頓着しない。
おおらかでポジティブな性格

**別のことをいろいろ考えているうちに、
人の細かな指示が消えている脳の状態。**

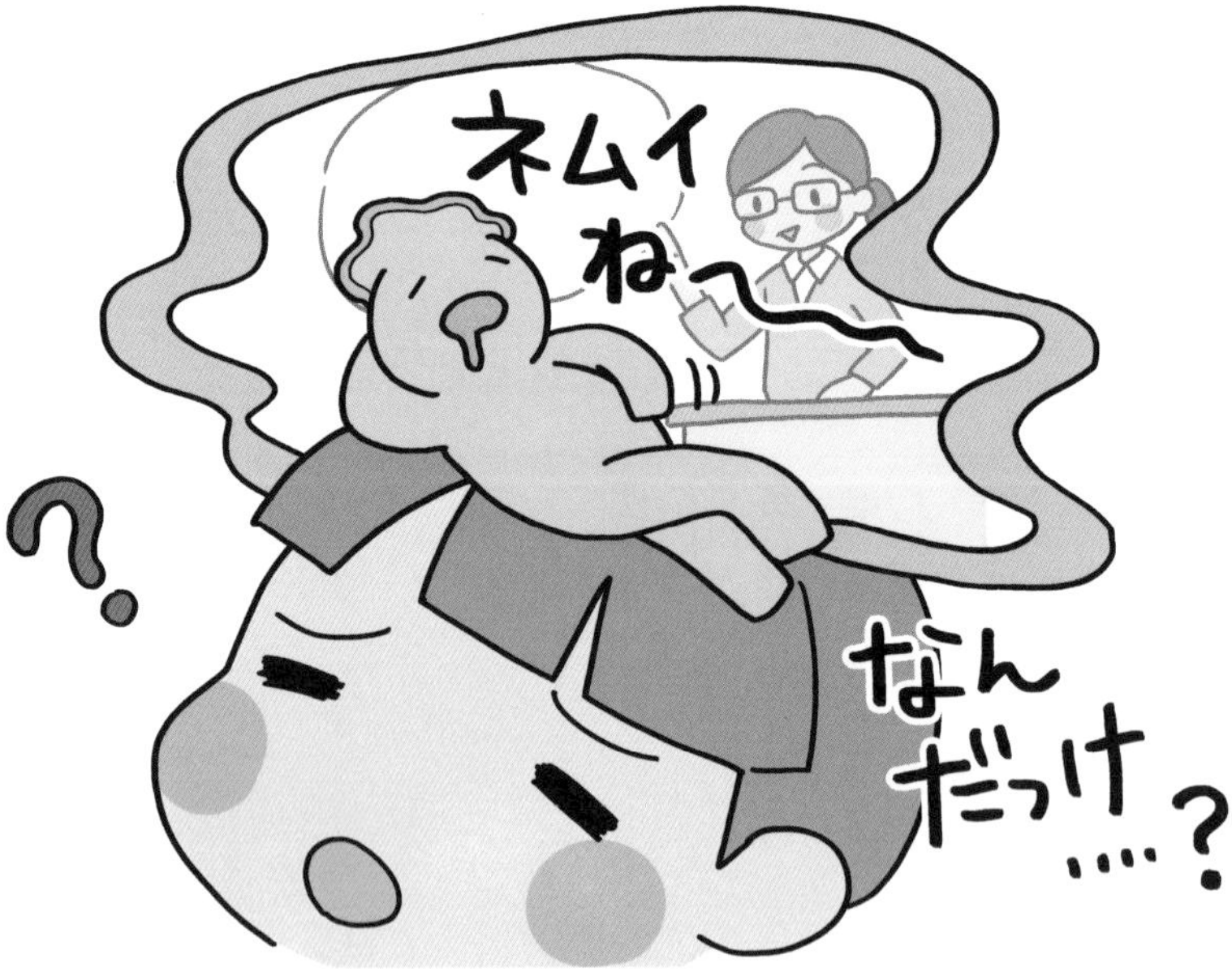


「先生、何かもってきてって言ってたな〜、
まぁいいか」とおおらかな気持ちで受け止めている。

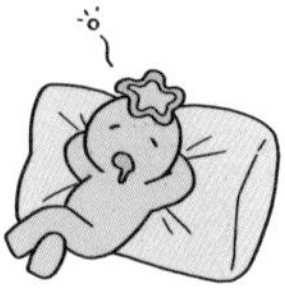

# オオラカーの正体 強みと弱みの秘密

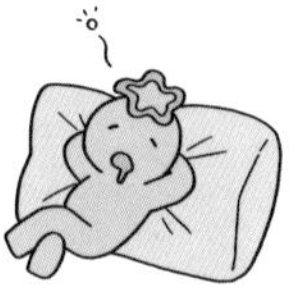

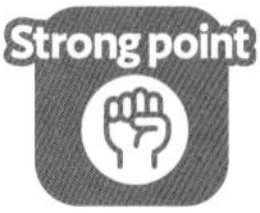

Strong point

## オオラカーの強みが出るとき

**「ドンマイ、ドンマイ！」と**
**自分にも人にもやさしいポジティブマインド**

- 忘れ物をしたときも、「ま、いっか」と考えるポジティブマインド。
- 人が忘れたときも、「そういうこともあるよね」と責めない、気にしない。
- 人にも、快くものを貸してあげられる心の広さがある。

weak point

## オオラカーの弱みが出るとき

**「また忘れたの？」。**

**忘れ物の常習犯で、先生から苦い顔をされがち**

- のんびりしているので、忘れても「ま、いっか」ですませてしまう。
- 忘れ物が多いから、それが必要な授業に参加できないことも。
- 周辺のクラスメイトがいつもものを貸していて困っている。

Strong point

# オオラカーの強みが引き立つ作戦

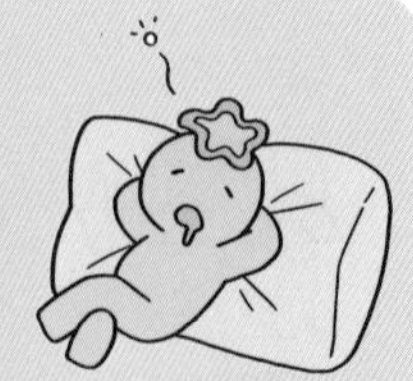

## オオラカーの得意を応援しよう！

### やさしくアドバイスしてあげる

集団生活の中では、どうしても「忘れ物をしてはいけません」という場面が出てきます。「なぜできないの？」と責めるよりは、「どうしたらできるようになるかな？」と大人が一緒に考えてあげる環境を整えることが重要です。

### たくさん手助けしてあげよう

アドバイスしても、どうしても苦手な場合は、先回りして手助けをしてあげましょう。心配しなくても大丈夫。だんだんできるようになります。

## オオラカーの素敵なところを見つけよう！

### ポジティブマインド

何度も忘れ物をしてしまう…のは、困った点かもしれません。でも、「別にいいか」と気にしない心をもっているのは、流されない「強い自分」があるということなのです。

### ストレスに強い

同調圧力が強いと言われている日本。まわりの目が気になる子にとっては、気疲れすることも。でも、オオラカーのタイプの子はマイペースで、ストレスを感じることなく過ごせるでしょう。流されない心を大切に育ててあげましょう。

weak point

# オオラカーの弱みが消える作戦

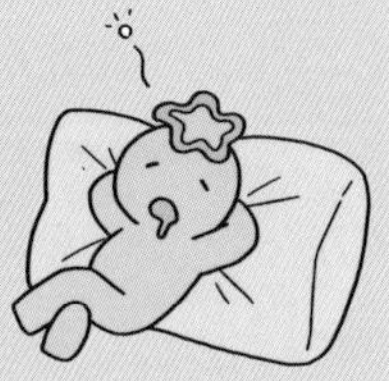

## × オオラカーの苦手をサポートしよう！

**過去を振り返れない**

ＡＤＨＤタイプの子は、過去を振り返るのが苦手です。忘れ物をするのは、記憶の問題が大きいので、工夫の仕方を教えてあげましょう。「なんで忘れるの？」「普通はできるでしょう」などと言ってはいけません。

**親のサポートで、悪目立ちさせない**

学校などで忘れ物をすると、目立ってしまい、クラスメイトにからかわれたりすることもあるかもしれません。工夫を教えつつも、できないうちは一緒に持ち物を点検するなど、大人がサポートしてあげましょう。

## × 困ったときにはどうすればいいの？

**Q　忘れ物が多すぎて困ります。**

**A　過保護なくらいがGOOD。**

「持ち物は何？」と聞き、一緒にメモを見て振り返るなど、たくさんサポートしてあげてください。

それでも見落とすことはあります。ＡＤＨＤタイプの子にとって、過去に注意力を向けるのは大変なことなのです。

最終的には保護者が持ち物を用意してあげるくらいでよいでしょう。過保護と思われるかもしれませんが、困りごとをなくすのが先決です。

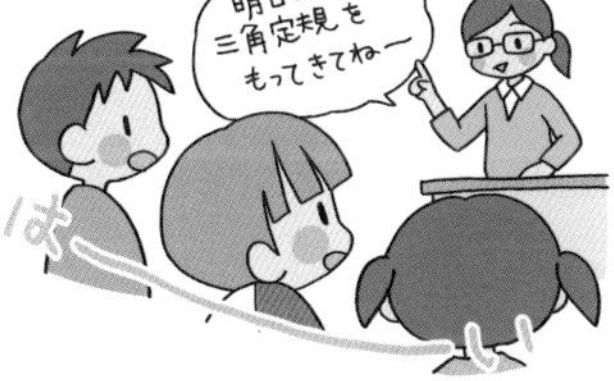

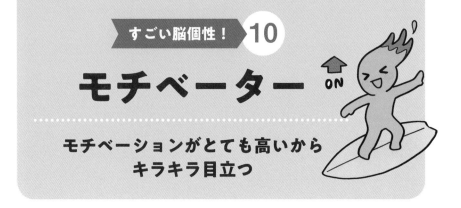

すごい脳個性！ 10

# モチベーター

## モチベーションがとても高いから
## キラキラ目立つ

**テンションが上がるときと、**
**急激に下がってフリーズするときがある脳の状態。**

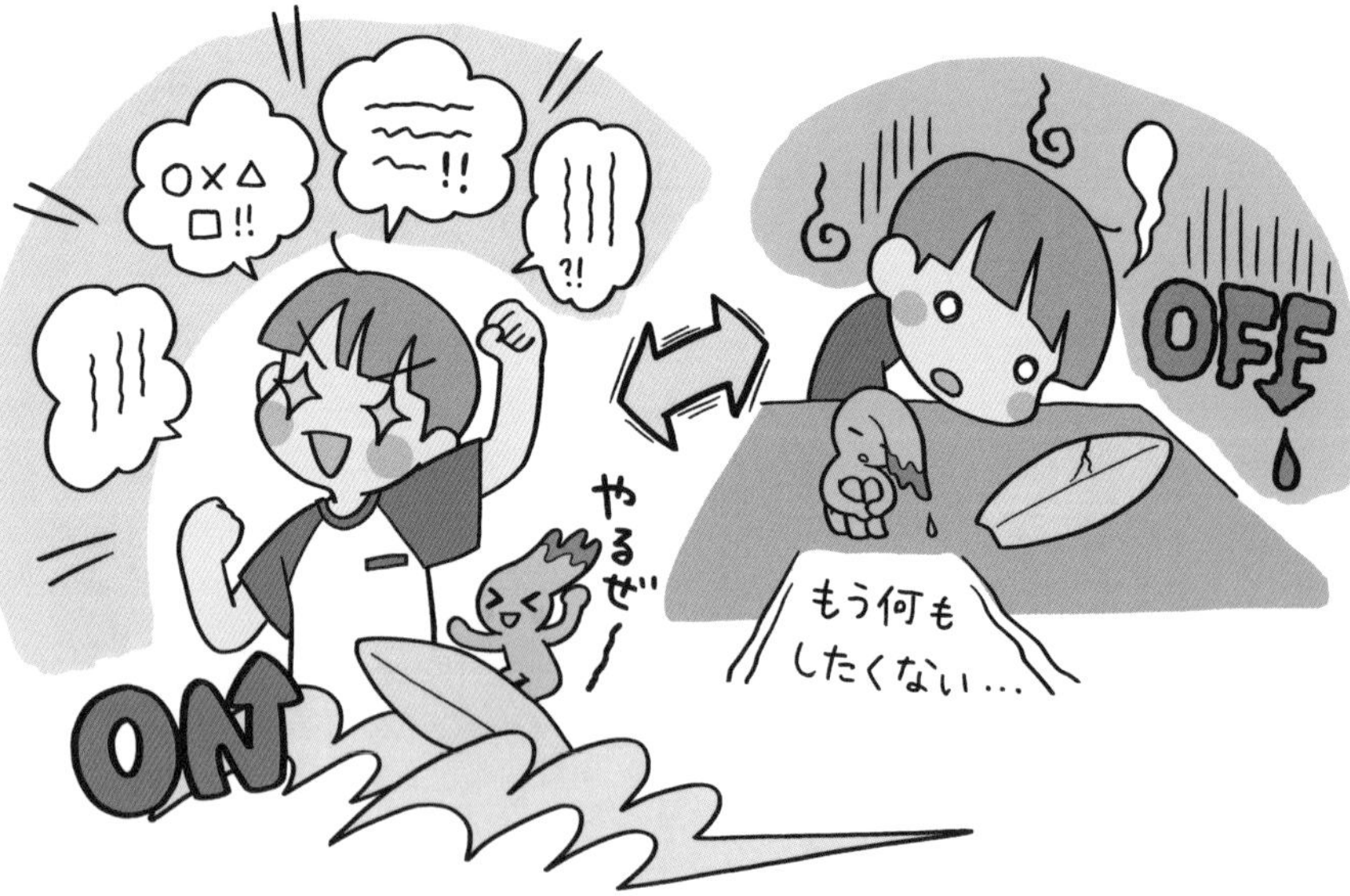


「やるぜ！」のオンと、
「何もしたくない…」のオフがはっきりしている。

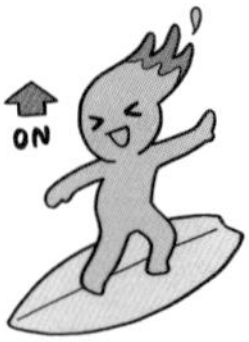


# モチベーターの正体 強みと弱みの秘密

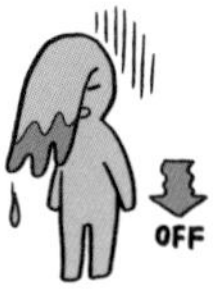


strong point

## モチベーターの強みが出るとき

**「すごく楽しそう！」「やる気にあふれていて、いいね！」と思われて、得意な気分**

- 「僕がやるよ！」「私に任せて！」と前向きな行動力があり、まわりを助けてくれる。
- 明るく元気に話すから、相手が落ち込んでいるときは元気がもらえる。
- 落ち込んでも、また元気になる。裏表のない、素直な性格。

weak point

## モチベーターの弱みが出るとき

**「さっきまでテンションが高かったのに、急に黙り込むのはなぜ？」とまわりを戸惑わせる**

- 気分のムラにまわりが振り回されて「どっちなの？」と疲れてしまう。
- 感情のアップダウンが激しいので、周囲がついていけない。
- テンションの高いとき、低いときのどちらに合わせればいいのか、まわりが戸惑う。

# モチベーターの強みが引き立つ作戦

strong point

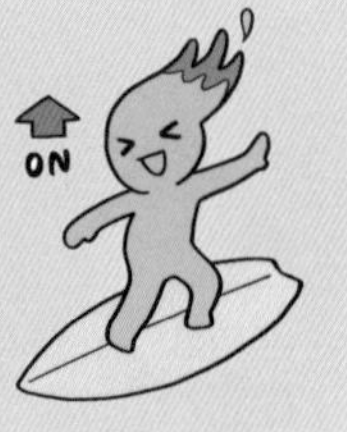


## モチベーターの得意を応援しよう！

**楽しい場所を用意する**

ＡＤＨＤタイプの子は環境に影響されやすい特徴があり、テンションの高い場ではテンションが上がり、まわりが落ち込んでいると自分も落ち込む傾向があります。本人にとって「楽しい！」と思える場所にいられるようサポートしてあげましょう。

**「得意」を活かしてあげて！**

苦手なことをする場合、ふだんよりも極端にやる気が出ないことがあります。得意な場面ではやる気満々で、高い集中力を発揮できるのです。

## モチベーターの素敵なところを見つけよう！

**人の気持ちに敏感**

じつは、ＡＤＨＤタイプの子は人の気持ちに誰よりも敏感。人が楽しいときは楽しく、悲しんでいるときは一緒に悲しむことができるのです。

**ネガティブを引きずらない**

人の感情に影響されるため、一時は感情的になることがありますが、ネガティブな感情を引きずることはありません。

過去を振り返るのが苦手なので、嫌なことや悲しいことも、すぐに忘れることができます。前向きで、いい個性といえるでしょう。

weak point

# モチベーターの弱みが消える作戦

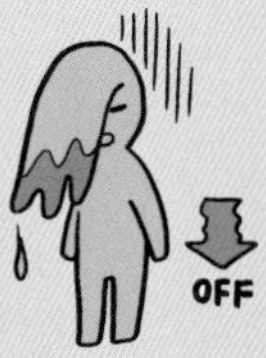


## ✕ モチベーターの苦手をサポートしよう！

**暗い場所だと人一倍落ち込む**

テンションの高い場では自分のテンションも高く、まわりが落ち込んでいると自分も落ち込むことがあります。

その子のせいではなく、環境に対する感受性が高いためなのです。落ち込ませないためには、暗い、ピリピリしているネガティブな場所は避けましょう。

**気分にムラが出やすい**

あまりに気分のムラが激しいと心配になるかもしれません。ただ、そもそも機嫌のいいときと悪いときで振れ幅が大きいのは、子どもであればごく普通のことなのです。

## ✕ 困ったときにはどうすればいいの？

**Q 短時間の気分の変化に、まわりが驚いてしまいます。**

**A 気分が変わりやすいタイミングをつかもう。**

学校ではテンションが高いけど、家に帰ると無気力になるとか、朝は落ち込みがち…といったパターンを見つけ、その傾向に合う対策を考えてみてください。本人が「自分はこういうときに落ち込みやすいんだ」と自覚ができれば、毎日過ごしやすくなるはずです。

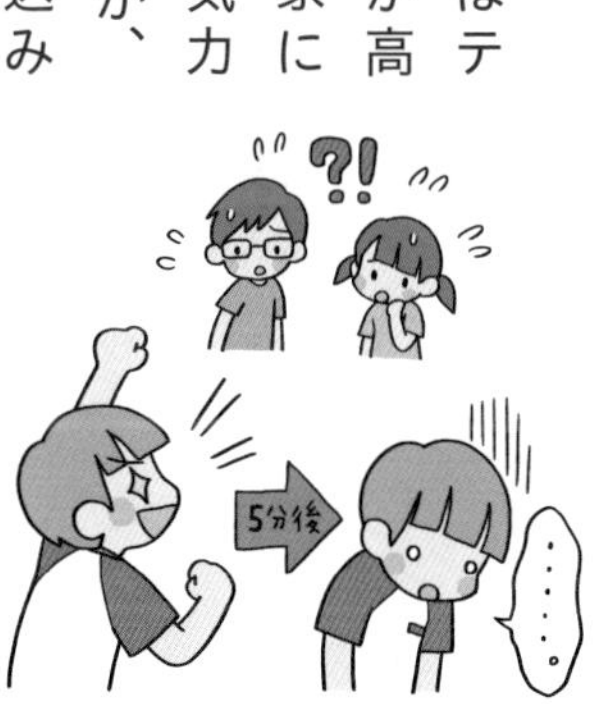

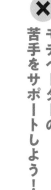

すごい脳個性！ 11

# ナンデナンデ

「わからない」ことへの感度が高い。
独創的な面が光る！

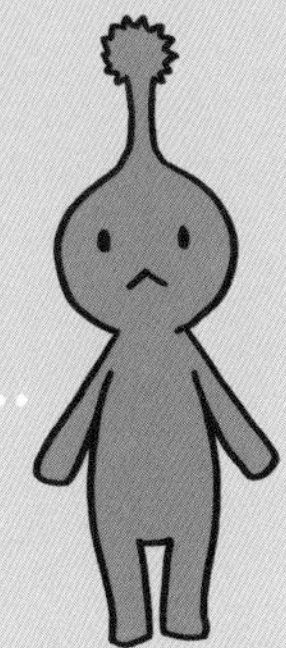

**「描きたいものが、描けない…」ときに、
自分の理解系が処理できず
答えが見つからない脳の状態。**

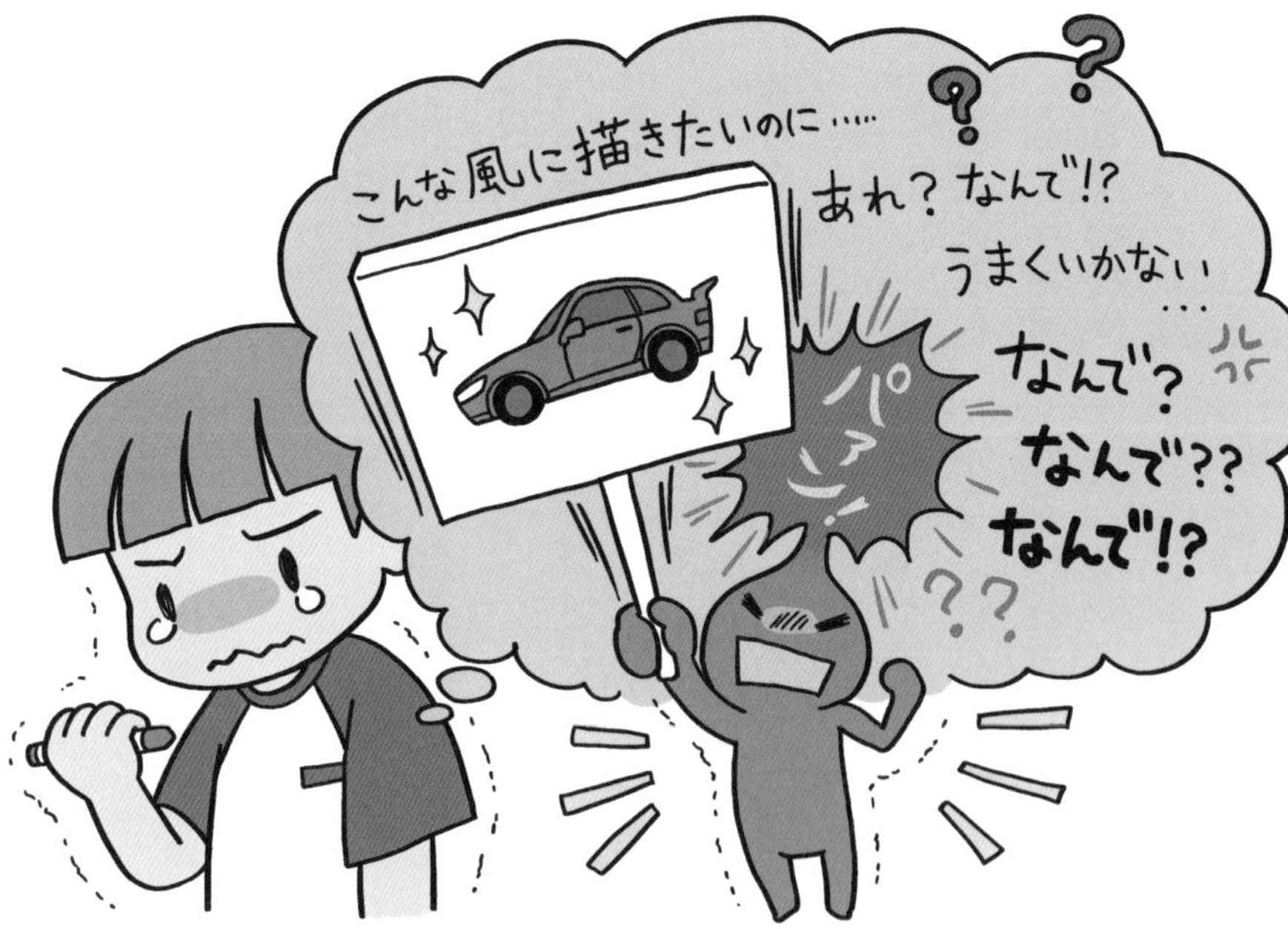

こんな風に描きたいのに……
あれ？なんで!?
うまくいかない…
なんで？
なんで??
なんで!?
パアン！


「どうしてできないの？」という気持ちで、
「ナンデ？ ナンデ？」となっている。

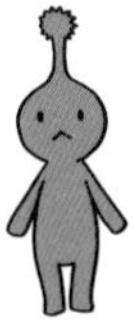

# ナンデナンデの正体 強みと弱みの秘密

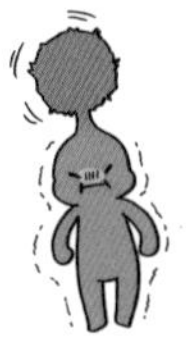

strong point

## ナンデナンデの強みが出るとき

**すごい問題がどんどん解けて、**
**「とっても賢い子ね」と言われ、快適**

- 「なんで、そうなるの？」「なんで、こんなしくみなの？」と原因追究をする力が誰よりも強く、知識欲と好奇心がとても 旺盛になっている。
- 頭にある「これを知りたい！」気持ちに集中しているので、何かにハマって、１つのことを追いかけて学んでいく力を発揮している
- 深い知識や経験が必要な研究者や学者にピッタリ。

weak point

## ナンデナンデの弱みが出るとき

**急にかんしゃくを起こしてしまう！**
**「すぐに怒る子だな…」と思われて、敬遠されがち**

- 「なんで」の気持ちがとても強いため、うまくできないことがあると「なんで、できないの？」という気持ちになり、イライラしてしまう。
- どうしても解決しないと、だんだん気持ちが高ぶってきて、パニックになったり、かんしゃくを起こしてしまうことも。
- それもこれも、「知りたい！」「解決したい！」気持ちが強いだけなのに、まわりからは叱られるばかり。

strong point

# ナンデナンデの強みが引き立つ作戦

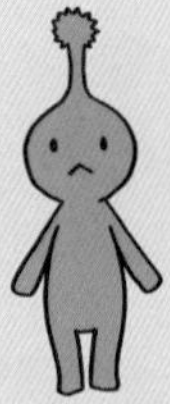

## ナンデナンデの得意を応援しよう！

### 「自分だけの場所」を与えよう

ナンデナンデは、「これを、やりたい！」気持ちが強く、そのことに集中できる環境を好みます。自由にのびのびできる場所が与えられたときは、最強です。

たとえば、次のような場所があると安心できるでしょう。

- **自分の部屋**
- **自分だけのスペース**
- **パーテーションで区切られた部屋**

「知りたい」気持ちに深く集中しているので、誰よりも知りたいことへの知識を深められます。

## ナンデナンデの素敵なところを見つけよう！

### 頭を使う問題が得意

ナンデナンデのタイプの子は、「わからない」「知りたい」ことをそのまま放置せず、問題解決しようと、まっすぐ向かっていける素敵な子。単純な計算問題よりも、記述や思考を問うような、深く考える問題が得意です。

### 探究心を活かした仕事に

「わかりたい」「解決したい」気持ちが強いため、物事の本質に迫ることができます。持ち前の探求心を活かして、研究者はもちろん、刑事になって事件のナゾを解いていくのもよいかもしれませんね。

weak point

# ナンデナンデの弱みが消える作戦

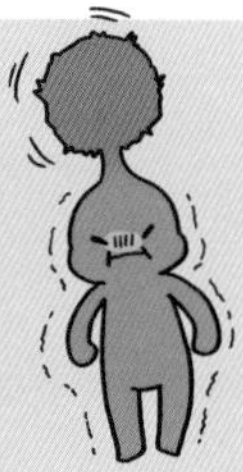

## ✕ ナンデナンデの苦手をサポートしよう！

**集団行動ができなくても、叱らない**

目の前のことに集中しすぎて気持ちを移すことができないタイプ（ADHD）は、厳しいルールのある集団行動が苦手です。すぐに次の行動に移れないことがあっても、強く叱ることなく、やんわりと伝えるようにしましょう。

**予定外のことに対応できるようにサポート**

パターン化が得意なタイプ（ASD）は、予定外のことが苦手。できるだけ決まったルールを守り、予定の変更は早めに伝えて、準備時間をもてるようにサポートしてあげましょう。

## ✕ 困ったときにはどうすればいいの？

**Q イメージ通りにできず、かんしゃくを起こしてしまいます…。**

**A いったんその場を離れて、しっかりと脳を休める。**

イライラしてかんしゃくを起こした場合は、外に出る、別の部屋へ行く、好きな音楽をかけてみるなどして場面を変えましょう。気持ちが切り替わり、落ち着きやすくなります。

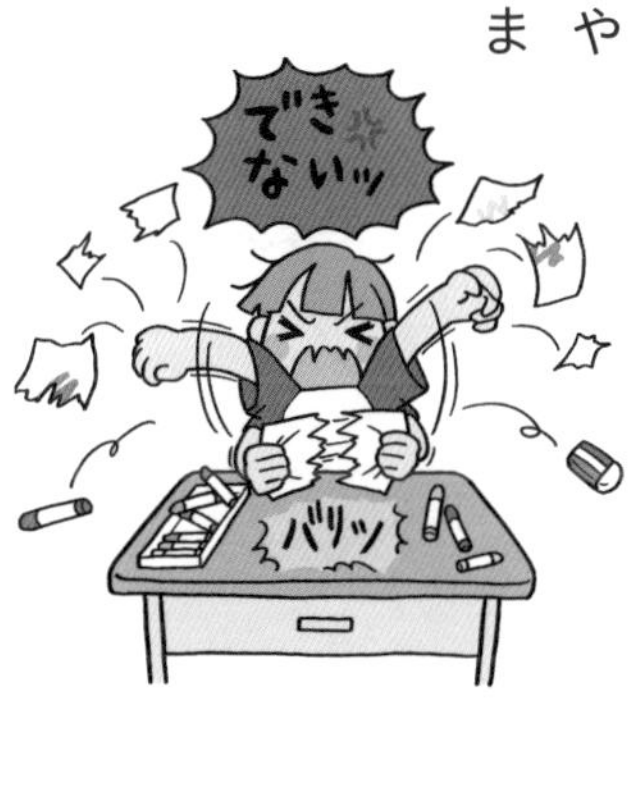

すごい脳個性！ 12

# ナガサレーヌ

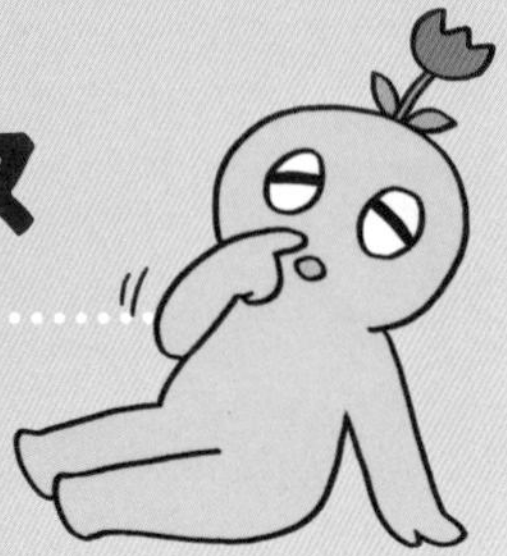

**他人に流されない。
自分の意見をもっている**

**友だちが参加できない状況に注意が向かず、
「自分が楽しみたい！」という
思いが先行している脳の状態。**

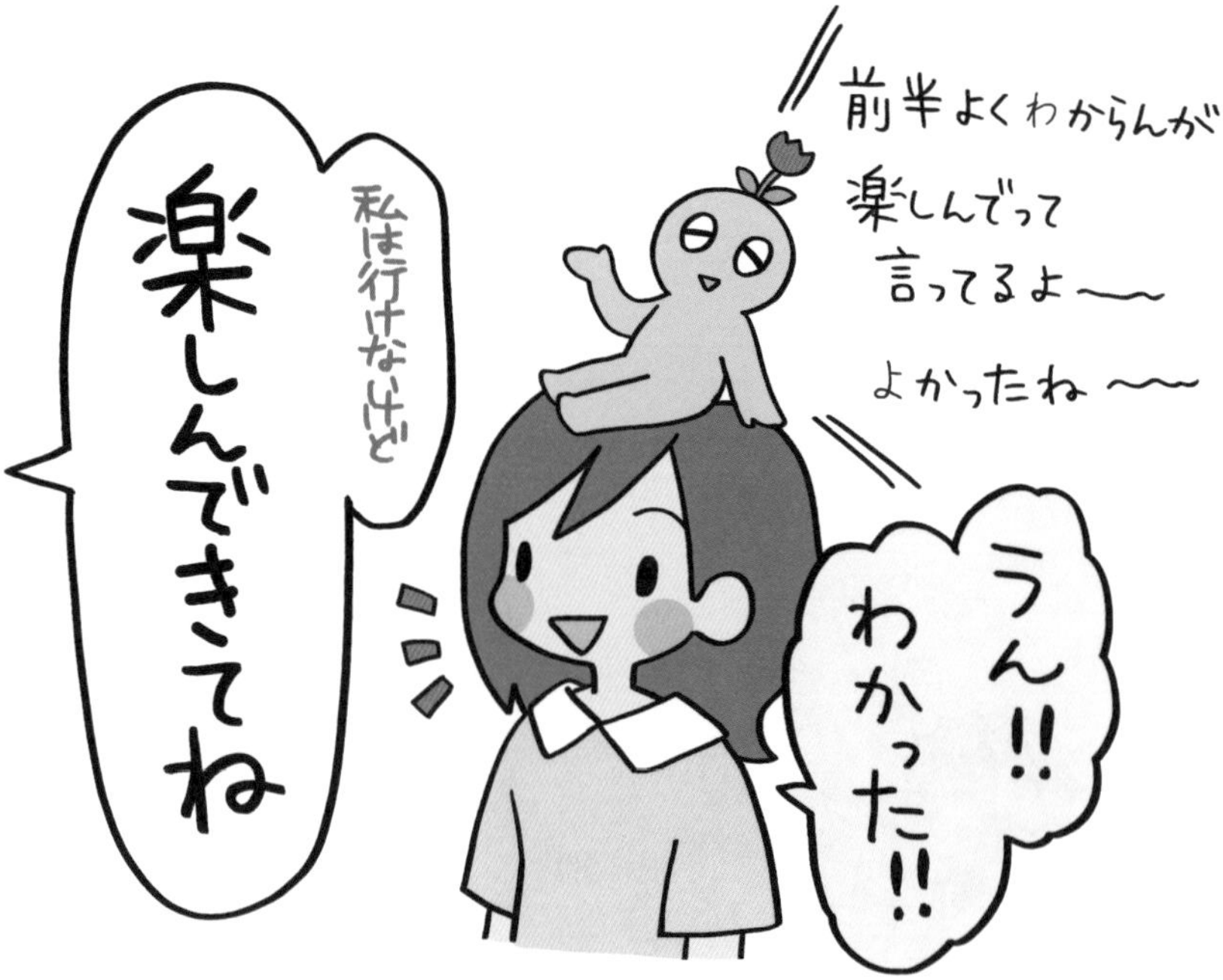

私は行けないけど
楽しんできてね
うん!! わかった!!
前半よくわからんが
楽しんでって
言ってるよ〜〜
よかったね〜〜


「楽しんできてね」と言ってくれているし、
せっかくだから楽しもうと思っている。

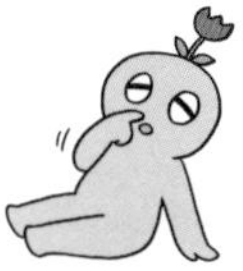

# ナガサレーヌの正体
# 強みと弱みの秘密

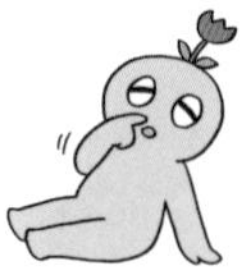

strong point

## ナガサレーヌの強みが出るとき

**新時代には最強！**
**人の意見に左右されないで、「自分の言葉」で話せる**

- 人が言えないこともズバッと言えるので、硬直した状況を打破できる。
- 「人は人、自分は自分」で確固たる意見をもっている。
- 誰に対してもフラットで友好的な態度なので、海外では活躍しやすい人材。

weak point

## ナガサレーヌの弱みが出るとき

**場にそぐわない言動で、**
**「空気を読まないよね」と嫌がられる**

- 話し合いが終わるときに「そもそも前提がおかしくない？」などとひっくり返してメンバーが困る。
- 人の気持ちや反応を考慮せず、自分の意見をはっきり伝えるので、苦々しく思われる。
- 「自分が先かよ」と驚かれることも。

strong point

# ナガサレーヌの強みが引き立つ作戦

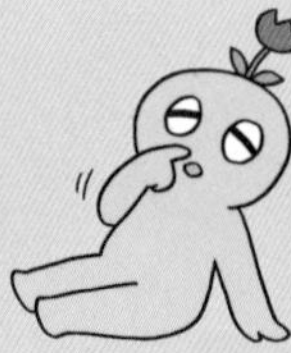

## ナガサレーヌの得意を応援しよう！

### 自由に発言できる場所を

人に流されない、よい特性をもっているのですが、人や環境によっては「自分勝手」と悪く思われることも。「発言が、彼（彼女）の人間性の本質とは異なることもある」と感じてもらえる環境がピッタリです。

### 発言を認めてあげよう

発言によっては、場を打開することもあります。発言した勇気を認めてくれる場があるとよいですね。

## ナガサレーヌの素敵なところを見つけよう！

### 確固とした「自分」をもっている

自分の中の答えを、しっかりもっています。

決して折れない。決して曲がることがない信念がある。「自分」をもっているのはすばらしい特性です。

### 状況を打破する力がある

まわりに合わせない発言や行動が、こう着した状況を打開するなどの能力が高いため、先の見えない現代に活躍する場面はいくつもあるでしょう。

マッチングしたときの爆発力は最強です。

weak point

# ナガサレーヌの弱みが消える作戦

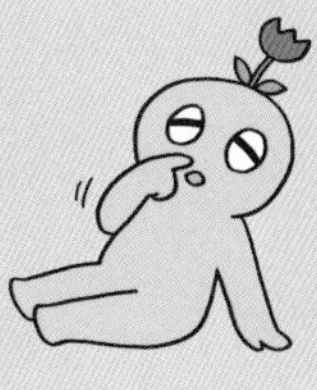

## ナガサレーヌの苦手をサポートしよう！

**あわてさせないで**

ADHDタイプの子は周囲の環境・感情に同調するため、じつは空気を読むのが得意。ただし、情報が多すぎて混乱したりあわてた結果、場にそぐわない言動になっていることがあります。

混乱させないよう、丁寧に伝えることが必要です。

**悪気のないことを認める**

ASDタイプの子は周囲の感情がわからない一方、「流されない」ので、その意見が的確なこともあります。悪気はないという前提でおおらかに捉えましょう。

## 困ったときにはどうすればいいの？

**Q　余計なひと言で、相手をムッとさせてしまいます。**

**A　相手の感情を読みとるために、「見る力」の訓練をしよう。**

相手の感情が読みとれないのは、「見て、表情を読みとる」脳がはたらきにくくなっているのかもしれません。

たとえば、ボール運動などは動くものを目で追うので、見る力を鍛えるのにおすすめです。

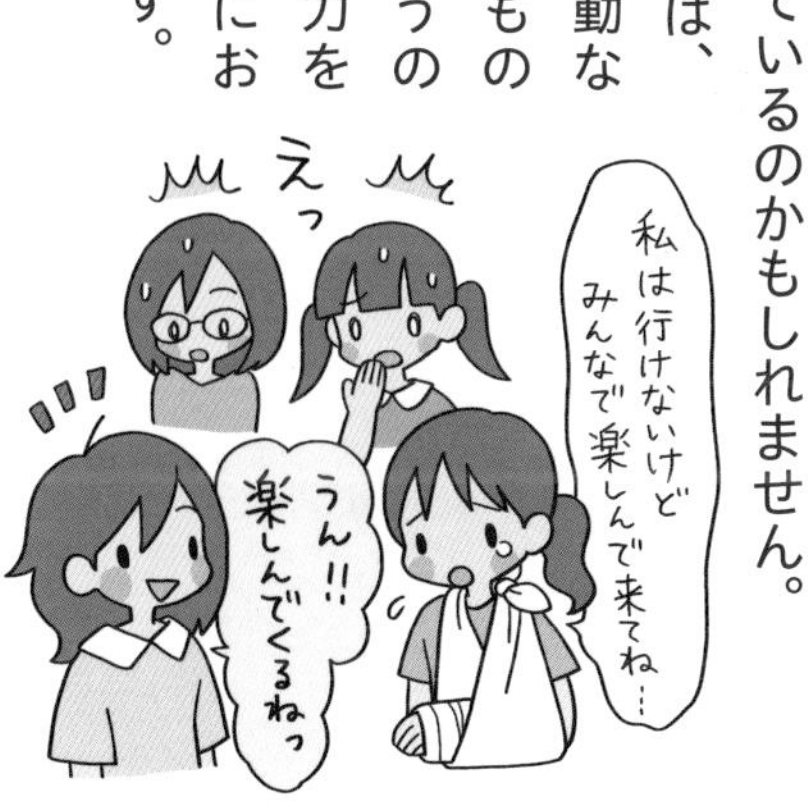
私は行けないけど みんなで楽しんで来てね…
えっ
うん!! 楽しんでくるねっ

すごい脳個性！ 13

# セイギカン

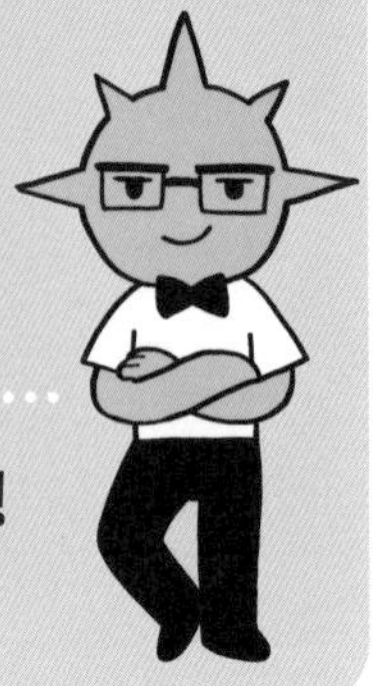

**正義感が強い。間違ったことがイヤ！**
**まっすぐな思いが素敵**

## 不正に対してイライラ。正しいことのほうが スッキリして安心する脳の状態。

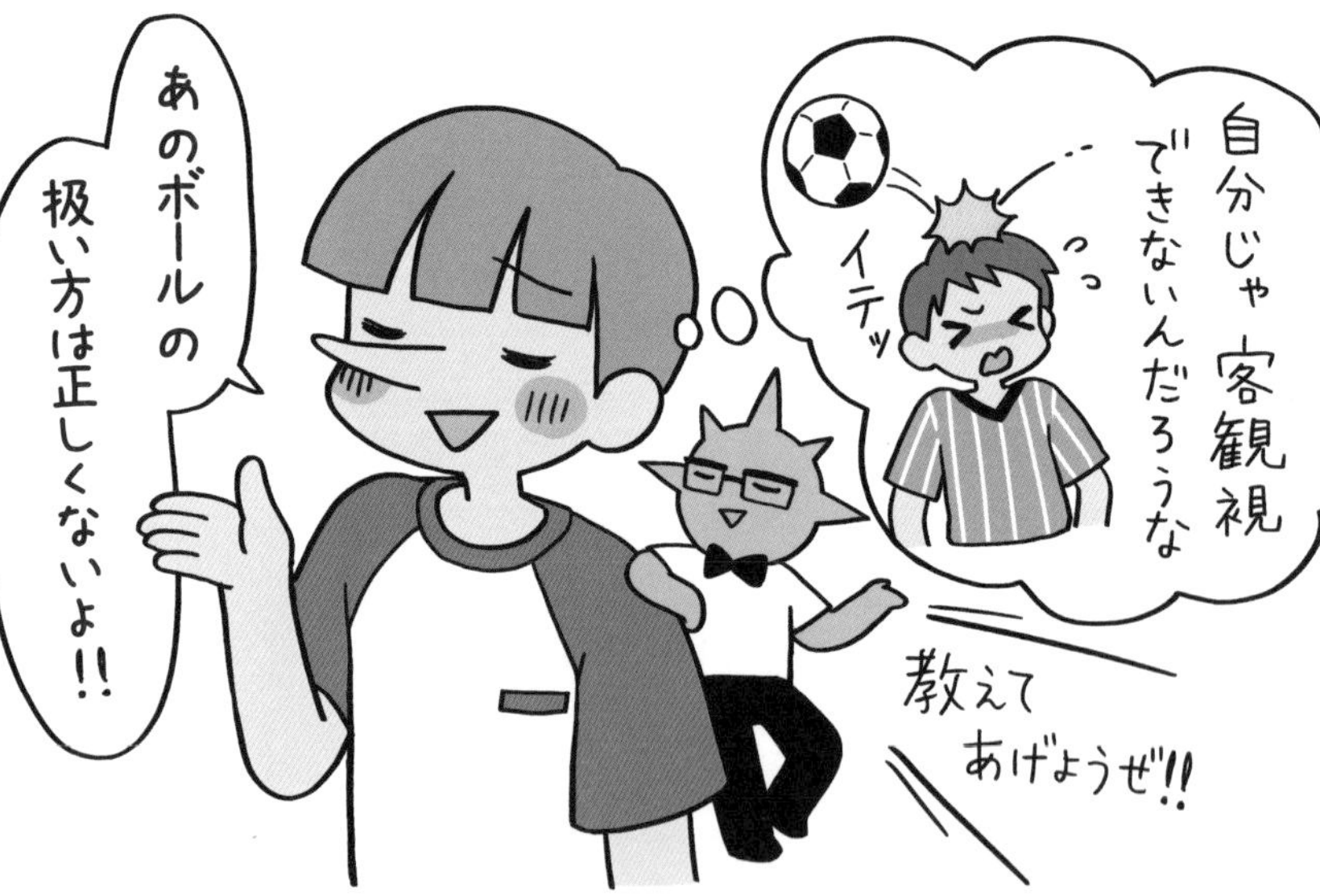
自分じゃ客観視できないんだろうな
イテッ
教えてあげようぜ!!
あのボールの扱い方は正しくないよ!!

「もっとよい方法を教えてあげるのが、本人のため」と、
いいことをしている気持ち。

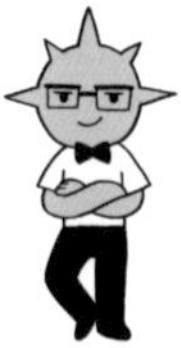

# セイギカンの正体 強みと弱みの秘密

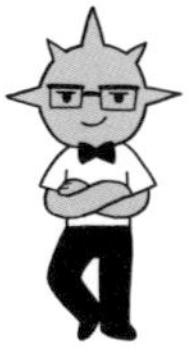

strong point

## セイギカンの強みが出るとき

**統計やエビデンスをもとに正しい情報を伝え、「頭がいい！」と思われる**

- 自分がもつ正しさや常識の感覚を信じられる。さらにそれを実行できる。
- 「他人のためにを教えてあげたい」やさしい気持ちもある。
- 統計やデータにとても強く、「賢い人」と思われる。

weak point

## セイギカンの弱みが出るとき

**本人は善意のつもりでも、「はっきり言いすぎだよ…」と相手を傷つける**

- 「もっとやせたほうが健康にいいよ」なんて、面と向かってはっきり伝えるから、傷つく人も。
- 善意のつもりだけど、「人の気持ちがわからないヤツ」と敬遠される。
- 理屈っぽかったり、むずかしい単語を使ったりしがちで、集団の中で浮くことも。

# セイギカンの強みが引き立つ作戦

strong point

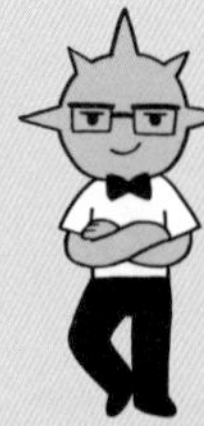

## セイギカンの得意を応援しよう！

**正論は許してあげよう**

自分の正しいと思ったことを、忖度《そんたく》なく話すことができます。彼にとっては「正論」ですが、直球すぎて耳の痛いことも。「ここのキツイ言い方は、じつはこう言いたいのかも」と差し引いて付き合ってもらえる環境がＧＯＯＤです。

**率直な発言を気にしない友だちを**

発言には悪気がないので、怒らずにズバッと理づめで正論を返すタイプの友だちとならうまくいきます。

## セイギカンの素敵なところを見つけよう！

**率直に伝えられる**

欧米などでは自分の正しさをぶつけあって議論が白熱しても、「議論は議論」と遺恨を残しません。忖度せずに真実に近づくことは、研究者や学者にとっては大切な資質です。

**統計・データに強い**

人の感情よりも、数字が大切なセイギカン。人の顔色を見分けるよりも、データや数字にとにかく強い！　データサイエンティストなどの職業に就いて才能を伸ばすと、本人も幸せかもしれません。

weak point

# セイギカンの弱みが消える作戦

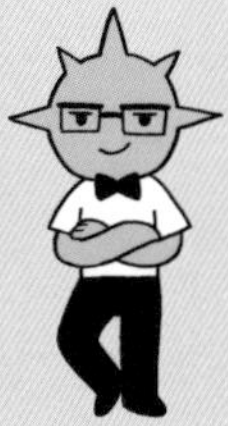

## セイギカンの苦手をサポートしよう！

**やさしい言葉を教えてあげて**

むずかしい熟語や専門用語を使うのが得意。実際、言語性ＩＱが高い子もいるので、小さいうちは大人のコミュニティのほうが理解を得やすいかもしれません。徐々にやさしい言い回しができるように教えてあげましょう。

**相手の気持ちを通訳してあげよう**

相手のためを思って発言するのですが、相手の気持ちを知る「感情系脳番地」が弱いことで、言葉のチョイスを間違えてしまうのです。大人が発言の意図に気づいてあいだに入り、翻訳してあげるといいでしょう。

## 困ったときにはどうすればいいの？

**Q　はっきり言いすぎて、相手を怒らせることがあります。**

**A　感動的な物語や名作も読んでみよう。**

悪気はないのです。でも、仲のよい友人を増やしたり、人間関係を構築したりするためには、相手の感情を知ることも重要です。むずかしい内容の本ばかりではなく、心を動かす物語や名作を読み、さまざまな感情にふれることをおすすめします。

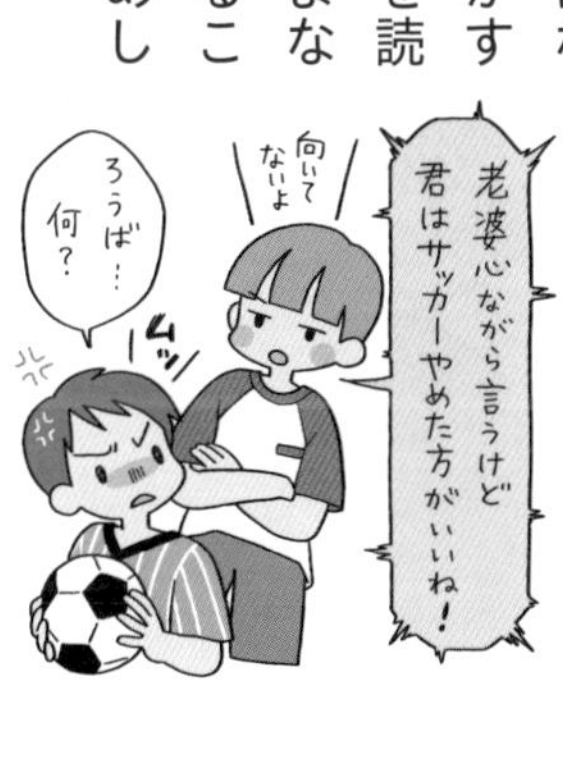
老婆心ながら言うけど
君はサッカーやめた方がいいね！
向いてないよ
ムッ
ろうば…
何？

# ジッコウマン

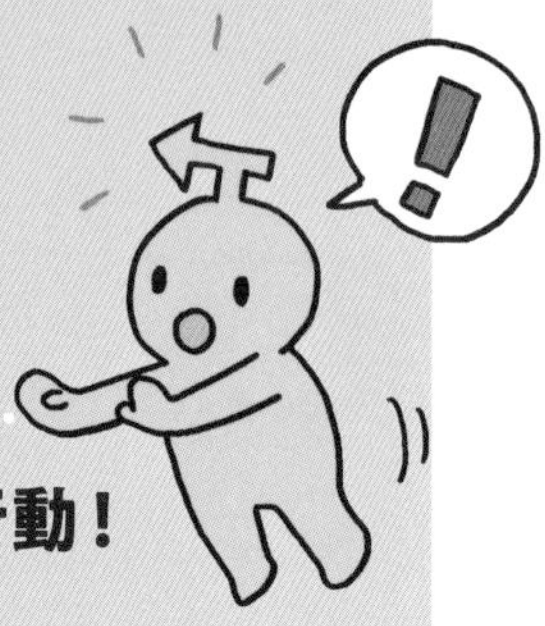

**実行力が高いから、思ったらすぐに行動！
自主性がしっかり成長していく**

## 興味があるものを見ると、そこだけをクローズアップして集中している脳の状態。

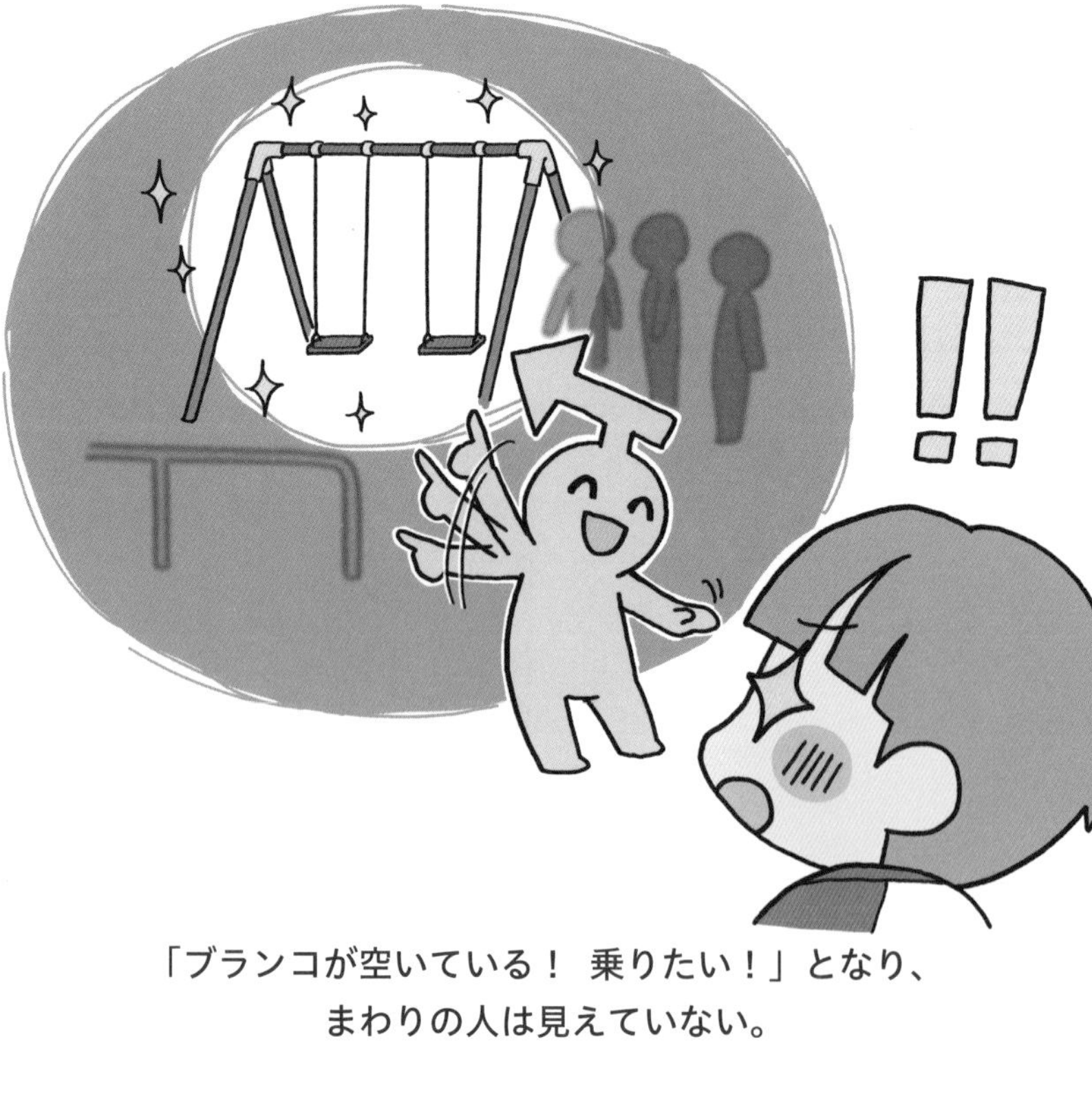

「ブランコが空いている！　乗りたい！」となり、
まわりの人は見えていない。

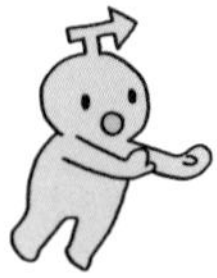

# ジッコウマンの正体
# 強みと弱みの秘密

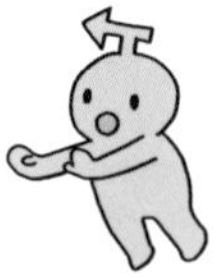

## strong point ジッコウマンの強みが出るとき

**失敗なんて、どこ吹く風。**
**トライエンドエラーを繰り返して、脳が成長**

- 「これをやりたい！」といったん決めると、すごい集中力でその目標に取り組む。
- 一度決めたら、すぐに実行。行動力が抜群に優れている。
- 運動系脳番地が発達するので、脳全体も成長しやすい。

## weak point ジッコウマンの弱みが出るとき

**「横入りしないで」「ちゃんと並んでほしい」と**
**まわりからブーイング**

- 一度決めたら、一刻も早く実行したいので、順番を守れないことも。
- 人が並んでいることに気づかず（視界に入らず）、横入りしてしまう。
- 実行力と好奇心が裏目に出てしまうことも。

strong point

# ジッコウマンの強みが引き立つ作戦

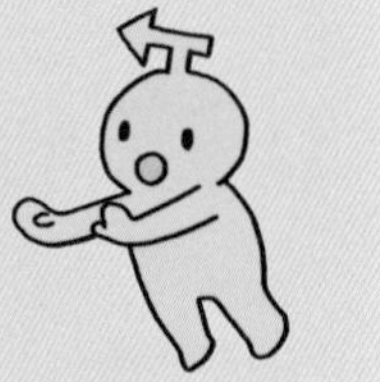

## ジッコウマンの得意を応援しよう！

**体験型の学習を提供して**

ジッコウマンタイプの子は、とにかく「さわってみたい！」「いじってみたい！」という体験して学ぶ姿勢が強いのです。ですから、アクティブラーニングを進めているような学校で、体験学習をさせてあげると個性が伸びるでしょう。

**手を動かすことをさせてあげる**

理屈だけではなく、体を動かして検証したい気持ちがあります。実験なども好きなので、ぜひやらせてあげましょう。

## ジッコウマンの素敵なところを見つけよう！

**とにかく行動力がすぐれている**

脳は運動系が育つと、全体に影響を与えます。つまり手や体を動かすほど、バランスよく脳が成長するのです。

**失敗をおそれず、チャレンジできる**

体験学習が得意なうえ、失敗してもくじけないので、トライアンドエラーができ、成長します。

今の時代は「失敗したくないからやりたくない」子どもも多いようですが、ジッコウマンのタイプの子はなんでも果敢に挑戦でき、誰よりも輝くことができます。

weak point

# ジッコウマンの弱みが消える作戦

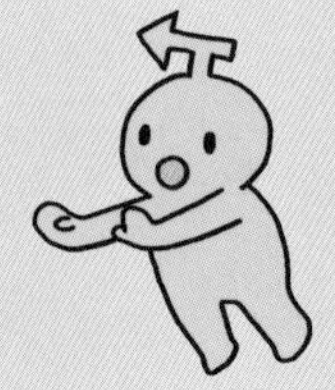

## ✕ ジッコウマンの苦手をサポートしよう！

**動けない場所は避ける**

ＡＤＨＤタイプの子はじっとしているのが苦手で、衝動的に動きたくなるという典型的な特徴があります。特に年齢の低いうちは、「順番を待つ」という概念自体をまだ理解できていないこともありますので、「待たなければならない場所」は極力避けましょう。

**無理をさせない**

「無理に順番を待つ」ことばかりがんばると、その先の体験よりも「待ったイヤな記憶」が残ってしまいます。「まだ順番を守れる脳になっていない」と理解しましょう。

## ✕ 困ったときにはどうすればいいの？

**Q　待つのが苦手で、つい横入りしてしまうときは？**

**A　時間を「見える化」して時間感覚を身につけさせよう。**

列にじっと並ばせる練習をするより、時間感覚をつけさせる練習をしてみてください。

このとき、「視覚化」したほうが理解しやすいことも。タイマーや時計を使って時間を「分量」で示しましょう。

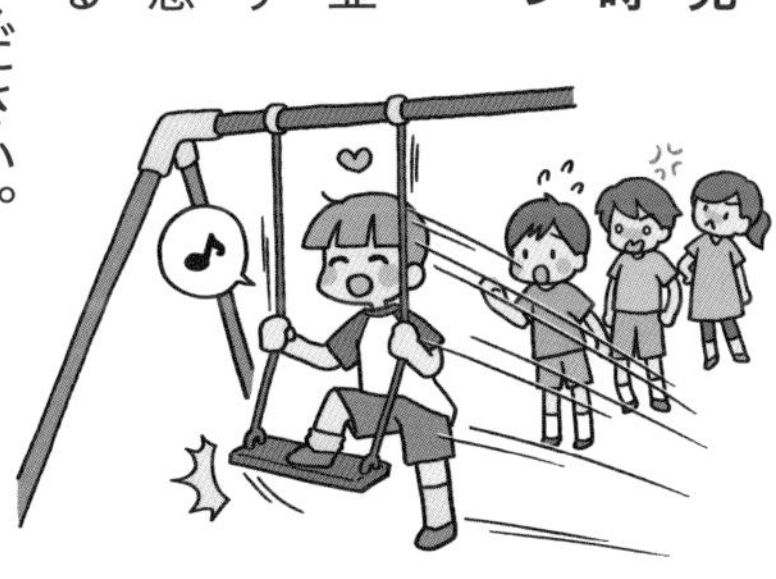

すごい脳個性！ 15

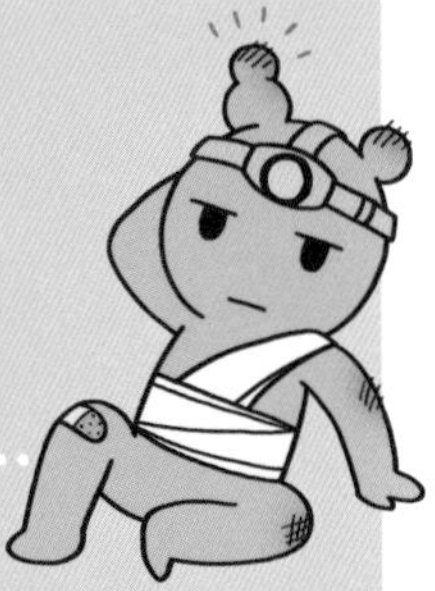

# チョトツモーシン

猪突猛進《ちょとつもうしん》でまっすぐな気質。
迷うことなく一直線に進むことができる！

**「面白そう！」と思ったときに、
その対象にフォーカスして
周囲を見なくなる脳の使い方。**

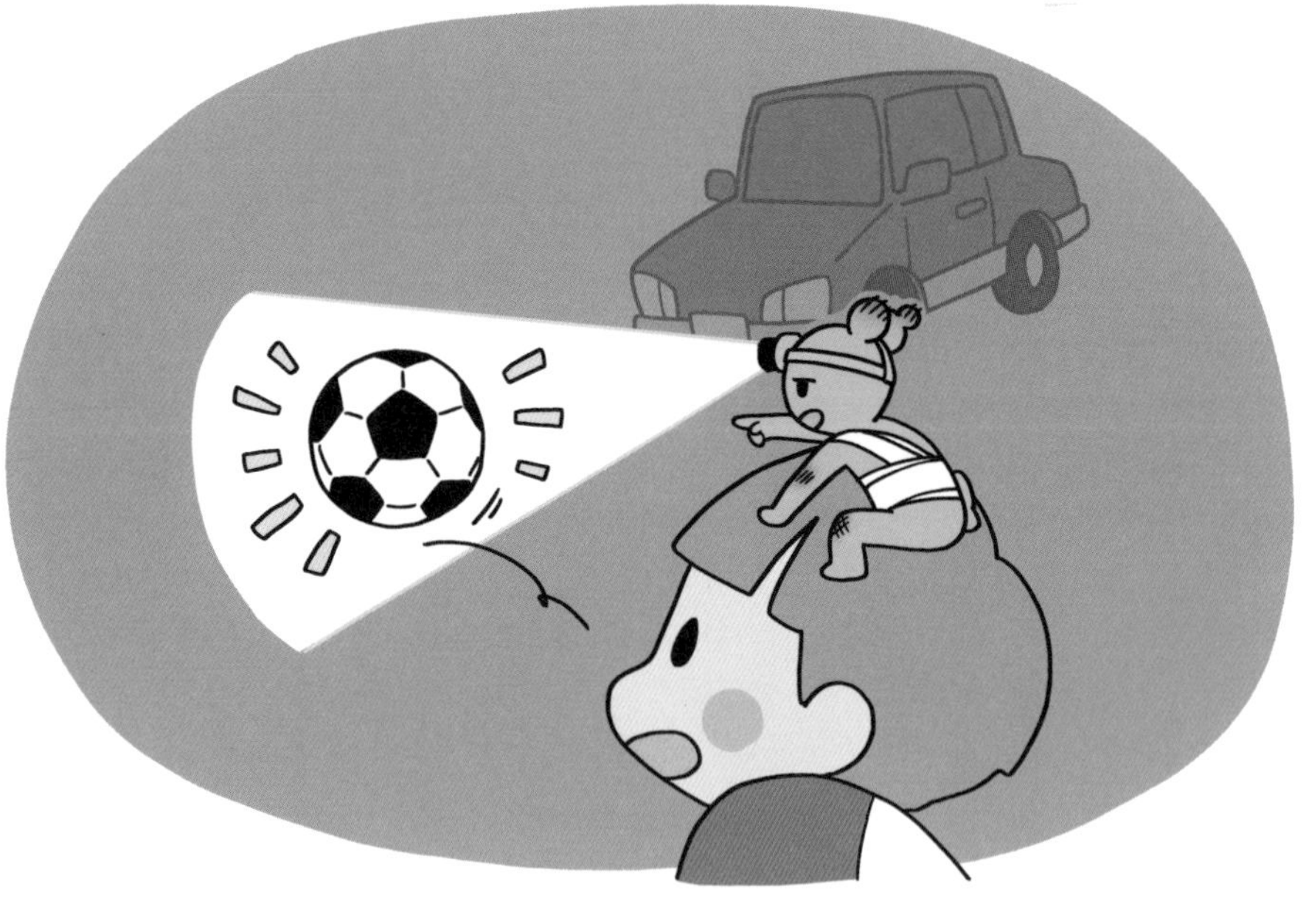

「サッカーボール」に猪突猛進で
向かいたい気持ちがある。

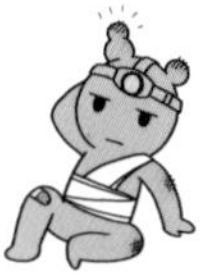

# チョトツモーシンの正体 強みと弱みの秘密

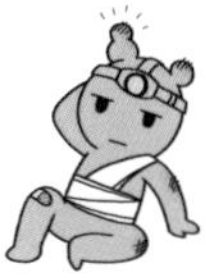

## strong point チョトツモーシンの強みが出るとき

**決めたことに一直線！ リスクをおそれず、**
**目標へ向かって果敢に行動できる**

- 一度「こうだ」と決めたら、まっすぐな気持ちで取り組む。
- あれこれ悩まず、リスクをおそれずに行動ができる。
- １つのことにターゲットを絞り込めるので、目標が達成できる。

## weak point チョトツモーシンの弱みが出るとき

**集中しすぎてまわりが見えなくなり、**
**あちこちぶつかってしまう**

- まっすぐすぎて、まわりが見えないから、歩いているときに人や壁、柱にぶつかりがち。
- 目線の先にないものに意識がいかないので、よくものを踏んづけてしまう。
- 自転車や車の事故などには気をつけたい。

strong point

# チョトツモーシンの強みが引き立つ作戦

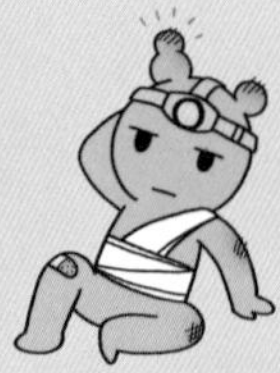

## チョトツモーシンの得意を応援しよう！

**集中できる場所を与えて**

一度「こうだ！」と決めたら、目標に向かってひたすらGO！　疲れも知らず、走ることができるのがこのタイプです。このタイプの子が集中できる場所を提供してあげましょう。

**決心を認めてあげる**

一度決めたことを、なんとしてでもやり遂げたいので、できるだけ実現できるようにサポートしてあげましょう。驚くべき成果をあげる能力があります。

## チョトツモーシンの素敵なところを見つけよう！

**誰より早く率先して動ける**

「リスクを考えていたら、動き出せない！」とばかりに、すばやく行動して一直線。やるべきことを決めたら、もう体が動いてしまいます。目標を1つに絞りきれるので、目的達成力も高いといえます。

**人を助ける仕事も向いている**

多くの人が判断に戸惑う中で、体が動くということは、消防士やレスキューなど、瞬時の判断と勇気が問われる仕事などが向いているかもしれません。

weak point

# チョトツモーシンの弱みが消える作戦

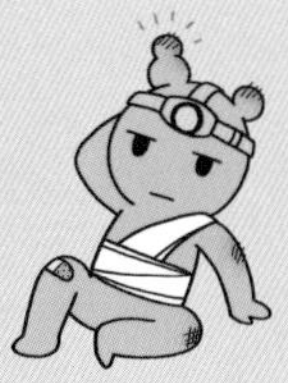

## チョトツモーシンの苦手をサポートしよう！

**特に車の多い道路は気をつける**

興味のあるものを見つけると、まっすぐに意識が集中します。それは悪くないのですが、まわりが見えなくなって、人や柱、壁などにぶつかることも。車の多い道路では危険なので、スマホの画面に集中させないように気をつけてあげましょう。

**床に危険なものを置かない**

注意力が限定しやすいため、視線の先にないものには、なかなか意識がいきません。床にあるものを踏んで「いてっ」となることもあるので、床にもの（特にハサミなど）を置かないようにしましょう。

## 困ったときにはどうすればいいの？

**Q 車にひかれそうなことがあり、ハラハラします。**

**A 過集中にならないよう、ときどき気分転換を。**

課題や悩みごとを抱えているときは、上の空になりがち。話を聞いて1つずつ解決することも大事です。過集中になっていると感じたら、別の場所に行くなどして、疲れた脳をリフレッシュしてあげましょう。

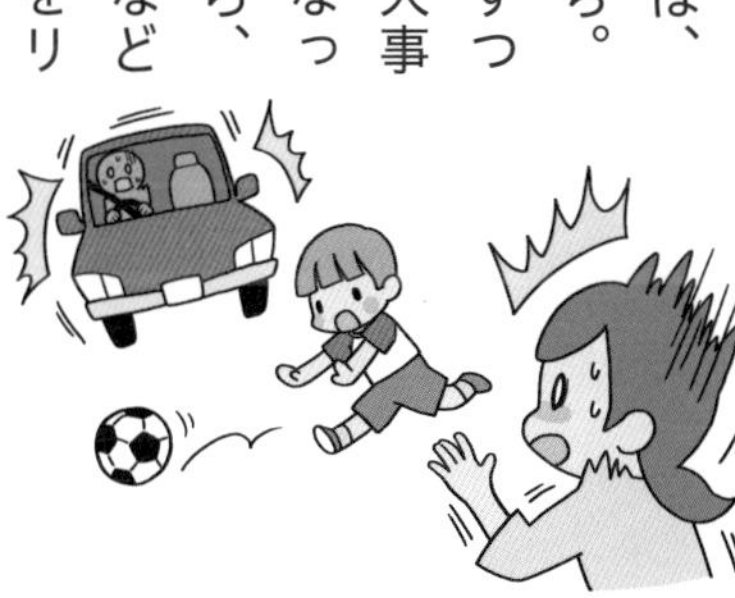

すごい脳個性！ 16

# シンチョー

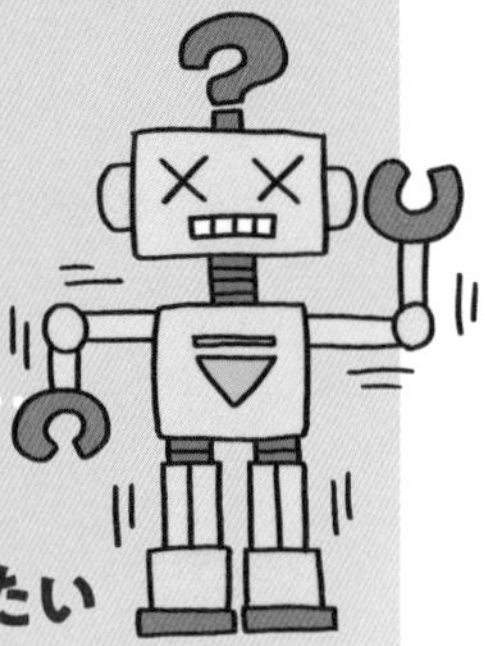

**動く前に、しっかり考える派。**
**失敗しないように、ゆっくり慎重に進めたい**

## 「どうすれば失敗しないんだろう…」と いつも頭が一生懸命に処理している。

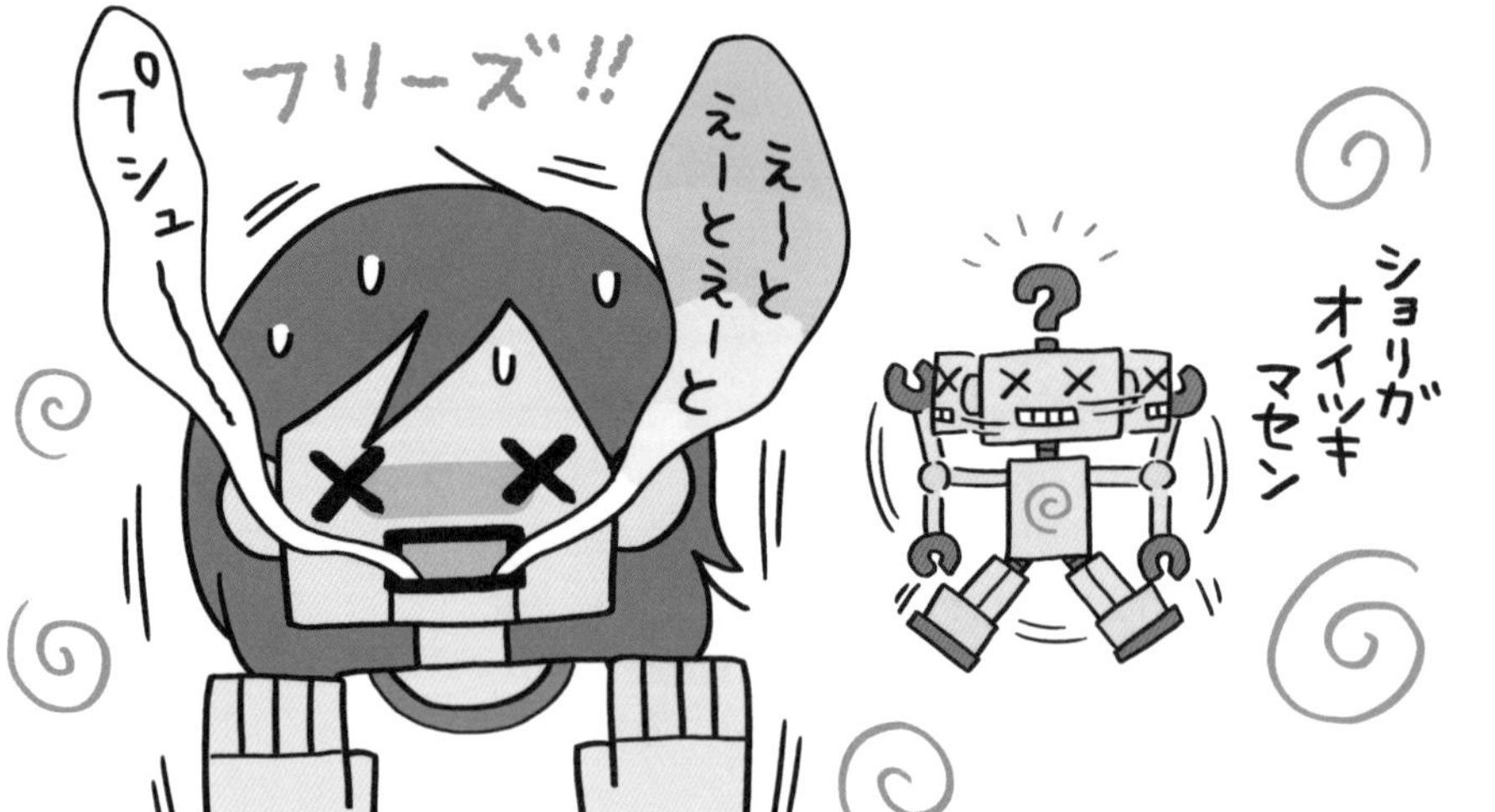


うまく処理しきれずに、体が固まってしまうことも。

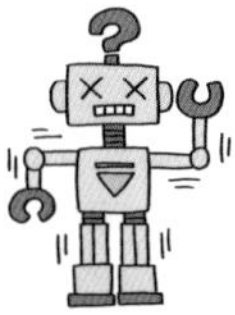

# シンチョーの正体
# 強みと弱みの秘密

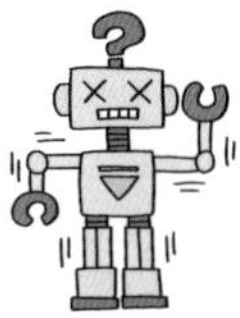

## strong point シンチョーの強みが出るとき

**目の前のことに一生懸命に取り組む、
けなげで慎重な子と思われる**

- 失敗回避を心がけたい慎重派。前に出すぎない、けなげな性格。
- 目で見ているときは見ているものに集中できる。
- ブランコや水泳など、得意な運動もある。

## weak point シンチョーの弱みが出るとき

**ボールが取れない、 ダンスが踊れないなど、
動きがギクシャクしがち**

- タイミングをうまく計れず、球技やなわとびができないことも。
- リズムに乗って踊る、ドラムや木琴を叩くなどが苦手な場合も。
- 目の動きと手の動きが連動できない。

strong point

# シンチョーの強みが引き立つ作戦

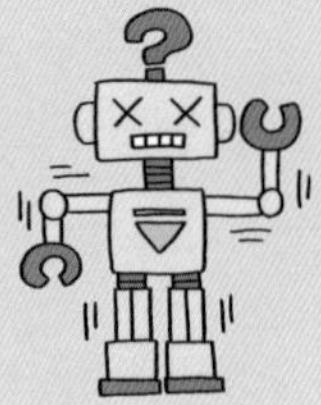

## シンチョーの得意を応援しよう！

**1つのことに集中してもOKな場所を作ってあげて**

シンチョーの子は、1つのことに集中したいタイプ。目と手、目と体など、何かと何かを連動させることが得意ではありません。好きなことに集中でき、マイペースに動ける環境がおすすめです。

**好きな運動をさせてあげよう**

みんなの前でボールがとれなかったり、ダンスがぎこちなかったり…苦手なことを無理にさせるより、好きな運動を思いきりさせてあげましょう。

## シンチョーの素敵なところを見つけよう！

**目の前のことに一生懸命**

ボールがうまくキャッチできないのは、目の前のボールを一生懸命見ていて、ボールを取る動作と連動していないから。1つのことに一生懸命だからこそといえます。

**慎重だからこそ危険回避**

うまくできないことに手を出さないのは、慎重ゆえのこと。よくわからないままに手を出してケガをしたり、失敗したりしないための危機回避能力がすぐれているのです。

weak point

# シンチョーの弱みが消える作戦

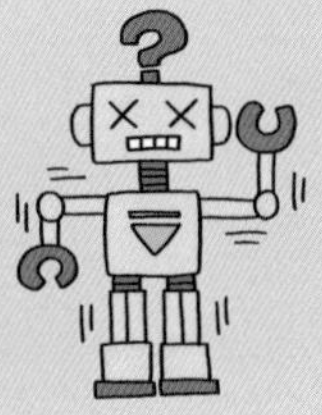

## シンチョーの苦手をサポートしよう！

**苦手な運動は無理にさせないで**

シンチョーに気に入られている子は、「発達《はったつ》性《せい》協調《きょうちょう》運動《うんどう》障害《しょうがい》」の可能性が高いでしょう。体の動きと目の動きをスムーズに合わせることがむずかしいので、球技やなわとびなど、苦手な運動があります。

**得意なことで、運動を好きにさせたい**

すべての運動が苦手なわけではありません。ブランコはこげないけど、走るのは速いとか、泳ぐのが得意な子もいます。苦手な種類の運動を強要して、運動全般を嫌いにさせないようにしましょう。

## 困ったときにはどうすればいいの？

**Q　ボールをうまくキャッチできず、球技ができません。**

**A　できることを楽しませましょう。**

球技でなくても構いません。まずはできる運動を毎日楽しませ、運動習慣を継続させましょう。苦手だからと運動を避けると、大人になったときに体の不器用さが目立って、自発性が低くなったり、生活に支障が出ることがあります。

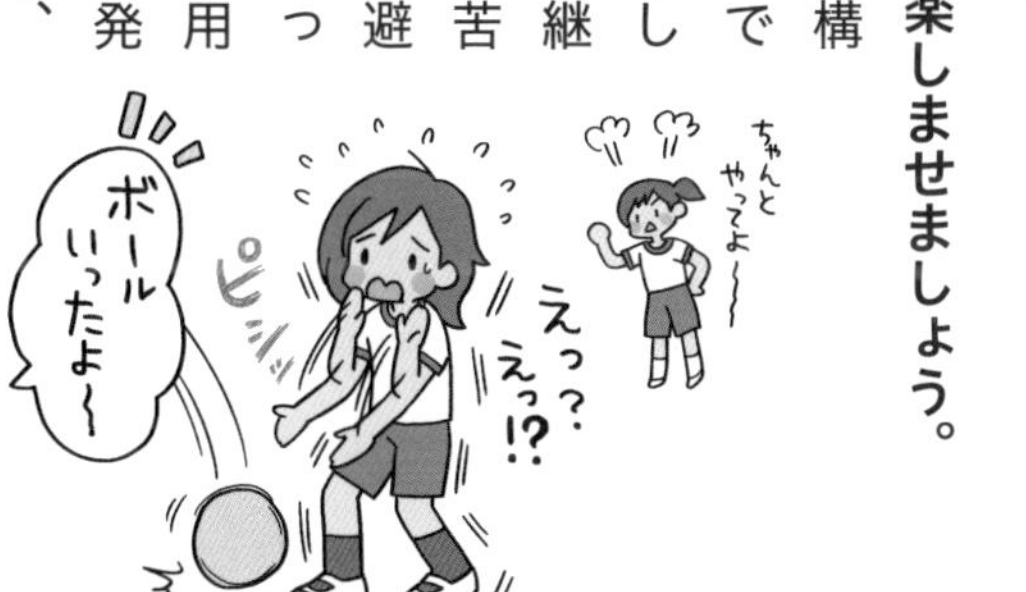
ボール いったよ～
ピシッ
えっ？ えっ!?
ちゃんとやってよ～

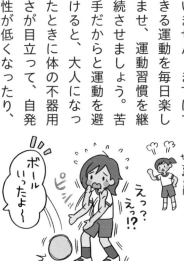

すごい脳個性！ 17

# キョーミシンシン

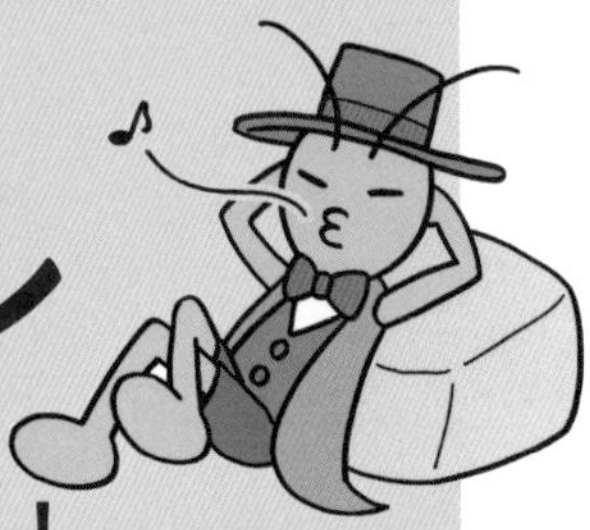

**まわりのものに興味がわきすぎる！**
**何を見ても新鮮に感じられる**

**あちこちに興味関心が引かれるので、**
**見るべき対象が１つに絞れない脳の状態。**

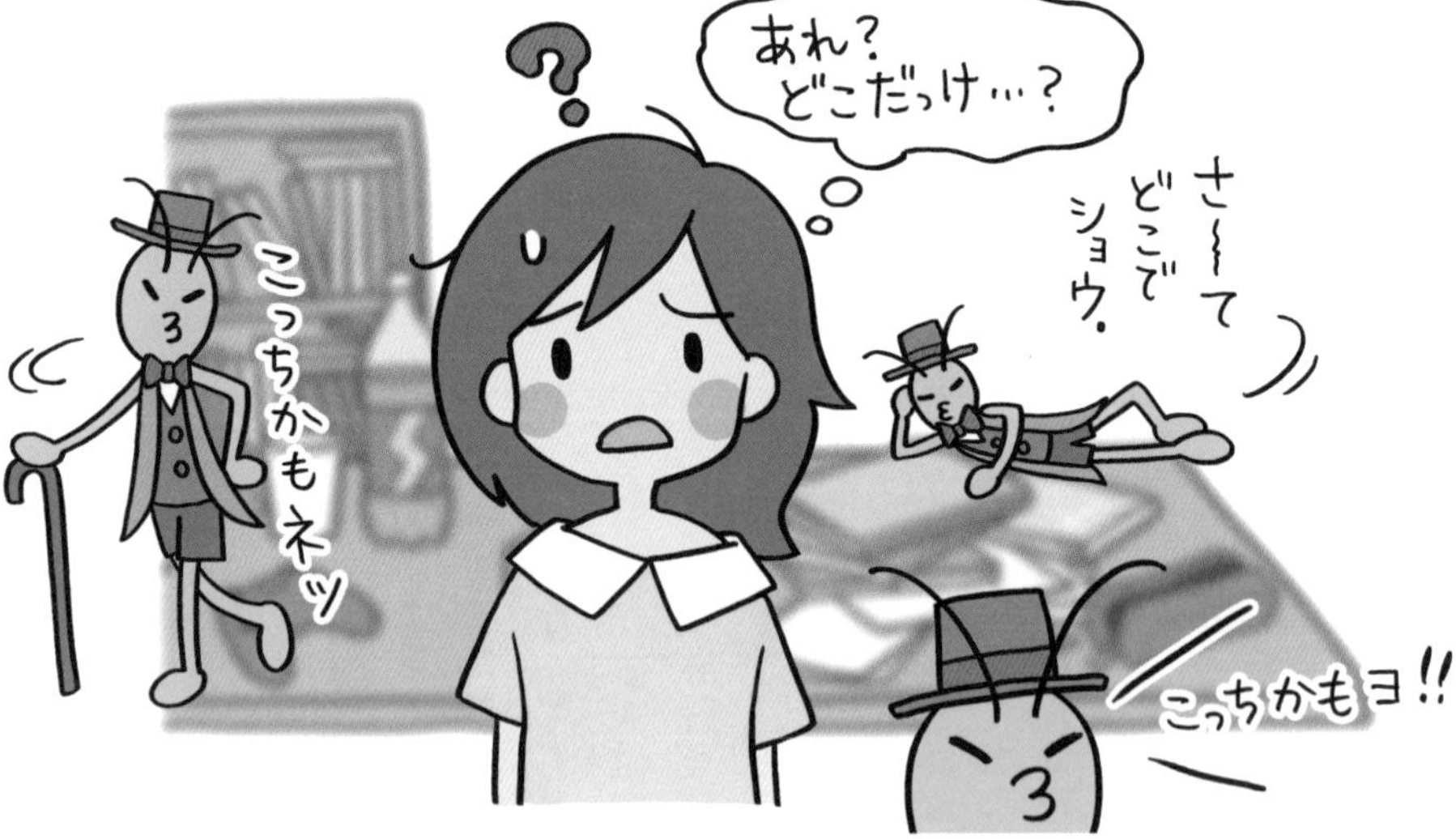

あれ？ どこだっけ…？
さ〜て どこで ショウ。
こっちかもネッ
こっちかもヨ!!


さがしている最中に別のものに興味が移り、
結局見つからず、
「あれ？　何さがしてるんだっけ？」となっている。

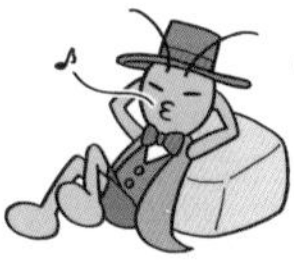

# キョーミシンシンの正体 強みと弱みの秘密

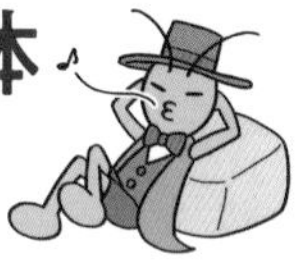

strong point

## キョーミシンシンの強みが出るとき

**いろいろな物事に興味がもてる、知識欲・好奇心が旺盛な子**

- 目の前のことに夢中になれる。しかも、1つだけでなく、たくさんのことに興味や関心がもてるから、知識も増える。
- 関心の切り替えも早い。引きずらない。
- 視覚記憶がすぐれている場合は、旅行で訪れた場所などを憶えており、「どこに何があったか」を容易に思い出せる。

weak point

## キョーミシンシンの弱みが出るとき

**「また散らかして！」「すぐなくすんだから」と怒られてしまう**

- 興味が次々にわいてくるから、たくさんのものを出してしまう。
- 興味が次に移ったときに、ものがどこに行ったかわからなくなった結果、なくしてしまう。さがせない。

strong point

# キョーミシンシンの強みが引き立つ作戦

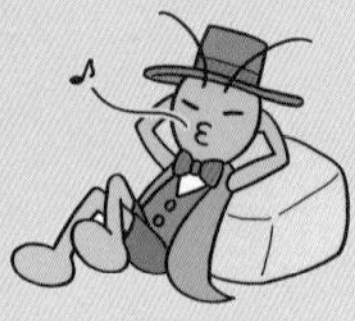

## キョーミシンシンの得意を応援しよう！

**わかりやすい部屋作りをしよう**

片づいていない部屋にいると、「どこに何があるの？」と、ますます混乱してしまいます。

タンスに「くつ下」「シャツ」「パンツ」などと書いたシールや、それぞれのイラストが描かれたシールを貼るなど、どこに何があるか、目で見てはっきりとわかる環境を整えてあげましょう。

**たまには自由にできる機会を**

どこもかしこも「ルール」で縛ると、窮屈です。たまには自分の好きなものを思いきり広げられる機会と場所を提供してあげてください。

## キョーミシンシンの素敵なところを見つけよう！

**全体を俯瞰《ふかん》して見られる**

目についたものに「興味」がもてるのは、好奇心が旺盛な証拠です。

あれもこれもと関心が移りがちなのは、視野が広く、全体を見られるというよさがあるのです。

**たくさんの選択肢を見つけられる**

いろいろなことについて「こんなものがある！」「あれはなんだろう？」と気がつくため、人よりもたくさんの選択肢を見つけられます。選べることはすばらしいことですね。

weak point

# キョーミシンシンの弱みが消える作戦

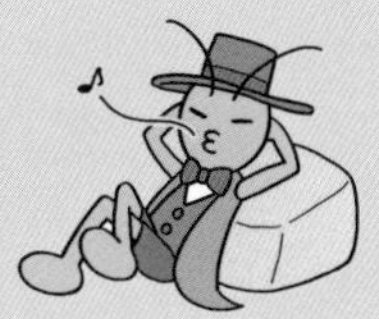

## キョーミシンシンの苦手をサポートしよう！

**「片づけて」だけでは無理。一緒にやる**

ＡＤＨＤタイプの子は興味のあるものに精いっぱい力を注ぐので、興味がないことには動き出すことができません。

片づけは集中力と記憶力の両方が必要なため、とてもむずかしいので、大人が手助けしましょう。

**時間と場所を限定する**

片づけることに意識を集中させるためには、「今から10分間、机の上だけを片づける」というように、時間と場所を限定して片づけさせるのがよい方法です。

## 困ったときにはどうすればいいの？

**Q** 整理整頓が、まったくできないようです。

**A** **「ものの居場所」を決め、一緒に片づけてあげましょう。**

「床に落ちている本を、本棚に入れる」「プリント類はすべて、青のファイルに入れる」など、ものを置く場所を限定して、具体的な行動を1つずつ示してあげると、イメージがしやすくなります。

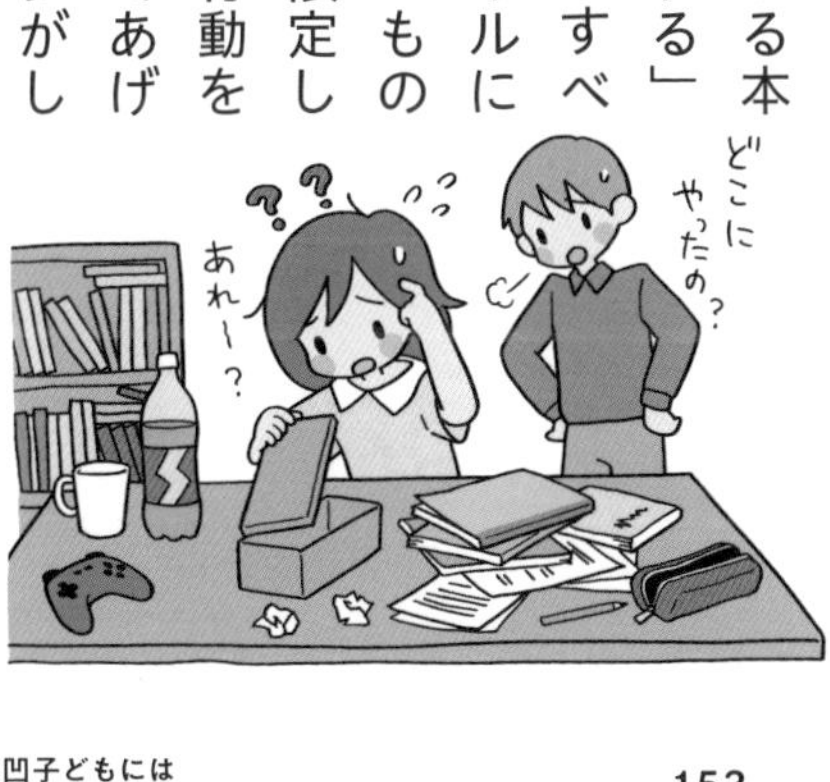

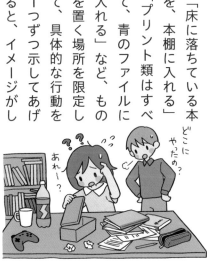

すごい脳個性！ 18

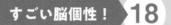

# コモノコレクター

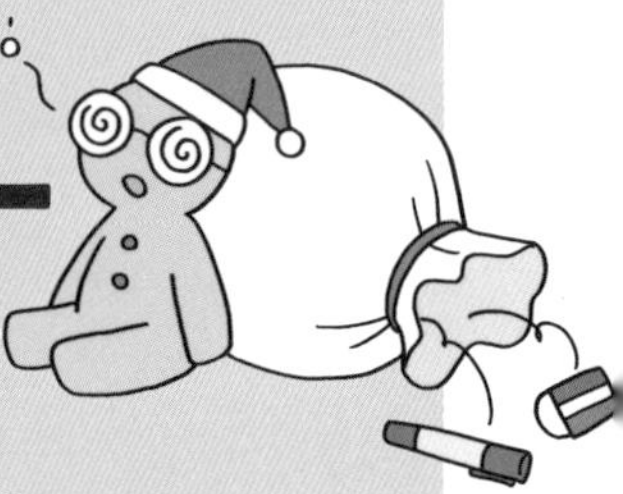

**ものを大切にしたい！**
**愛着があるから、手元にもっておきたい！**

**「目の前に、実際のものがある」と**
**脳の調子がよくなって安心する。**

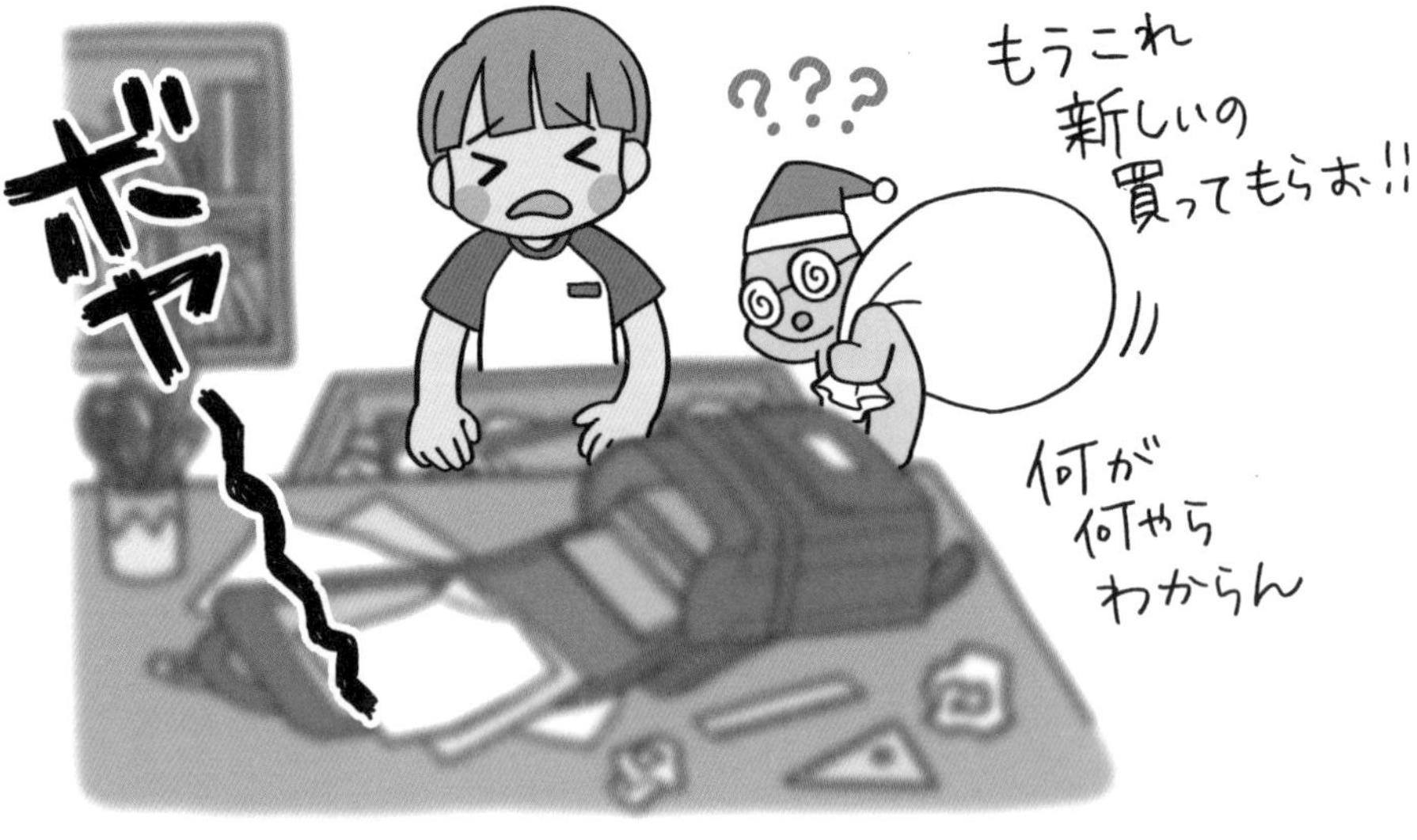
ボヤ〜
???
もうこれ新しいの買ってもらお!!
何が何やらわからん

「ものをたくさんもっていたい」から、
机の上も中も小物でいっぱい。

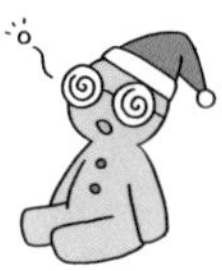

# コモノコレクターの正体 強みと弱みの秘密

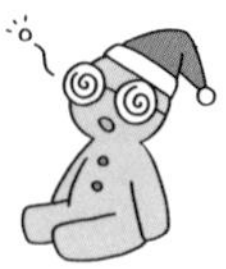

strong point

## コモノコレクターの強みが出るとき

**「捨てたら、かわいそう」と、**
**ものへの愛情が深く、やさしい気持ちが素敵**

- ものを捨てたくないのは、「捨てたらかわいそう」という、やさしさゆえ。
- 「この消しゴムは、小さくてもまだ使える」「このＴシャツは、穴が空いていてもまだ着られる」というエコロジー精神がある。
- 草花への愛情が強い場合もあり、時には花の気持ちがわかる子もいる。

weak point

## コモノコレクターの弱みが出るとき

**「ガラクタばかり溜め込んで」と、**
**ものであふれた部屋にうんざりされる**

- ものが多いのに整理整頓ができず、さがしているものが見つからない。
- 自分ではうまく片づけられないので、大人が一苦労。
- 結局さがし出せず、同じものを買ってもらうことも。

strong point

# コモノコレクターの強みが引き立つ作戦

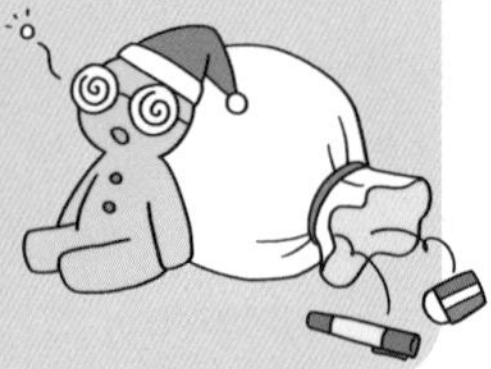

## コモノコレクターの得意を応援しよう！

**「ものがあると安心」という気持ちを理解して**

目の前に見えていないと、ものの存在を忘れてしまうことがしばしばあります。そのため、自分が見たいものに囲まれている状態がとても安心する傾向があります。「ゴミ」「ガラクタ」とかんたんに決めつけず、できるだけ気持ちを尊重しましょう。

**たくさんのものを整理・収納できる場所を作ろう**

時々一緒に整理することは必要ですが、好きなものを飾ったり、しまったりできる場所を用意してあげましょう。

## コモノコレクターの素敵なところを見つけよう！

**ものへの愛情が強い**

気がつくと、ものであふれていて、「こんなものいるの？」と思うものまで溜め込んでいる…と思うかもしれません。でも、彼らは容易に感情移入ができるため、ものだけでなく、草花への愛情も強いのです。

**責任感が強い**

感受性も強いため、「捨てたらかわいそう」と思うやさしさもあります。他人から見たらただの「ガラクタ」でも、「捨てないでいてあげよう」という責任感があるのです。

weak point

# コモノコレクターの弱みが消える作戦

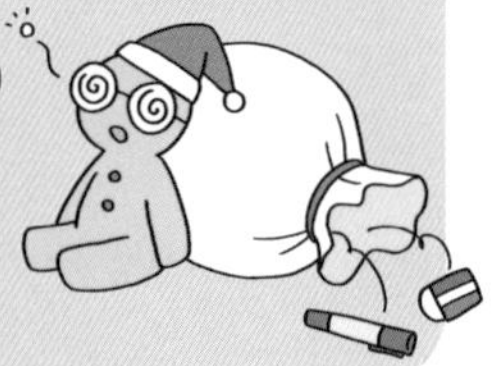

## コモノコレクターの苦手をサポートしよう！

**「こんなものいらないでしょ」と決めつけないで**

記憶力が未発達なＡＤＨＤタイプの子にとって、ものを捨てるのには不安があります。目の前にものがなければ忘れてしまうからです。捨てずに置いておけば、安心するのです。

**置き場を決めよう**

記憶を保持するためにとっておきたい面もあるのだと、まずは理解してあげましょう。そのうえで、使わなさそうなもの、大事なものを入れる場所のルールを決めて、グチャグチャにならない工夫をしましょう。

## 困ったときにはどうすればいいの？

**Q　ランドセルの中がグチャグチャで、ものをさがせません。**

**A　整理整頓のルーティーン化が重要。**

「学校から帰ったら、筆箱の中を整える」といったルーティーンにして生活に組み込むことが大切です。どの場面でどこを整理すると決めて毎日続ければ、自然とできるようになっていくはずです。

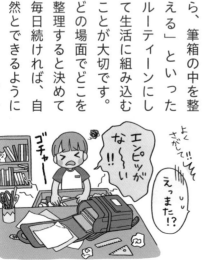

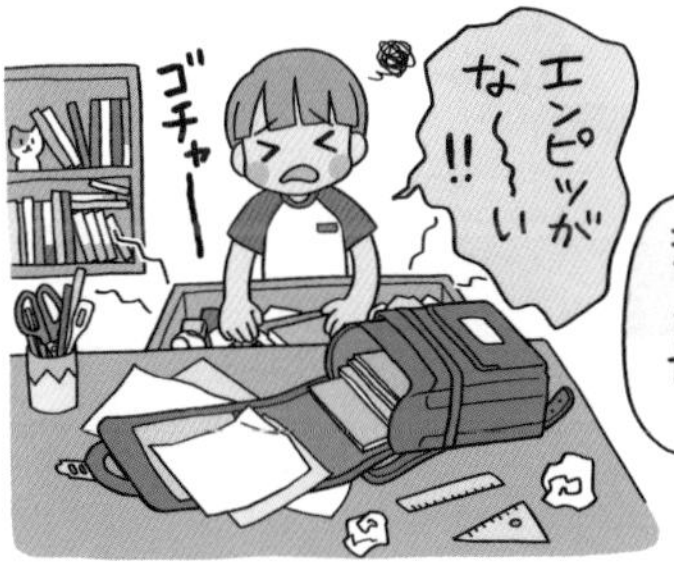
ゴチャー
エンピツがな～～い!!
よくさがして!!
えっまた!?

すごい脳個性！ 19

# ナットクン

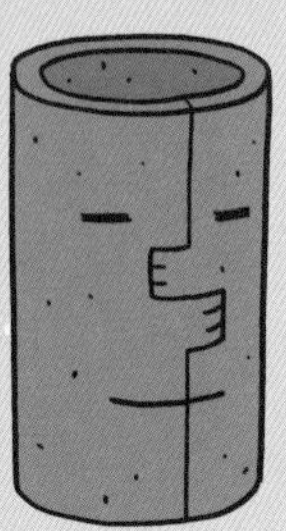

**自分の脳に正直で忠実。**
**誰よりも自分の脳のことを知っている**

**「目の前の関心に100%集中したい！」**

**という脳の状態。**

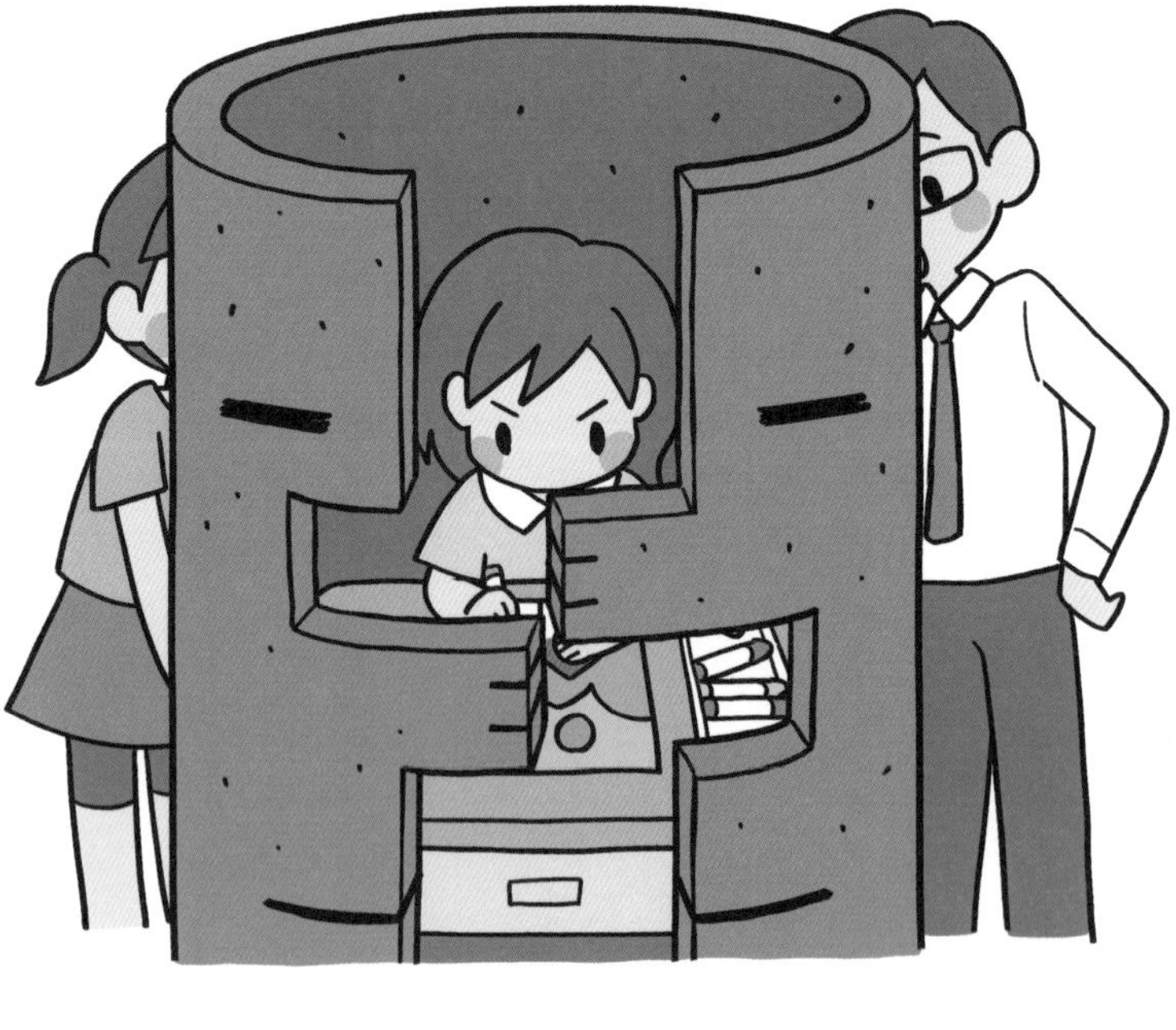

あまりに夢中だから、話しかけられても気づかない。

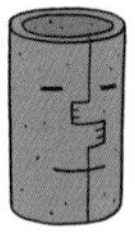

# ナットクンの正体 強みと弱みの秘密

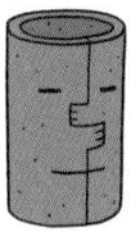

Strong point

## ナットクンの強みが出るとき

**大好きなことに全精力を傾けられる、
天才的な集中力の持ち主**

- 納得いくまでやりたい、クオリティを高めたいという信念がある。
- 時間も忘れて没頭できてしまうので、ものを作らせると、完成度が高い。
- 疲れも空腹も感じることなく、長時間高いレベルの集中が続けられる。

weak point

## ナットクンの弱みが出るとき

**「いくら話しかけても無視される」と、
ムッとされることも**

- いったん集中ゾーンに入ると終わるまでは集中が解けないので、次の行動に移れない。
- みんなに合わせられず、集団行動ができない。
- 悲しい、つらい気持ちに集中してひきずってしまうことも。

Strong point

# ナットクンの強みが引き立つ作戦

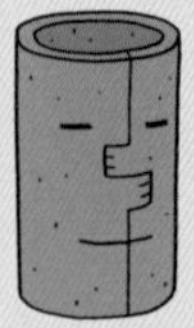

## ナットクンの得意を応援しよう！

**「自分だけの世界」を大切に**

「自分の世界」に入ると、まわりが見えなくなるほどの深い集中力を発揮します。

集団行動を守らせる環境よりも、1人ひとりの「やりたい！」を許してくれる環境がベストです。

**静かに自分の思考に集中させてあげる**

一度ハマったら、黙々と作業をしていたいのです。

スイッチが入るとまわりが気にならないとはいえ、できるだけ静かな環境でじっくり集中させてあげられるほうがよいですね。

## ナットクンの素敵なところを見つけよう！

**自分の欲求を客観視できる**

このタイプの子は、「自分が何をしたいのか」について、よく理解しています。つまり、自分のやりたいことや目標が明確。まわりに左右されない強さがあります。

**「やりたい」に対する集中力と気持ちの強さ**

一度決めた「自分のやりたい！」を突き通す集中力と気持ちの強さがあります。やり抜く力は抜きん出ており、目標達成できる高い能力があります。

その集中力と持続力は、学者や研究者にピッタリの資質と言えるでしょう。

weak point

# ナットクンの弱みが消える作戦

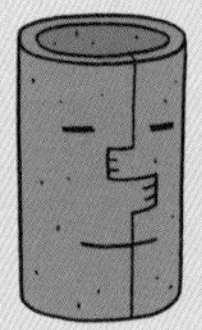

## ナットクンの苦手をサポートしよう！

**ルールで縛りすぎないことが大事**

好きなことに熱中しているときは、無理にやめさせるよりも、なるべく続けられるようにサポートしてあげてほしいと思います。学校などの集団生活では時間を区切る面もあるでしょうが、自宅など自由がきくところでは、集中したいときに本人の脳が満足するまで集中させてあげましょう。

**しっかり休息をとらせて**

過集中状態のときは子ども自身が疲れに気づかないものの、実際には体も脳も疲労が溜まっています。意識して休憩を入れてあげましょう。

## 困ったときにはどうすればいいの？

**Q　集団の場合、うまく行動できないことがあります。**

**A　「何時まで」と最初に決めておき、切り替える練習を。**

「何時になったら、次はこれをしようね」とあらかじめ見通しを立てさせましょう。実際に時間を区切って、次の行動に移る経験を積むことで、だんだん切り替えができるようになります。

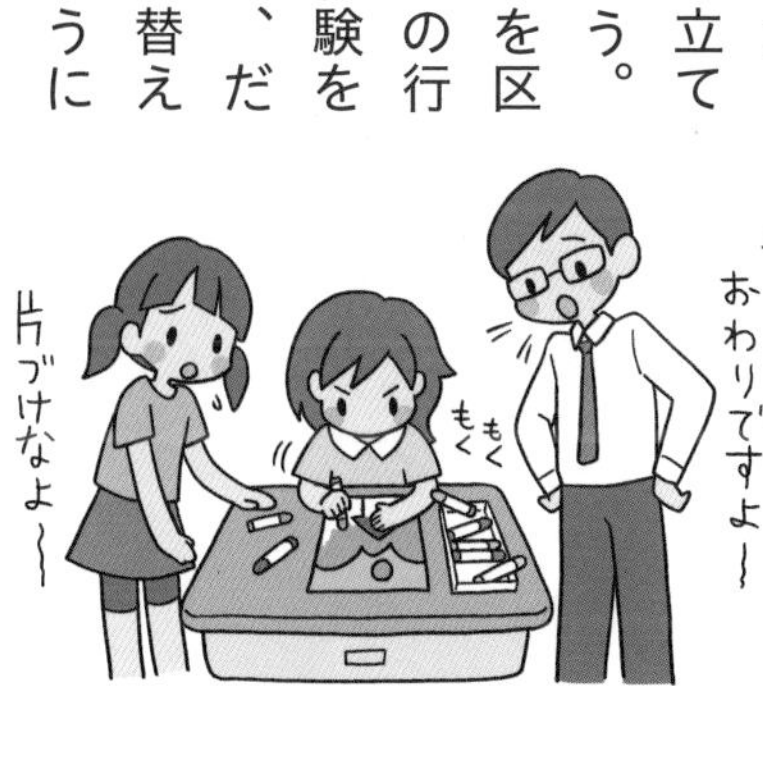

すごい脳個性！ 20

# シンクロチャン

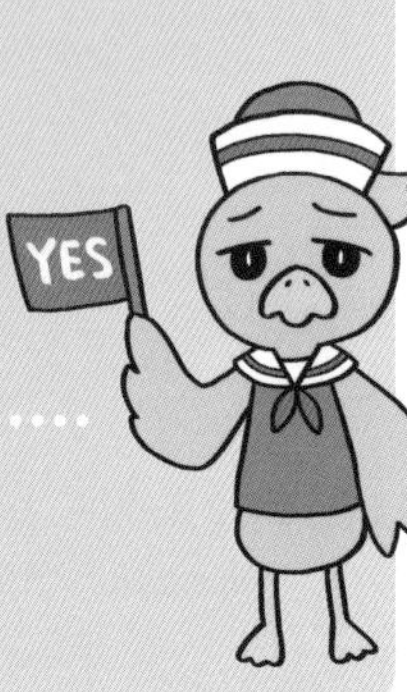
YES

## 人の気持ちが
## 誰よりもわかり、やさしくできる

**「どうしよう、でも困っているみたいだし…」という他人の気持ちに影響されている脳の状態。**

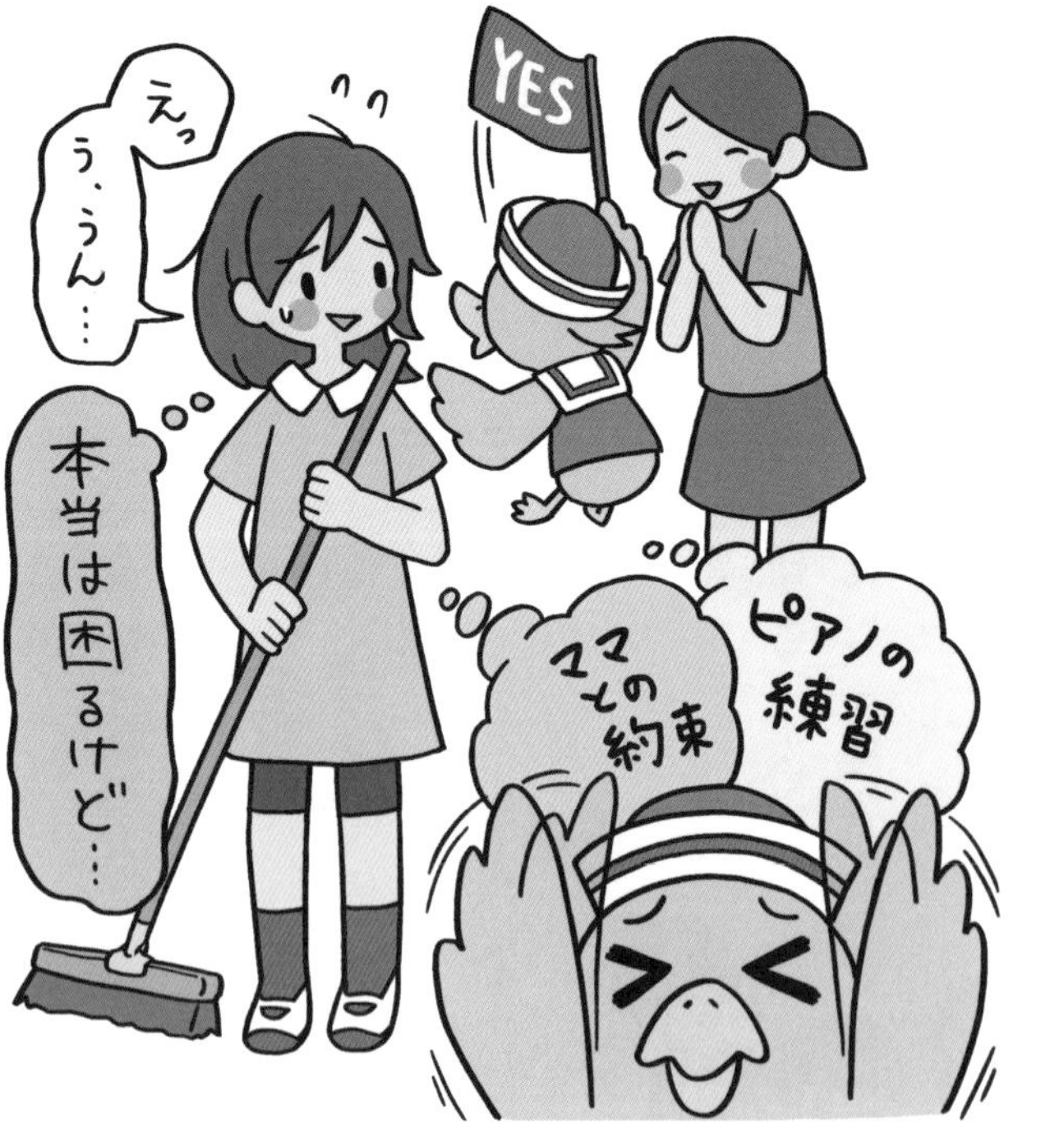
えっ
う、うん…
本当は困るけど…
YES
ママとの約束
ピアノの練習

予定があるのに、うまく断れない、
「いいよ」と言ってしまう。

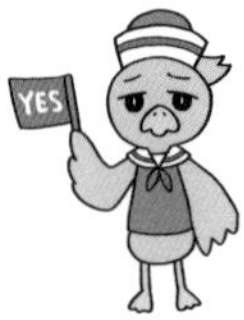


# シンクロチャンの正体
# 強みと弱みの秘密

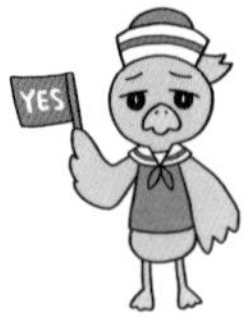


Strong point

## シンクロチャンの強みが出るとき

**自分よりも他人を優先するやさしさに、**
**たくさんの友だちから好かれる**

- 他人の感情の変化に敏感で、今の気持ちがよく理解できる。
- 楽しいときは一緒に笑い、つらいときは一緒に悲しむことができる。
- やさしくのんびりした性格で、友だちに好かれる。

weak point

## シンクロチャンの弱みが出るとき

**「イヤでも断れない…」から、**
**だんだんつらくなってきたり、利用されたり**

- 「ノー」と言えないので、人に利用されることもしばしば。
- 本当はイヤでも断れないから、だんだん心がつらくなってくる。
- 自分の気持ちを言葉にできない。

Strong point

# シンクロチャンの強みが引き立つ作戦

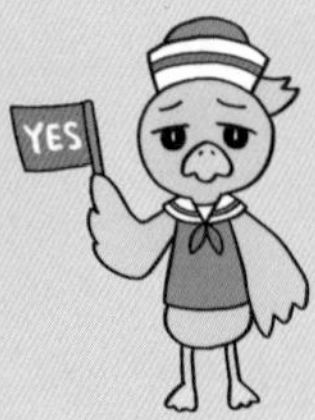


## シンクロチャンの得意を応援しよう！

### のんびりした環境を整えよう

多動性の少ないＡＤＤタイプ（注意欠陥型ＡＤＨＤ）の子が多く、やさしくおっとりしているように見えます。

怒鳴り声が聞こえると怖くなったり、泣き声が耳に入ると悲しい気持ちになることも。激しい競争があったり、ピリピリしたりしない、ゆったりした環境が向いています。

### 同じタイプの子と友だちに

友だちは競争心や攻撃性の強い子より、同じのんびりタイプのほうが、本人が安心して付き合えるかもしれません。

## シンクロチャンの素敵なところを見つけよう！

### 相手の気持ちを的確に判断できる

繊細で相手の気持ちにシンクロできるため、「本当は悲しいんだ」「今怒っているのかも」と相手の気持ちを深く理解できます。人を思いやれる、とてもやさしい性格です。

### 相手を慈しむやさしさ

慈善の気持ちが強く、医療や看護、カウンセリングの場面でも活躍できる素敵な人です。ただ、自分よりも相手を優先することがあるので、自分も大切にするように、教えてあげてください。

weak point

# シンクロチャンの弱みが消える作戦

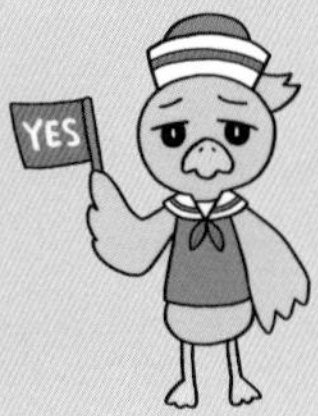


## ✕ シンクロチャンの苦手をサポートしよう！

**本当の気持ちを汲みとって**

ADDタイプの子は、他人の感情にばかり意識が向いて、自分のことは後回しになりがちです。「この子はやさしい」で済ませず、本当は何を思い、何をしたいのか、気持ちを汲んであげましょう。

**攻撃性の強い友だちには気をつけて**

やさしい子のため、友だちも多いです。攻撃性の強い相手ともケンカはせず、トラブルになりません。ただ、「都合のいい子」として利用されていることもあるので、友だち関係などは気をつけて見てあげてください。

## ✕ 困ったときにはどうすればいいの？

**Q　友だちの頼みを断らなさすぎて、ちょっと心配です。**

**A　「イヤなことはイヤ」と言語化する手助けを。**

子どものころは誰でも自分の気持ちがうまく言えないもの。大人が察して「悲しかったね」「そういうときはこう言えばいいんだよ」と教えてあげることで、「気持ちの言語化」を手助けしましょう。

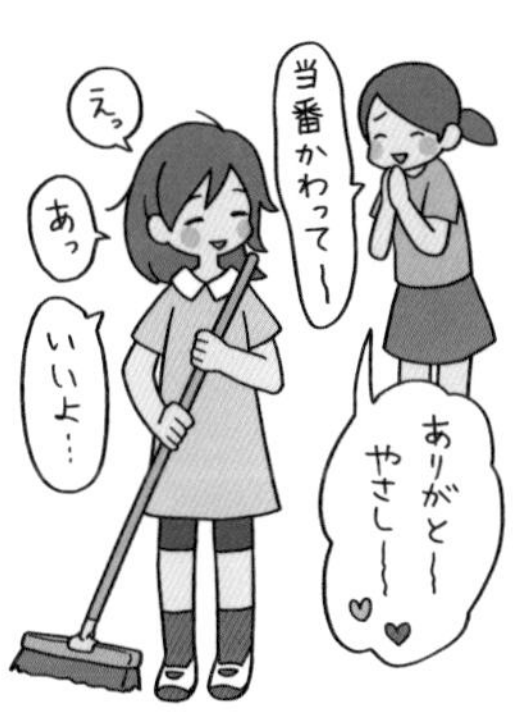
当番かわって〜
えっ
あっ
いいよ…
ありがと〜
やさし〜〜

すごい脳個性！ 21

# キューソク

アイデアで疲れた脳はすぐに休憩！
ストレスフリーな休ませ上手

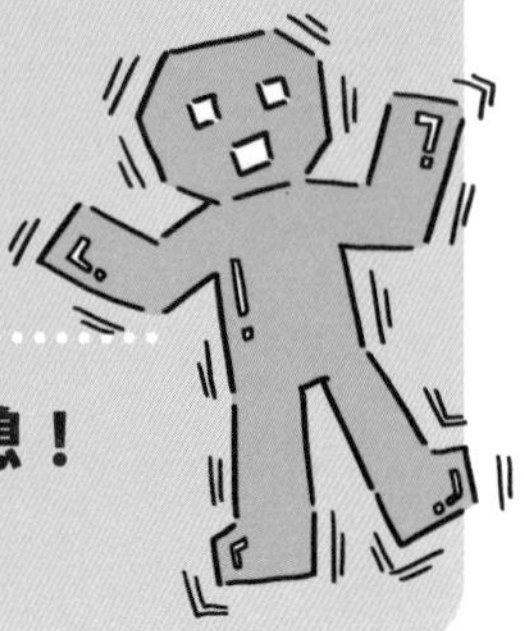

**「…………」。使いすぎていた脳を**
**すぐに休ませたくなる状態。**

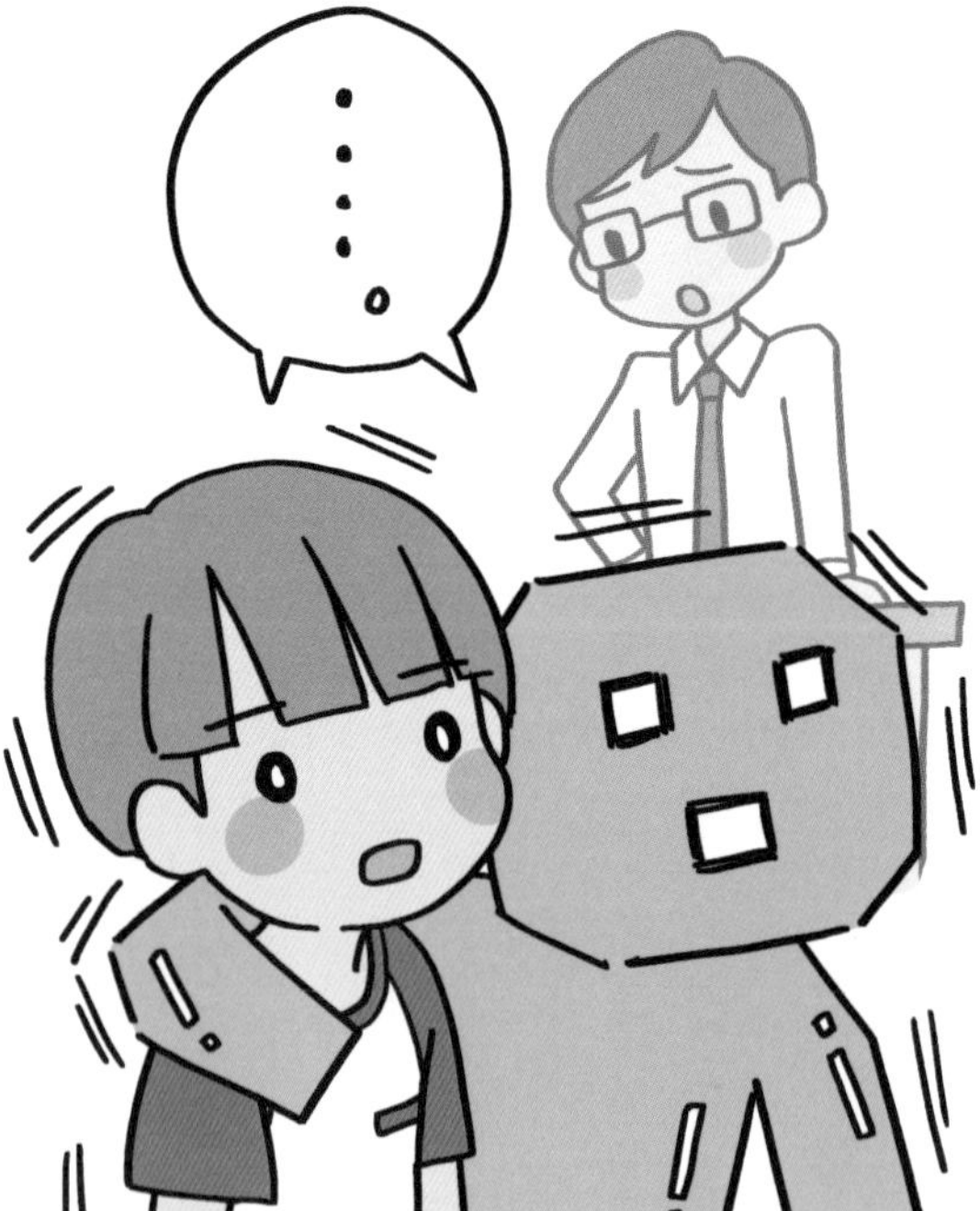

「…………」。頭は真っ白で、何も考えられない。

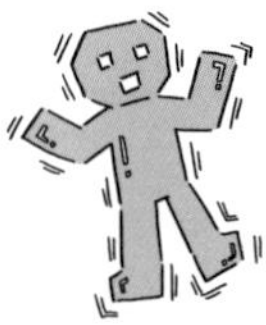

# キューソクの正体
# 強みと弱みの秘密

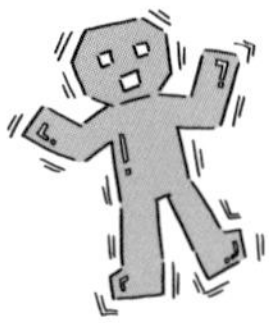

Strong point

## キューソクの強みが出るとき

**無理をしすぎず、上手に休めるから、**
**余計なストレスは溜めない**

- 豊富なアイデアが出るから、脳に負荷をかけすぎないように、強制終了。疲れを溜めない。
- ストレスの多い現代社会に必要な能力。

weak point

## キューソクの弱みが出るとき

**「おーい、話聞いてる？ また固まってるよ」と、**
**注意をされがち**

- 強制的に動きが止まるので、まわりが何をしているか認識できない。
- しばらくのあいだ、何もできない。
- 「宇宙と交信している」「無視しないで」と言われることも。

Strong point

# キューソクの強みが引き立つ作戦

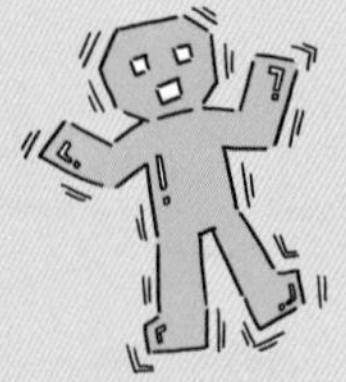

## キューソクの得意を応援しよう！

### マイペースな環境を整える

熱中してついつい脳を使いすぎてしまうと、脳が「そろそろ休もう」と、休息状態に入ります。

これはクシャミやあくび、トイレなどの自然現象と同じ状態なので、大目に見てもらえる環境を用意してあげたいですね。

### 疲れた脳を休ませて

現代人はスマホをもったせいで、とにかく脳が休むヒマがありません。むしろ、キューソクのように、積極的にボーッとしたほうがよいでしょう。

## キューソクの素敵なところを見つけよう！

### 情報の受け取りを瞬時に判断

外部の情報に対して敏感で、アンテナがずっと立っています。情報の内容によっては、理解できないと、脳がフリーズしてしまうことがあります。それも、情報に対して「わかる」「わからない」を選別する感覚が鋭いためです。

### あらゆる情報を組み立てられる名人

周囲のいろいろなものに関心があり、この情報とあの情報、さらに別の情報…と、有機的につなげていける能力があります。見た情報を、脳内であらゆる角度で組み立てられる名人です。

weak point

# キューソクの弱みが消える作戦

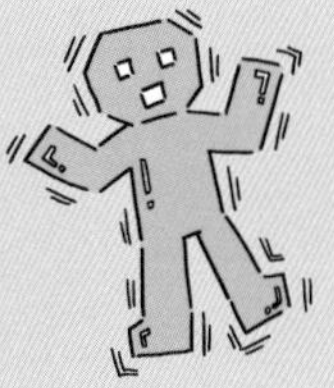

## ✕ キューソクの苦手をサポートしよう！

**人には自然現象と説明を**

脳を休めるワンダリング状態になると、体も動かず、黙っているので、「話聞いてる？」と思われることがあります。

脳が理解しようとする過程での自然現象でもあるので、強く注意されないように事前に学校などに話しておきましょう。

**発言させたい先生には配慮を求めて**

考えすぎると、ピタッと動きが止まるため、積極的に発言を求める先生とはあまり相性がよくないことも。配慮をしてもらえるように、環境を整えましょう。

## ✕ 困ったときにはどうすればいいの？

**Q　授業中ボーッとしていることが多く、注意されます。**

**A　体をリフレッシュさせて、脳を動かしてあげよう！**

動きが止まる場合は、顔を洗う、体を動かすなどで脳をリフレッシュ。ただ、あまりに頻繁な場合は、単純に脳の覚醒度が下がっていることも。夜遅い時間にフリーズしやすいなら、別の時間帯に頭を使いましょう。

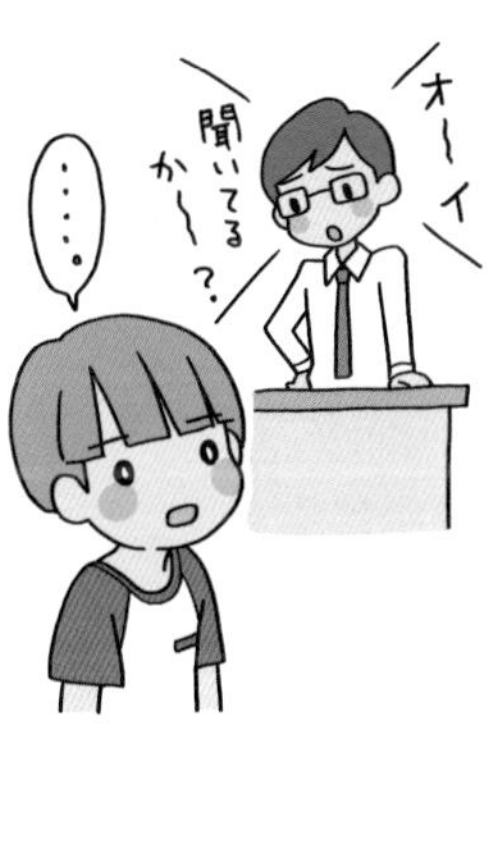

すごい脳個性！ 22

# ムチュージン

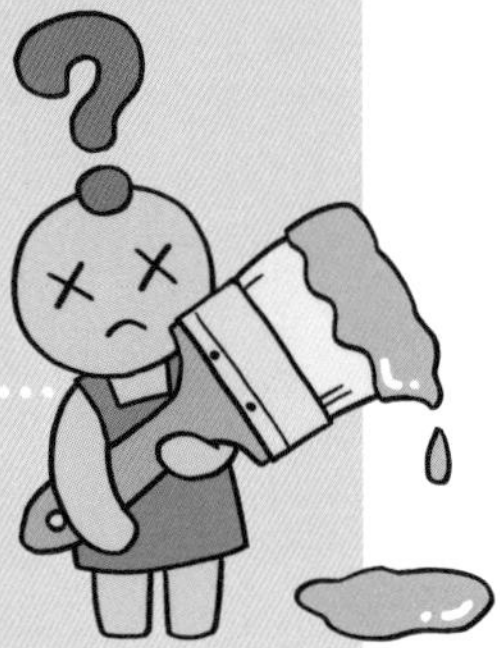

**いろいろなことをやりたい！**
**目の前のことに夢中になれる！**

## 友だちとの約束に、今、目の前の気になっていることがすっかり上書きされている脳の状態。

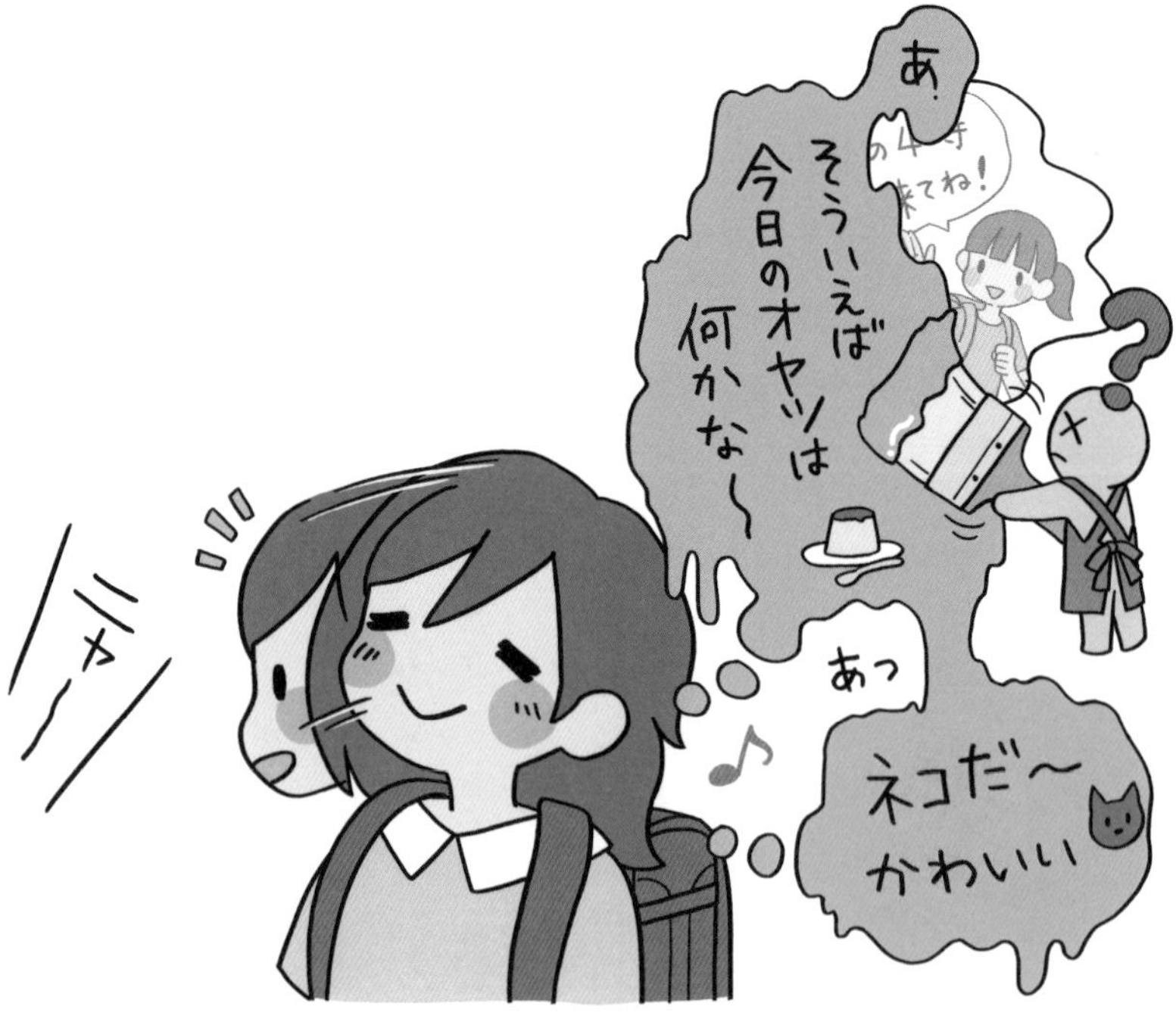

あ、
そういえば今日のオヤツは何かな〜
あっ
ネコだ〜かわいい
ニャー〜


「あ、ネコ！ かわいい！」と目の前のことに夢中になって、
「友だちとの約束」は消えている。

# ムチュージンの正体 強みと弱みの秘密

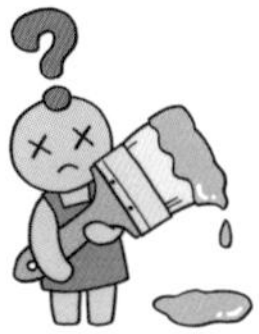

Strong point

## ムチュージンの強みが出るとき

**目の前のことに夢中になれるのは、
一途な気持ちのあらわれ**

- 「今、目の前にある興味」に集中できる。気が散らないのはすごい。
- 「目の前の好奇心」がたくさん積み重なって、興味の幅が広く、知識豊富。
- 楽しいことが好きなので、誘われたら断らない、付き合いのよさがある。

weak point

## ムチュージンの弱みが出るとき

**「約束したのに、また忘れている！」と
友だちを怒らせてしまう**

- 「約束の時間に来ない」など、うっかり忘れて人を怒らせる。
- ダブルブッキングが多く、謝ること多数。親が代わりに謝ることも。
- 付き合いのよさが裏目に出て、キャパオーバーになってしまいがち。

Strong point

# ムチュージンの強みが引き立つ作戦

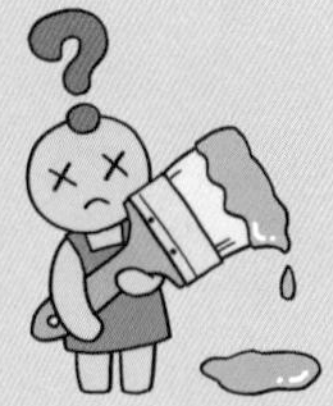

## ムチュージンの得意を応援しよう！

**細かなことを気にしない地域でのびのびと**

集団生活をしていれば、誰でも守らなければならないルールがあります。ただ、ルールの厳しさは地域性も強く、海外の一部や沖縄の「ナンクルナイサー（なんともないよ）」など鷹揚《おうよう》な地域もあり、子どももものびのび過ごせるかもしれません。

**目の前の興味に集中できるよう応援を**

目の前に登場した新しいものに興味が引かれるムチュージン。自分の興味が邪魔されない環境だと、さらに能力が伸ばせてベストですね。

## ムチュージンの素敵なところを見つけよう！

**未来へのビジョンが明確にある**

夢中になれるもの、やりたいことがたくさんあるのは、つまり「自分の好き」がよくわかっているということ。やりたいことが定まっていない子どもも多い中、未来のビジョンがあるのはすばらしいことです。

**将来は経営者タイプ？**

並列処理しやすいのはＡＤＨＤタイプの脳の特徴でもあります。さまざまなことを同時に処理して成果を出していけるのは、将来経営者に向いたタイプかもしれません。

weak point

# ムチュージンの弱みが消える作戦

## ムチュージンの苦手をサポートしよう！

**スケジュールを確認しよう**

ＡＤＨＤタイプの子は、人がよくて、さまざまな依頼、お誘いを次々に受けてしまう面があるため、予定を詰め込みがちです。気がつくと、予定がパンパン、ダブルブッキングなんてことも。本人のスケジュールを把握して、声かけしてあげることも必要です。

**約束を守る工夫を教えて**

かといって、同じことをずっとやるのはＡＤＨＤタイプの子には不向きです。複数のことを同時にやりながら、約束を守れる工夫を考えてあげましょう。

## 困ったときにはどうすればいいの？

**Q　約束を忘れがちなので、友だち関係が心配…。**

**A　時間を意識させる訓練で、予定が組めるように。**

時間管理能力は、生活をするうえで大切なスキル。ＡＤＨＤタイプのほとんどの子は時間管理が苦手なので、大人がサポートしてあげてください。

カレンダーにわかりやすく予定を書いたり、大事な予定は色をつけさせたり、アナログ時計やタイマーを使って時間を意識させたりすることが必要でしょう。

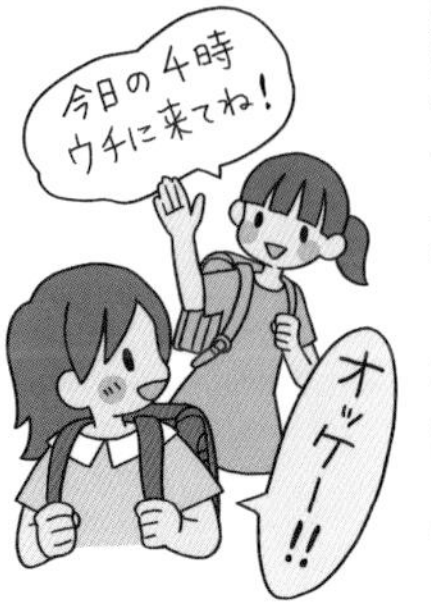

すごい脳個性！ 23

# キマエヨシ

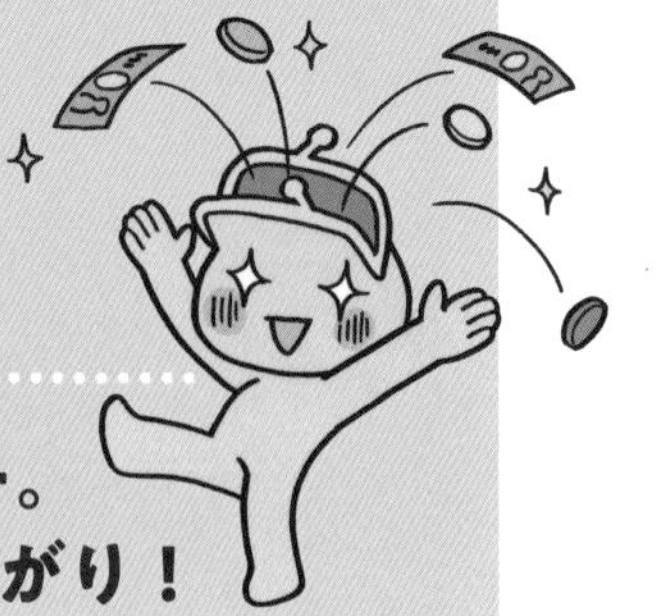

**大きな夢をもてるドリーマー。**
**ごほうびがあるとテンション爆上がり！**

**脳の中が「自分の大好きなもの」「ほしいもの」**
**「こうしたい！」でいっぱいになっている状態。**

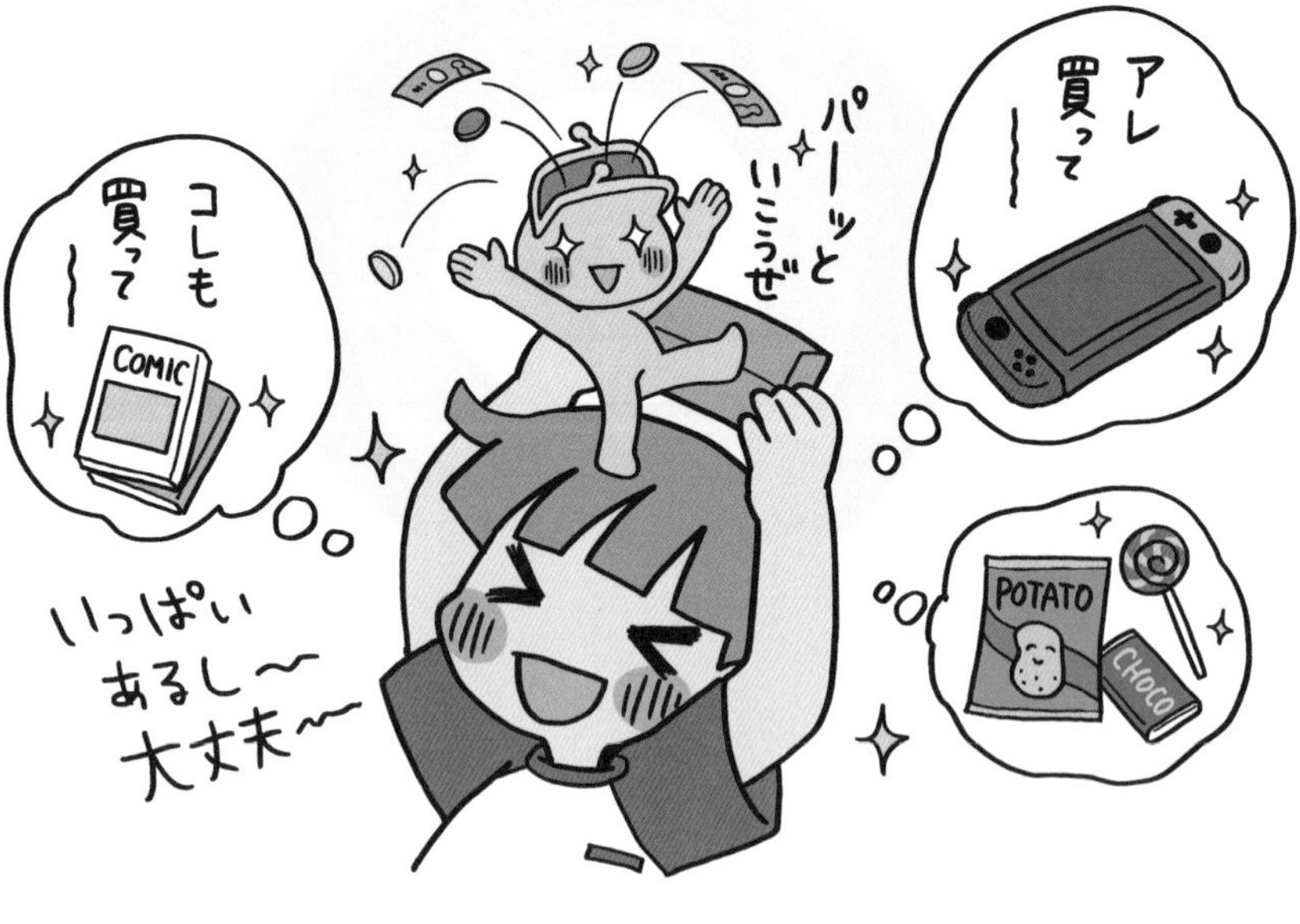
パーッと いこうぜ
コレも 買って〜
COMIC
アレ 買って〜
POTATO
CHOCO
いっぱい あるし〜 大丈夫〜

手元にあるお金にテンション上昇。
「何に使おう♪」と夢中になっている。

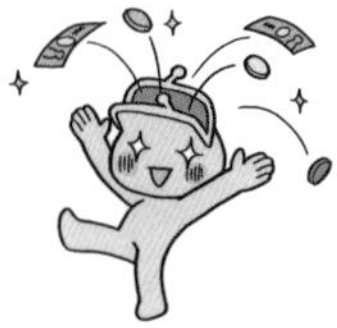

# キマエヨシの正体
# 強みと弱みの秘密

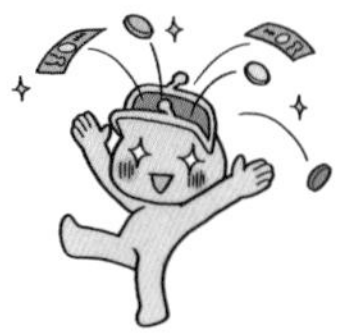

Strong point

## キマエヨシの強みが出るとき

**「楽しい」気持ちに集中し、**
**夢をかなえるために全力投球！**

- 自分にとっての「楽しい」を何より優先できるから、前向きでいられる。
- 自分の中に「大好き」があるので、将来のことも決めやすい。
- お金への執着があまりなく、他人にも気前よくおごる。

weak point

## キマエヨシの弱みが出るとき

**「あれもこれもほしい」と、つい散財。**
**計画的にお金が使えないのは困りもの**

- 手元にお金があると、ついつい使っちゃう。後先のことはあまり考えていない。
- 計画性がないので、いつも金欠気味。
- 「将来、貯金できるのかな…」など、親が心配することも。

strong point

# キマエヨシの強みが引き立つ作戦

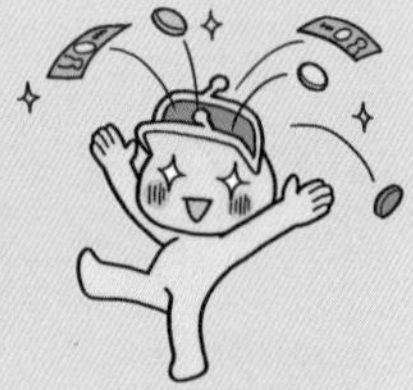

## キマエヨシの得意を応援しよう！

**豊かな想像力は大切に**

お金を手にとったとき、まず「配分」ということよりも、頭の中で「何ができるだろう？」とさまざまな可能性を想像します。豊かな想像力があるのです。

**高いモチベーションは維持できるように、大人が調整**

「これがやりたい！」ということへのモチベーション自体は高いので、現実問題と調整していくのは大人がサポートしてあげればよいでしょう。

## キマエヨシの素敵なところを見つけよう！

**目の前のリソースに全集中できる**

目の前にあるものやお金を生かすことに能力を集中できる「超高性能センサー」をもっています。

**先行投資できるタイプ**

質量に対する概念が優れており、「お金をいつまで使えるか（時間での配分）」よりも「お金を何に使うと最適か（リソースの配分）」に目を向け、配分していきます。時間配分を考えるとできないような先行投資も、思いきって上手にできるのです。

weak point

# キマエヨシの弱みが消える作戦

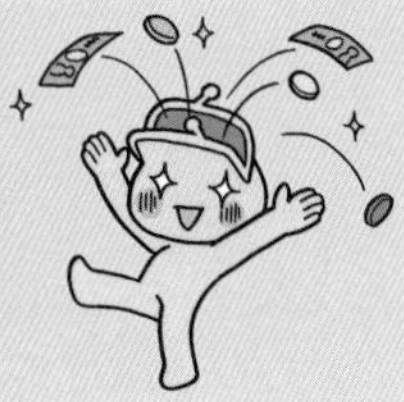

## × キマエヨシの苦手をサポートしよう！

**お金は分割して渡す**

ＡＤＨＤタイプの子は、時間の感覚が弱く、時間軸に沿ってお金を配分するのがむずかしい面があります。一度に大金を使ってしまうと、将来困るということに気づかないことも。大人のほうで小分けにして渡しましょう。

**予定外のお金は渡さない**

気持ちが「今」に集中しているので、「今、これに使ったら最高の気分だな」と感じます。そのあとどうなるか…までは考えられません。今すぐ必要ないお金は渡さないほうがよいでしょう。

## × 困ったときにはどうすればいいの？

**Q 渡したお金を1日で使ってしまう。**

**A 小分けにして、お金の「量」を見える化してあげよう。**

カレンダーで「時間軸」を、お金は見える形の「量」であらわして（５００円玉を貼りつけるなど）体感させましょう。お金の時間配分を体感させると、お金を使う計画性に現実感がもてるようになります。

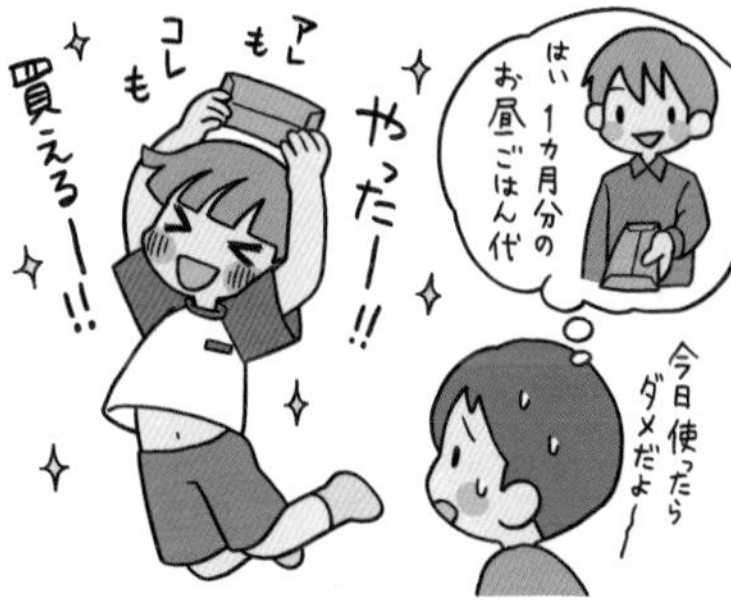
買えるー!!
コレもアレも
やったー!!
はい 1カ月分のお昼ごはん代
今日使ったらダメだよ〜

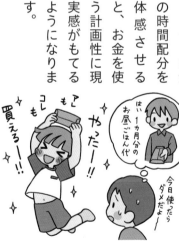

すごい脳個性！ 24

# アンテーナ

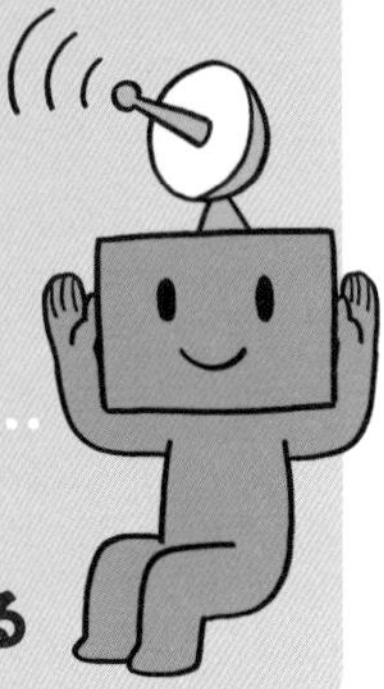

**身のまわりの音をキャッチ！**
**受信感度バツグンで、あらゆる音が聞ける**

## 外部のさまざまな音に聴覚系脳番地が反応している状態。

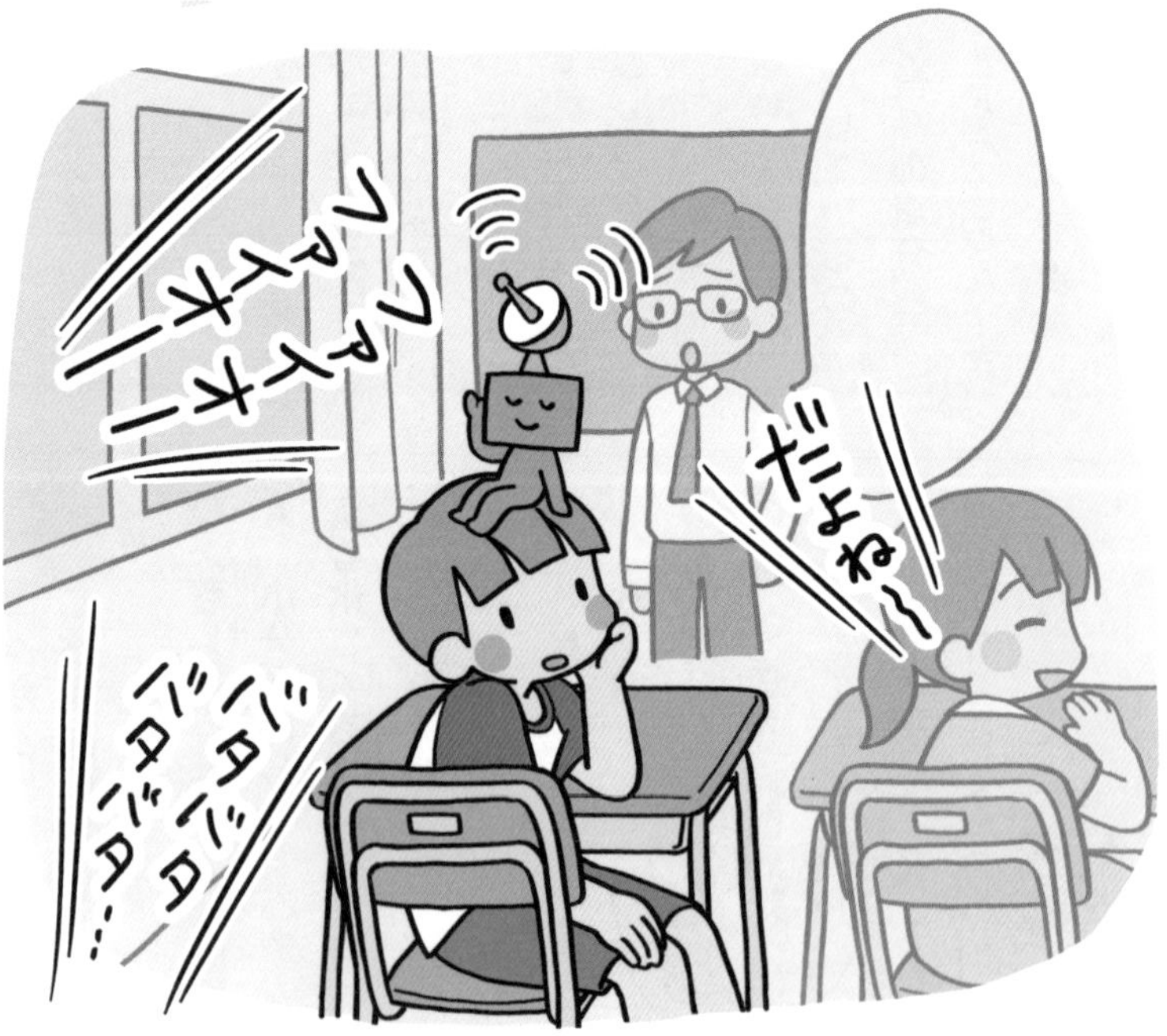


耳をすませているわけじゃないけど、
「いろいろな音が聞こえてくるなぁ」と思っている。

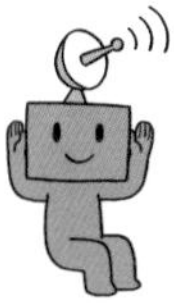

# アンテーナの正体 強みと弱みの秘密

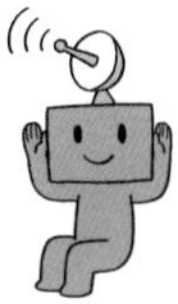

strong point

## アンテーナの強みが出るとき

**微細な音でも耳でキャッチ！**
**情報収集力がすごい**

- クラスでのざわざわした音、足音や風の音、工事の音、隣の人の咳まで、微細な音も拾って聞ける。
- 無意識に、誰かのうわさ話など、小さな情報をキャッチ。
- まわりの音を聞きながら、脳をアイドリングしていることも。

weak point

## アンテーナの弱みが出るとき

**授業中に「ボーッとして話を聞いていません」と**
**先生に叱られがち**

- まわりが騒がしいと、気をとられて先生や友だちの話に集中できない。
- 人ごみの中では耳がゴチャゴチャして疲れる。
- 聞きたくない話も、なぜか耳に入って気が滅入ることも。

strong point

# アンテーナの強みが引き立つ作戦

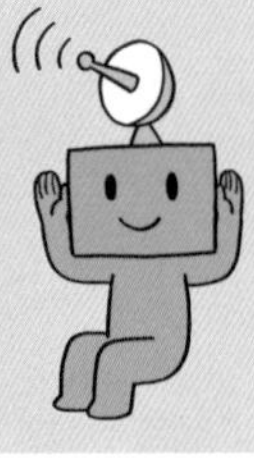

## アンテーナの得意を応援しよう！

### 近い距離で話してあげる

授業中にボーッとしている場合は、外から聞こえる部活のかけ声、教室内のひそひそ話に気をとられているのかもしれません。物理的に遠い場所だとうまく聞きとれないことがあるので、近い距離から話しかけましょう。

### 静かな環境で過ごせるようサポート

まわりがザワザワしていると集中しづらいので、個別のブースがある勉強机や図書館など、静かな環境を提供してあげるとよいでしょう。

## アンテーナの素敵なところを見つけよう！

### アンテナを張って、情報を拾える

意識しないでも、周囲の音をたくさん拾えるアンテナをもっています。これは人よりも情報を多く拾っているということ。情報を集めて、アウトプットできる日を待っているのです。

### ちょっとした変化にも気づける

まわりのちょっとした音に対するセンサーが強く、人が気づかない、さまざまな予兆や変化に気づけます。時代の変化にいち早く気づき、成功する可能性もあるでしょう。

weak point

# アンテーナの弱みが消える作戦

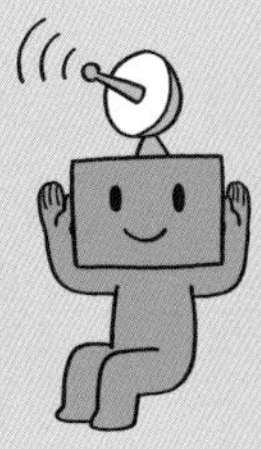

## ✖ アンテーナの苦手をサポートしよう！

**「話しかけている」と気づかせる工夫を**

ＡＤＨＤタイプの子は、１つの音に注意を向けるのが苦手な場合が多いもの。音を聞くことはできても、記憶に残りにくいのです。物理的に近くで、たとえば肩にふれながら耳元で話すなど、「自分に向かって話している」ことが明確にわかれば聞くことができるでしょう。

**できるだけ待ってあげる**

集中力が高いため、その世界に没頭すると、指示を聞いていないように見えることがあります。できるだけ待ってあげることも重要です。

## ✖ 困ったときにはどうすればいいの？

**Q　授業中に話を聞いていないと注意を受けました。**

**A　耳から入る長い情報を減らし、目で見てわかる工夫を。**

指示をする人は、たとえば、指示を紙で書いて渡すなど「目に見える形」にする工夫を。

話して伝える場合は、１つひとつ短い指示にする、本人と近い距離で話すなども解決策になります。

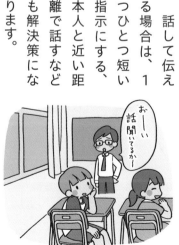

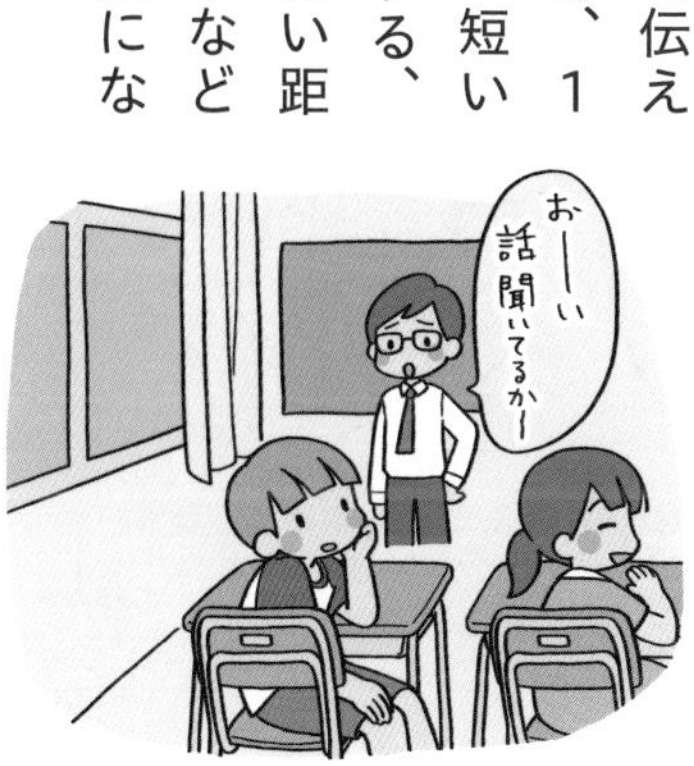

すごい脳個性！ 25

# キクユーセン

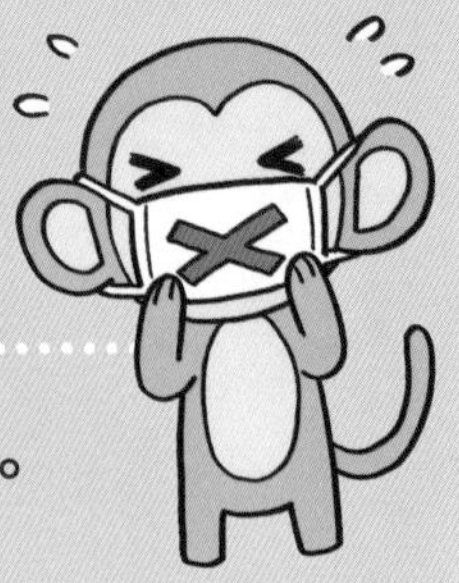

**まず聞いて、イメージを高めたい。**
**頭で言葉を練っている**

## しっかり聞いてから話そうと思っているのに、アウトプットが追いついていない状態。

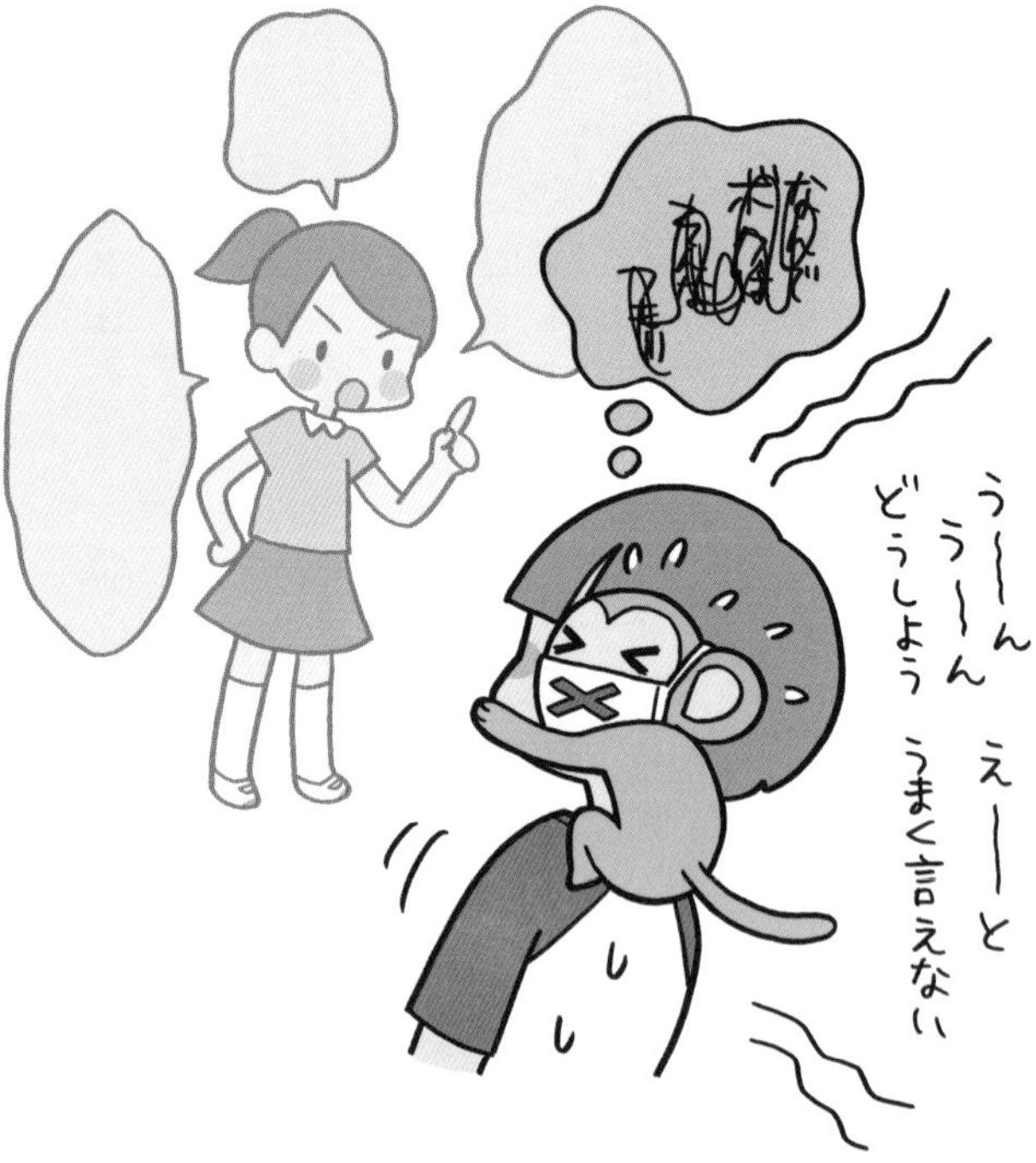


相手の話を聞いていて、
「えーっと、何を言おう…」と、言葉が追いつかない。

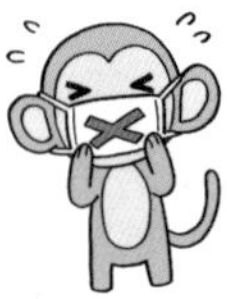

# キクユーセンの正体
# 強みと弱みの秘密

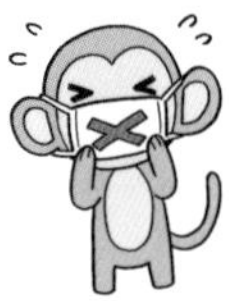

strong point

## キクユーセンの強みが出るとき

**口をはさまないから、**
**「人の話をていねいに聞ける誠実な人」と思われる**

- 相手の話にまず耳を傾けたい。
- じっくり聞いて、理解しようとするやさしい気持ちがある。
- 発言に責任感があるので、不用意に言葉を発しない、誠実な面もある。

weak point

## キクユーセンの弱みが出るとき

**はっきり言わないことに対して、**
**「なんで何も言わないの？」と**
**言われるとさらに言えなくなる**

- 聞くことに集中しているだけなのに、発言できないから怒られる。
- 言葉がまとまらないから、「意見がない人」と思われてしまう。
- あまり話さない人と思われ、友だちから敬遠されることも。

strong point

# キクユーセンの強みが引き立つ作戦

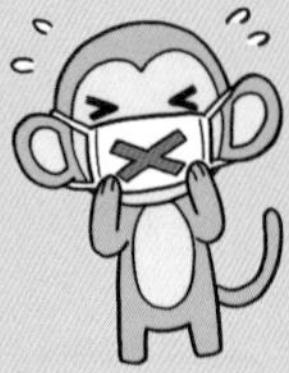

## キクユーセンの得意を応援しよう！

**ゆっくり聞いてあげる**

聞いて理解するスピード、理解してから話すスピードは、人によって違います。このタイプの子は、頭の中でじっくり言葉を推敲しているので、うまく言葉が出なかったりすることもあります。

話をするときはやさしくゆっくりを心がけて。

**答えを急がせない**

考えている最中に「どう思うの？」とたたみかけられても困ってしまいます。急がず、答えが出るのを待つ姿勢が必要です。

## キクユーセンの素敵なところを見つけよう！

**誠実だから話さない**

「言葉がうまく出ない」のは、じつは誠実ゆえの行動ということもあります。「理解されないかもな…」とわかっているから、考えなしには発言せず、やさしい配慮で話さないこともあるのです。

**その子のレベルが高すぎる場合も**

頭のなかの処理スピードが速すぎて、人が気づかない問題点にどんどん気づいてしまうことがあります。理解力が高すぎて、説明する言葉が追いつかないのです。

weak point

# キクユーセンの弱みが消える作戦

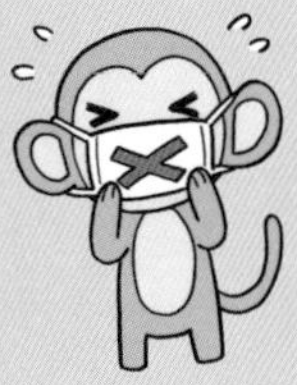

## ✕ キクユーセンの苦手をサポートしよう！

**近くで丁寧に話そう**

まだ4〜5歳で言葉が遅い場合は、音に対する注意力が低い可能性があります。しっかり聞けるよう、近くで丁寧に話をしてあげることが必要です。

**適切な言葉を教えてあげる**

ASDタイプの子は、言葉が妙に硬く、空気を読まない発言をすることも。ただ、語彙自体はとても豊富です。

場にそぐわない言葉を使うことでコミュニケーションに困りごとが発生しているなら、大人がスムーズに運ぶ言葉を教えて覚えさせせましょう。

## ✕ 困ったときにはどうすればいいの？

**Q　話さないのは、言葉の遅れがあるの？**

**A　聞こえていても、意味がつかめていないことも。**

言葉は聞こえているけれど、意味をイメージするのがむずかしい場合もあります。

その場合は、絵本の読み聞かせなどで、言葉とイメージを結びつける練習をするといいでしょう。

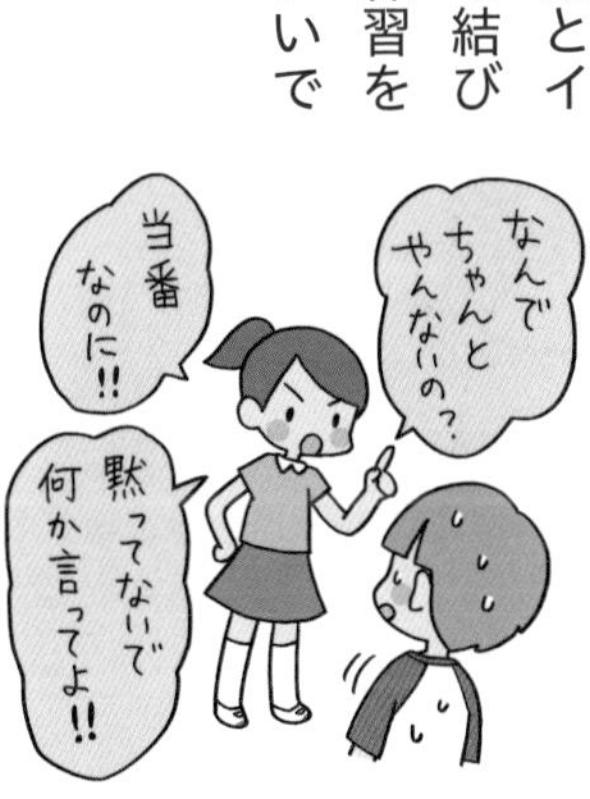
なんでちゃんとやんないの？
当番なのに!!
黙ってないで何か言ってよ!!

すごい脳個性！ 26

# リスペクター

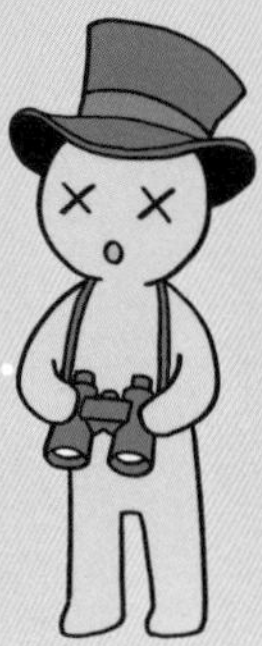

## 人に対してリスペクトの気持ちがある、真面目な性格

**「1人ひとりの話をしっかり聞こう」と集中するあまり、周囲やほかへの注意を低下させている脳の状態。**

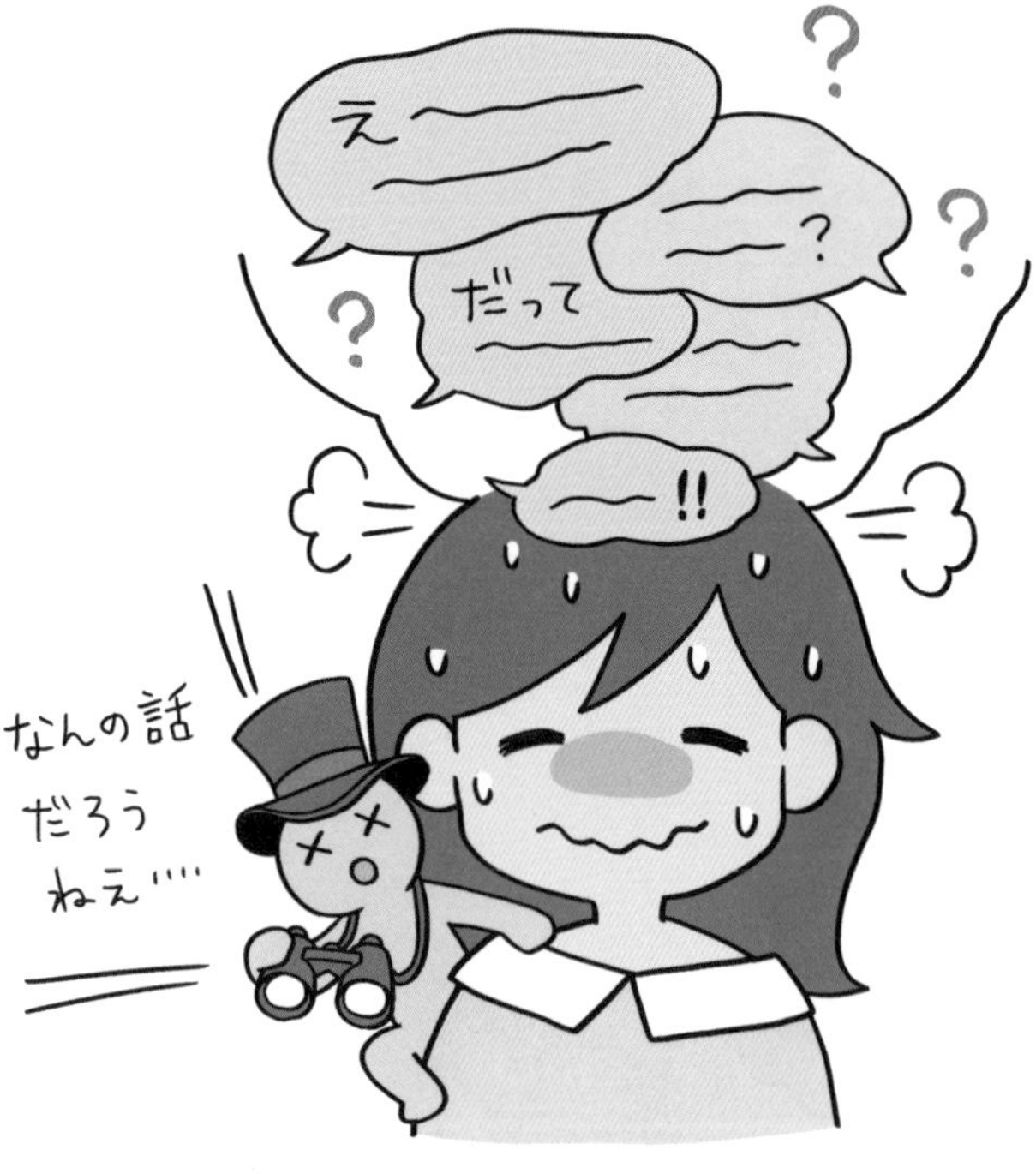


一生懸命に聞きすぎて、全部理解しようとするあまり、話の本質が追えなくなっている。

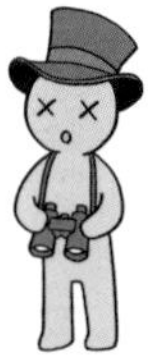

# リスペクターの正体 強みと弱みの秘密

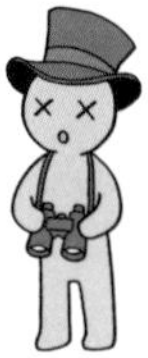

strong point

## リスペクターの強みが出るとき

**人の話にじっくりと耳を傾ける姿勢が「尊重してくれている」と感じられる**

- 相手のことを尊重して、途中で会話をさえぎらない、邪魔しない。
- 「何を伝えたいのかな？」と、人の話を一生懸命に聞く真面目さがある。
- 一対一の会話なら得意なことも。相手の話を聞いたあとに意見も言える。

weak point

## リスペクターの弱みが出るとき

**複数人の話し合いのときに「話、聞いてる？」と苦い顔をされてしまう**

- リアクションをしないため、「会話中なのにボーッとしてる」と思われる。
- 集まりで何かを決めるとき「もっと参加してよ」と言われてしまう。
- 聞く気持ちがあっても話の流れがわからなくなって何も言えず、意見がない人だと思われがち。

strong point

# リスペクターの強みが引き立つ作戦

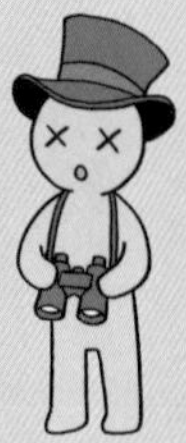

## リスペクターの得意を応援しよう！

**無理に意見を強要しないで**

大勢いると誰の話を聞いたらよいのかわからなくなるため、クラスでの話し合いや複数人での会話があまり得意ではありません。

自分なりに頭を整理して考えているので、こういった場面では、無理やり意見を求めないことが大切です。

**できれば一対一で話してあげて**

誰かの発言をじっくり考えたり、個別の人にしっかりと意識を向けたりするため、複数人だと混乱しがちですが、個別で話すのは得意なこともあります。

## リスペクターの素敵なところを見つけよう！

**自問自答ができる**

たくさんの人と話すのは苦手でも、自分自身と向き合って、じっくり考えることはできます。自分自身に向かって話し、自分で解決できる能力が高いのです。

**素直で誠実な性格**

「人の話をきちんと理解しなければ」「場違いなことを言ってはいけない」と考えるため、答えが遅れることもありますが、それだけ誠実なのです。人の気持ちを深く考えられるやさしさがあります。

weak point

# リスペクターの弱みが消える作戦

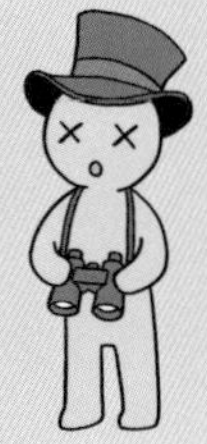

## ✕ リスペクターの苦手をサポートしよう！

**大切な話は2人で話そう**

自分に向けられた言葉なのかを聞き分けにくいため、グループで話し合うときは、会話に入っていけないことも。

大切な話であれば、注意を引きつけられるよう、2人で話すようにしましょう。

**テンポの早すぎる会話は避けて**

また、聞こえていても記憶に定着しにくいので、テンポの速い会話は処理が追いつきません。

ゆっくりと要点を整理しながら、「あなたはどう思う？」とうながしてあげましょう。

## ✕ 困ったときにはどうすればいいの？

**Q　3人以上の会話のときに黙ってしまいます。**

**A　まずは家族で「順番を決めて話す」練習をしよう。**

3人以上の会話を練習するため、食卓などで家族が順番に話すことを意識してやってみてください。好き勝手に話すのではなく、順番を決めてから「次はあなたの番だよ」と本人が話す時間をとります。

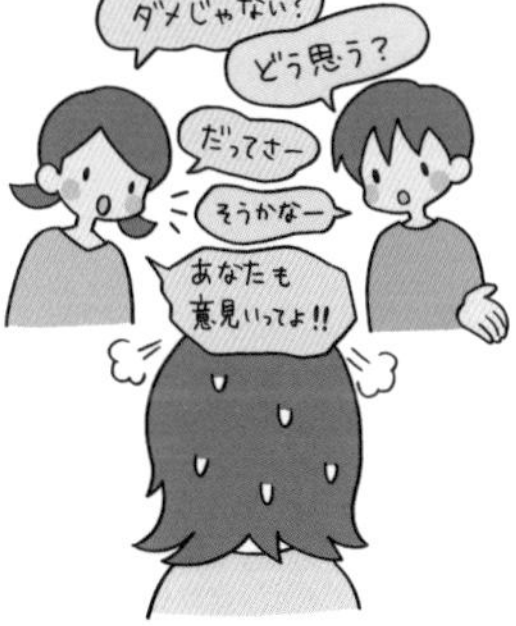
えー　ダメじゃない？
どう思う？
だってさー
そうかなー
あなたも意見いってよ!!

すごい脳個性！ 27

# テガサッキー

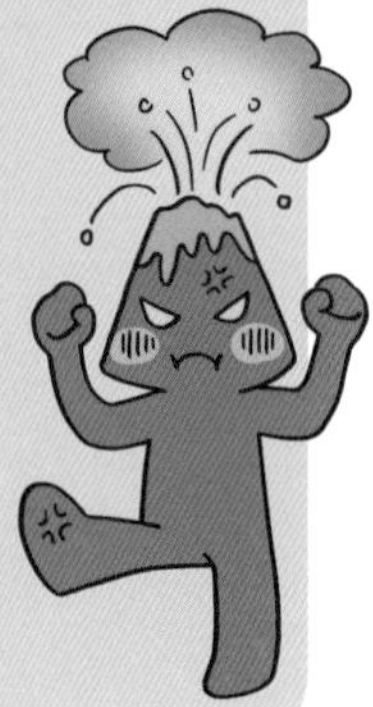

## 言葉で言うよりも、体を使うのが上手

**友だちを押して泣かせてしまったとき。**
**押した理由を言いたくても言えない脳の状態。**

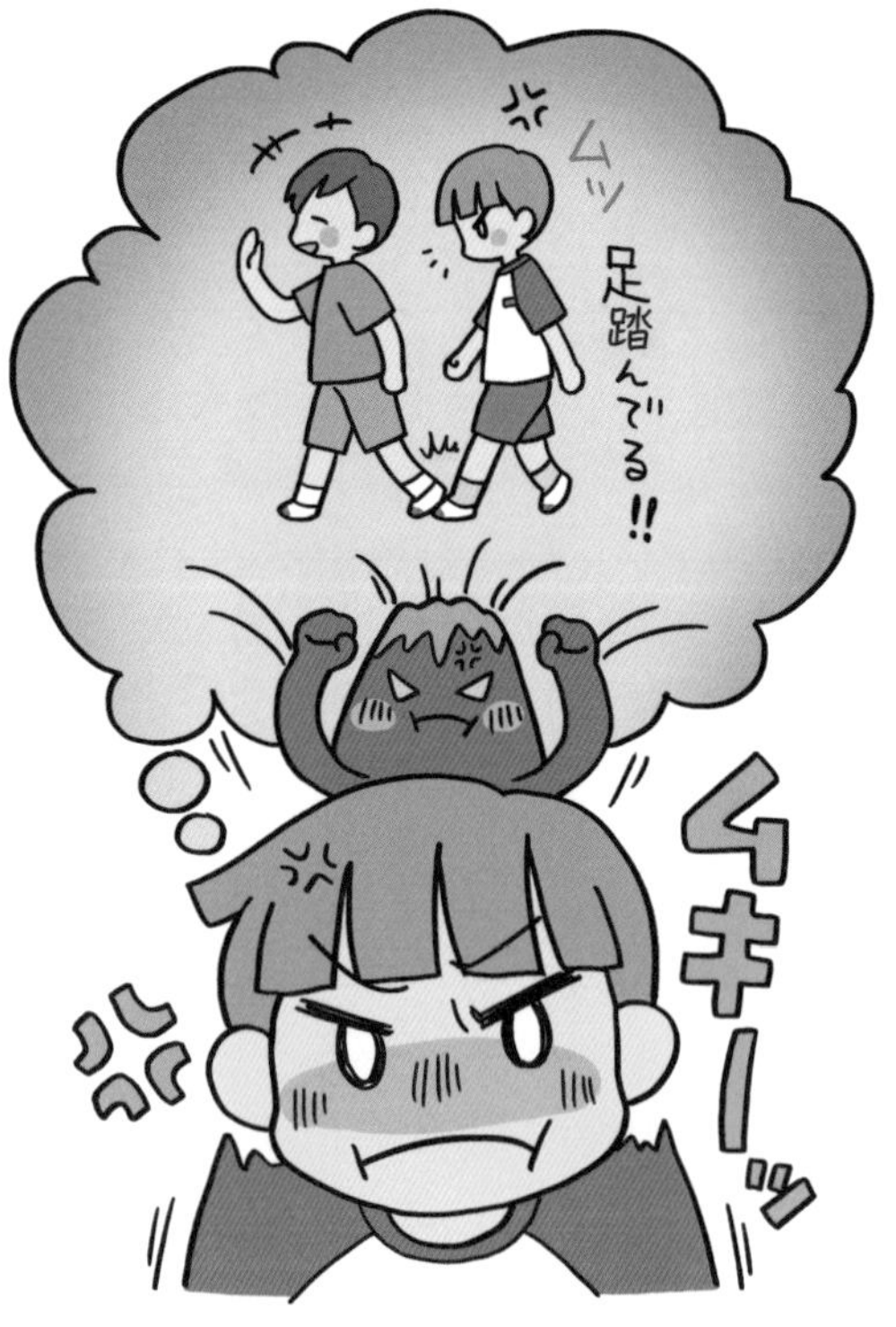


「オマエが先に足を踏んだんだろ！」と
心の中で怒っている。

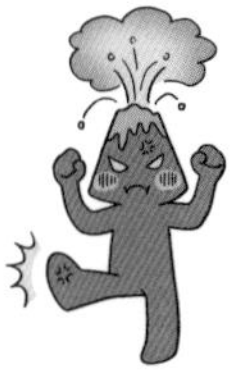

# テガサッキーの正体
# 強みと弱みの秘密

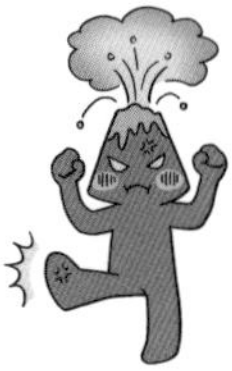

strong point

## テガサッキーの強みが出るとき

**「体をうまく動かすことができるんだ」と、
自分の得意がわかっている**

- 言葉で説明するよりも、手や体を動かして使うのが得意。
- 頭で考えたら、瞬時に体が動き、すばやい動きができる。
- スポーツはもちろん、ダンスなど体を動かす芸術表現が得意な場合も。

weak point

## テガサッキーの弱みが出るとき

**友だちとのケンカが絶えず、
「乱暴な子」と誤解されてしまう**

- 苦手な言葉よりも「手が動く」という得意な方法をとった結果、乱暴者と思われてしまう。
- 気持ちを読みとってほしいのに、わかってもらえなくてイライラ。
- 嘘をつけないのは、正直でやさしいから。

strong point

# テガサッキーの強みが引き立つ作戦

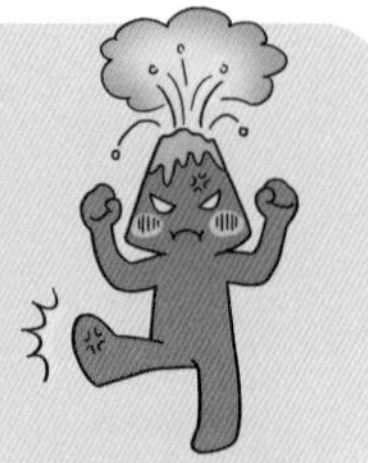

## テガサッキーの得意を応援しよう！

**話を聞いてあげよう**

本当は言いたいことがあるのに、うまく言えないことも多いテガサッキータイプの子。

じつは「どっちもどっち」だったりするので、言葉がうまい子の話だけでなく、事情や気持ちにゆっくり寄りそって聞いてあげましょう。

**気持ちをわかってあげて**

うまく言えないからこそ、誰かに気持ちをわかってもらえればいいのです。子ども同士ではむずかしいこともあるので、大人が介入してあげましょう。

## テガサッキーの素敵なところを見つけよう！

**嘘をつかない正直者**

テガサッキーの子は、自分の気持ちを表現したい正直な子です。嘘をつけないからこそ、「うまく言えない」と悩んで、適当な言葉では済ませないのです。

**得意を理解している**

自分にできる（手が動く）ことはきちんと理解しています。この能力を人に対してではなく、スポーツなどに向けられるようになると、才能が開花することもあるでしょう。

weak point

# テガサッキーの弱みが消える作戦

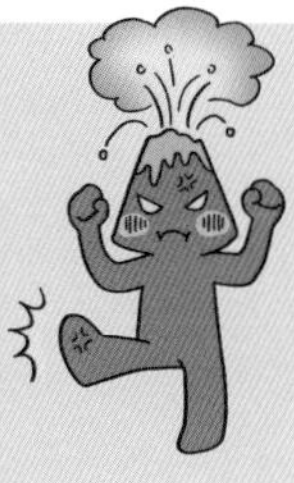

## ✕ テガサッキーの苦手をサポートしよう！

**子どもの気持ちを聞いてみよう**

子どもはだんだん言葉の理解力や伝達力がついてきて、口で表現するようになりますが、発達度合いは同じ学年でも大きく「差」があります。言葉でうまく説明できないと、手が出てしまうことも。

子どもの気持ちを、大人が聞き、整理してあげましょう。

**混乱するので、まくしたてない**

相手の言葉の理解が追いつかなくてパニックになることも。

話すときは子どもの理解を待ちつつ、追い詰めないでください。

## ✕ 困ったときにはどうすればいいの？

**Q お友だちとのケンカで、すぐに手が出てしまいます。**

**A まず混乱を落ち着かせて。**

手が出てしまう子は、混乱していることも多いもの。大人の介入が必要です。いったん引き離して落ち着かせ、場所を変えて「なぜたたいたのか」話を聞き、今の状況について説明して、一緒に整理してあげましょう。

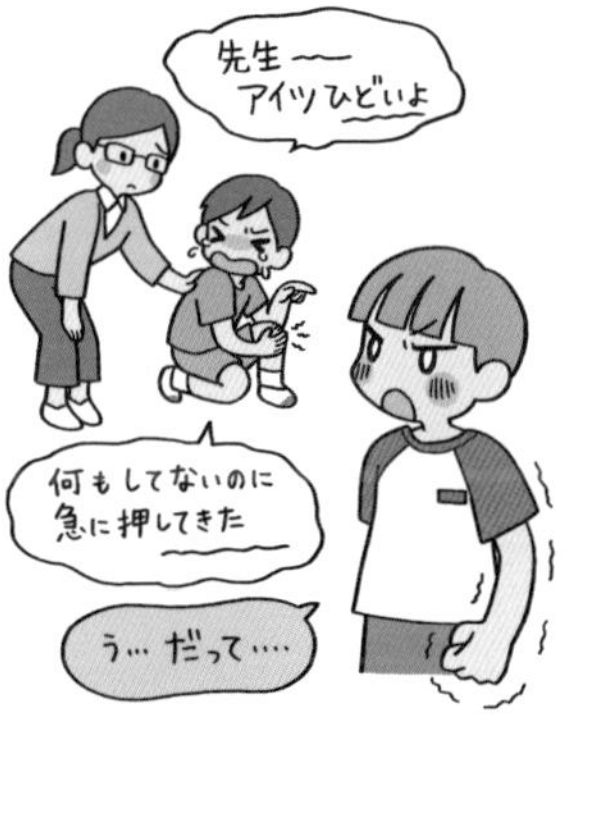
先生—— アイツひどいよ
何もしてないのに急に押してきた
う… だって….

すごい脳個性！ 28

# ソウゾウジョーズ

**想像力が豊か。**
**頭の回転が速いので、 考えが先回りする**

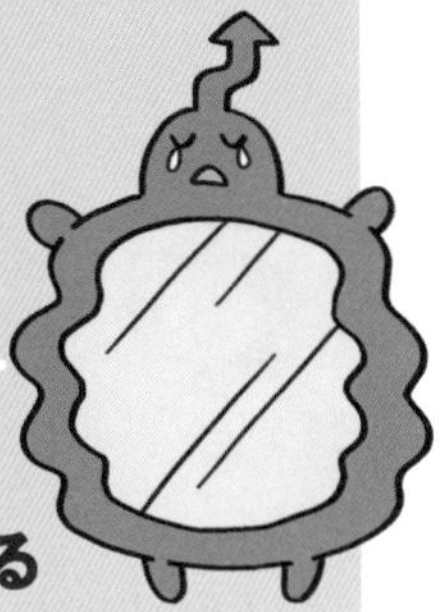

## 友だちからアドバイスを受けたときに、想像力が先行し、別の考えが浮かんだ脳の状態。

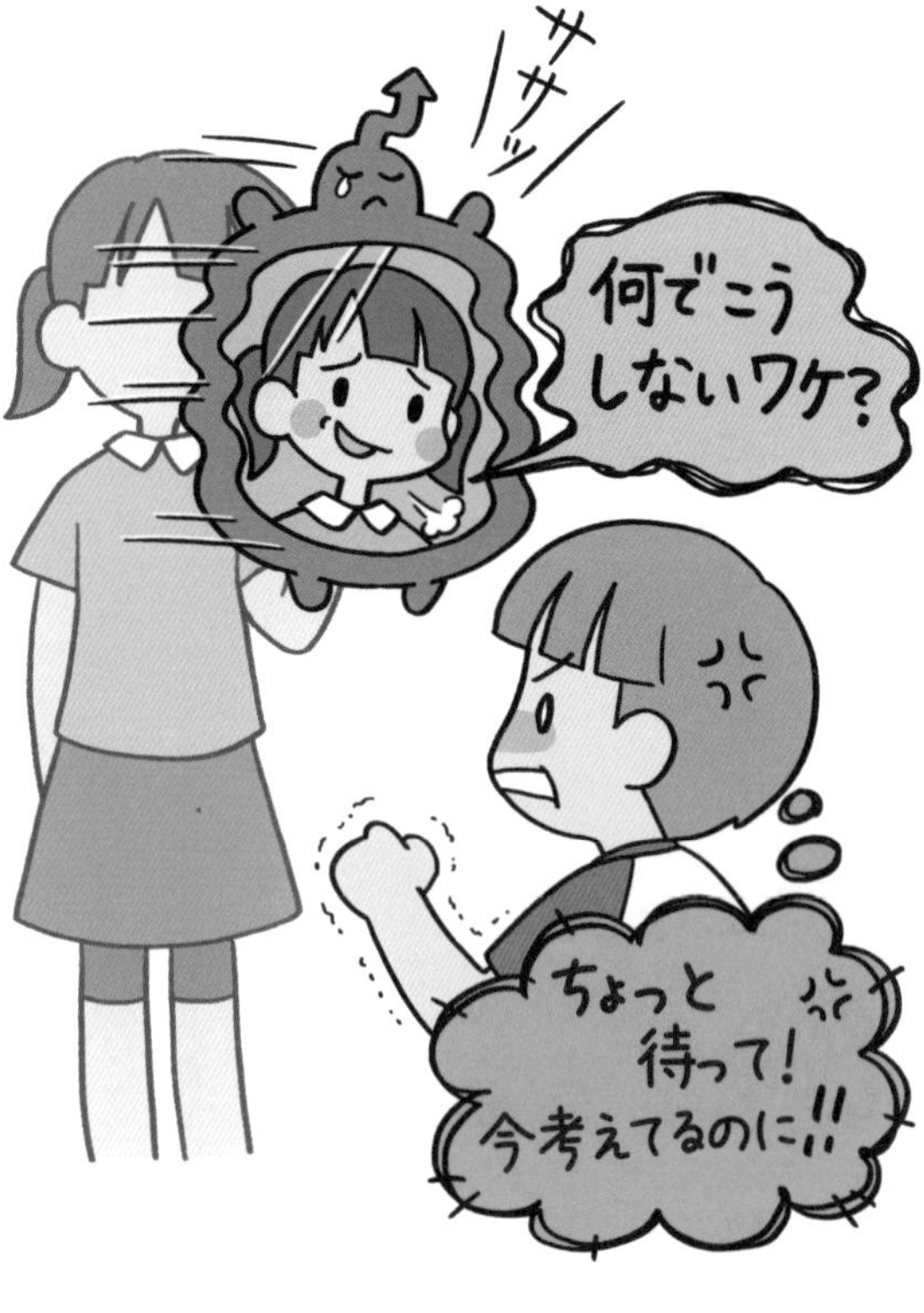
サササッ
何でこうしないワケ？
ちょっと待って！今考えてるのに!!

自分のことを否定され、攻撃されている気分。

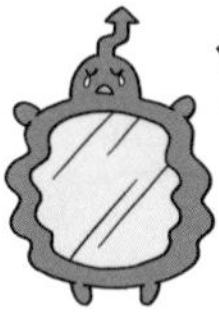

# ソウゾウジョーズの正体 強みと弱みの秘密

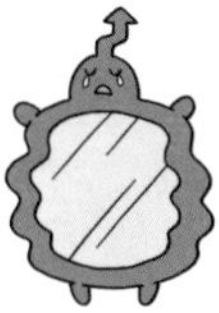

strong point

## ソウゾウジョーズの強みが出るとき

**誰よりも想像力が豊かで、**
**人の気づかないアイデアもどんどん思いつく**

- 他人の言葉への感度が高く、普通とは異なる視点をもてる。
- さまざまな角度で「どうして？」「こういうこともあるのでは？」と疑問が出せる。
- 自分の考えや意見を素直に信じられる。

weak point

## ソウゾウジョーズの弱みが出るとき

**アドバイスをすると、「なんでダメなの？」と**
**腹を立てられて、困る…**

- 「こうしたら？」と言っただけで、「ダマレ！」と反応してしまう。
- 「自分が正しい」思いが行きすぎると、まわりから敬遠されることも。
- 「自分ばかりがつらい」と被害者意識をもつことも。

strong point

# ソウゾウジョーズの強みが引き立つ作戦

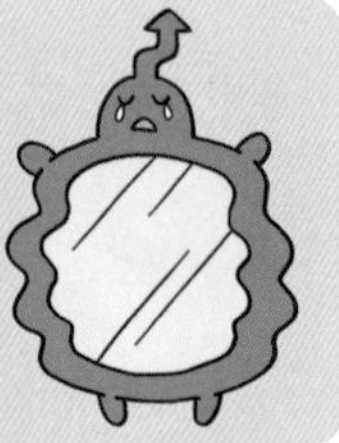

## ソウゾウジョーズの得意を応援しよう！

**豊かすぎる想像力を否定しないで**

想像力が豊かなのはよいところ。ただ、自分の思うままに考えてしまうことがあり、「人はこう思っている」と間違って思いこんでしまうことも。

相手の気持ちを想像してコミュニケーションができるよう、サポートしてあげましょう。トラブルが防げます。

**味方になってあげる**

このタイプの子は、誤解されることも多いもの。自分の気持ちを理解してもらえず、つらい思いを抱えているかもしれません。いつでも味方になってあげられる大人が必要です。

## ソウゾウジョーズの素敵なところを見つけよう！

**他人の言葉に対しての感性が鋭い**

人の言ったことに敏感で、そのまま真に受けず、違和感や疑問をもつことができます。

問題が起こったときにスルーせず、「あれ？　何か変だ」と気づき、対処できるのです。

**自分のことを信じられる**

ソウゾウジョーズのタイプの子は、自分の気持ちや言葉を信じられます。遠慮したり、集団に合わせたりすることの多い日本の環境においては、自分の気持ちを大切に、自分を優先するくらいがちょうどよいのかもしれません。

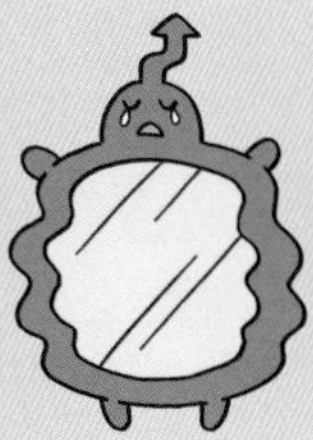

# ソウゾウジョーズの弱みが消える作戦

## ソウゾウジョーズの苦手をサポートしよう!

**まずは否定せず、話を聞いてあげて**

ルールを破るなど、原因が自分にあって叱られても、叱られている原因には注意が向いていない(忘れてしまっている)ので、「なぜか自分ばかり怒られるの?」と感じます。まずは丁寧に気持ちを聞いてあげましょう。

**感情的に伝えない**

「あの人はこう感じている」と他者の気持ちを察するのが苦手で、相手の意に添わない解釈をすることも。

いずれの場合も、感情的に叱らず、因果関係を丁寧かつ論理的に説明してあげることが重要です。

## 困ったときにはどうすればいいの?

**Q 「こうしたら?」とアドバイスをすると、怒り出したりします。**

**A 「考え方の違い」を学ばせよう。**

相手の気持ちを考えられるようになるためには、さまざまなコミュニケーションの中で、違う立場の視点を学ぶことが大事です。演劇やロールプレイを行ってみましょう。違う立場を演じると、人の気持ちを知る練習になります。

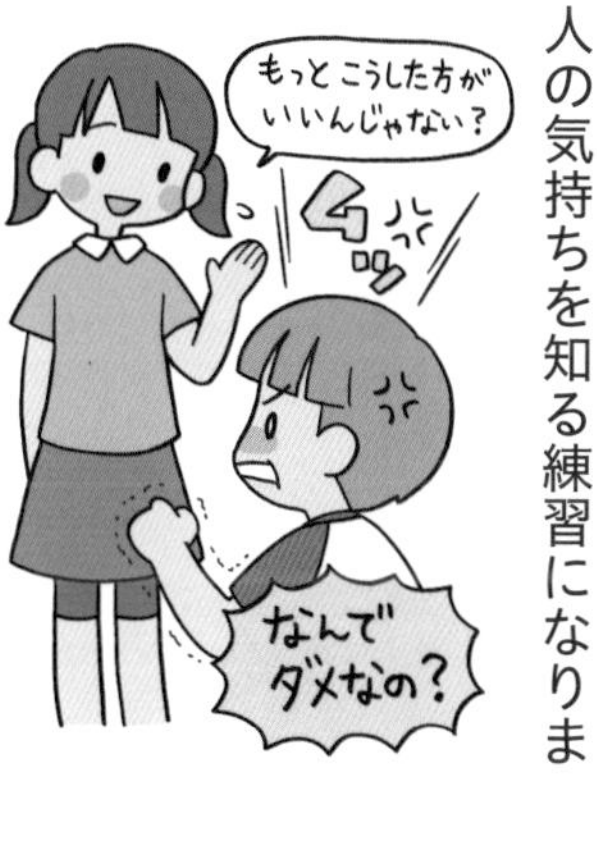
もっと こうした方が いいんじゃない?
なんで ダメなの?

すごい脳個性！ 29

# イマダケシューチュー

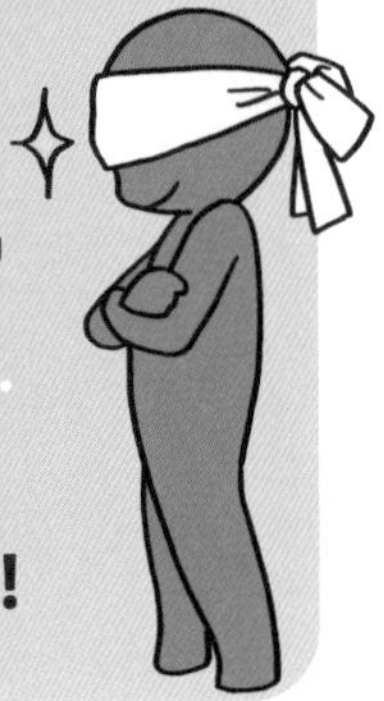

**人生は一点集中！**
**最高の気分で「そのときだけ」集中したい！**

**集中して、終わったらホッ。**
**もう集中したくないという脳の状態。**

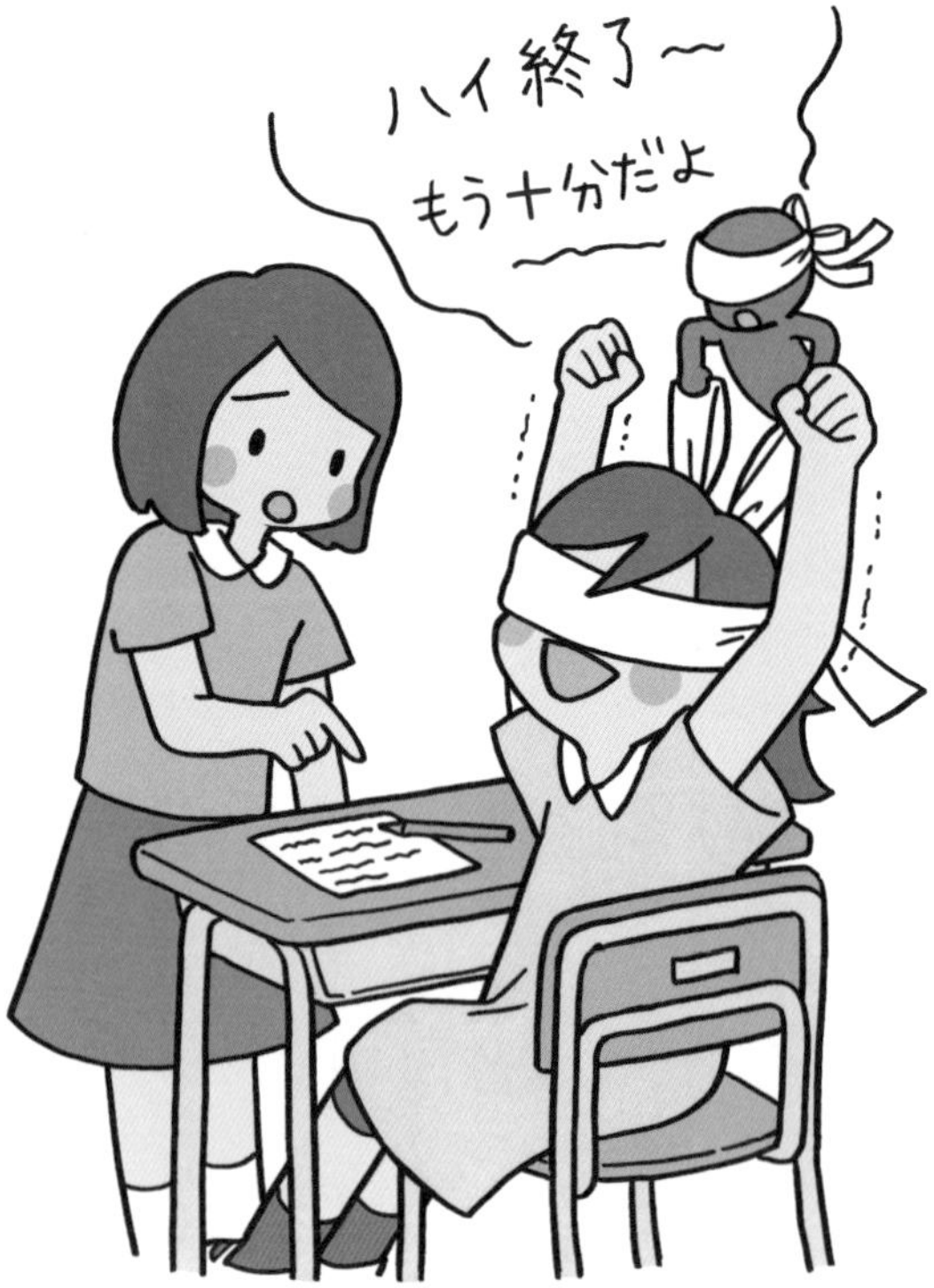


いったんテストが終わったら、
見直す気持ちにはなれない。

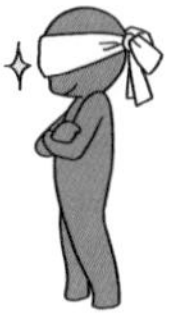

# イマダケシューチューの正体 強みと弱みの秘密

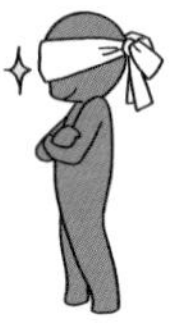

strong point

## イマダケシューチューの強みが出るとき

**「ここぞ！」というときのすごいの集中力！**
**前向きな気持ちで、次に進んで行ける**

- 長い問題を解くときは、まず全体を見渡して把握できる大局観がある。
- 「やるぞ！」と決めたら、テストの終わりまで高い集中力で取り組む。
- 一点集中型で、終わったことを引きずらない。

weak point

## イマダケシューチューの弱みが出るとき

**見直しができないから、**
**「ケアレスミスが多い」と小言を言われがち**

- 「今、ここ」の感覚が強く、一度終わったことには関心が低く、見直しができない。
- 細かな見落としが多く、記入漏れや単純な計算ミスなど、ケアレスミスが多い。
- とにかく振り返りが苦手で、めんどうくさがる。

strong point

# イマダケシューチューの強みが引き立つ作戦

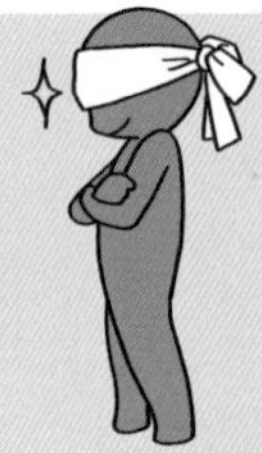

## イマダケシューチューの得意を応援しよう!

**「ざっくり」考えさせてあげよう**

大枠をとらえて、問題を解決するのは得意だけど、細かな後処理をするのはちょっと苦手。大きな問題を考えさせてもらえる環境であれば、才能が伸びていきます。

**全体把握能力を活かして**

ケアレスミスで減点される問題よりも、全体把握で点数をもらえる記述問題のほうが得意です。記述や思考を問うようなタイプの学校を探してみるとよいかもしれません。

## イマダケシューチューの素敵なところを見つけよう!

**全体を見渡し、大きな視点で調整できる**

細かいものを無視して、大きなもの（全体）を見ることができるタイプなので、「鳥の目」で俯瞰して、より大きな問題を解決できます。

**今までの時代より、新時代にピッタリの才能!**

これからの時代、細かい記憶や計算はAIが代替するでしょう。そのため、より「大きな問題」を解決するための能力が求められ、活躍の場面は増えるでしょう。

weak point

# イマダケシューチューの弱みが消える作戦

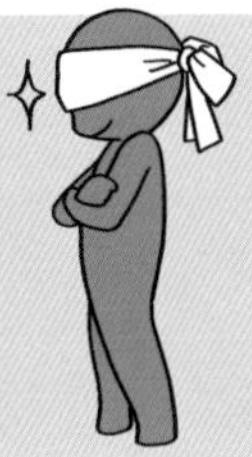

## ✕ イマダケシューチューの苦手をサポートしよう！

**見直しのポイントを伝えよう**

　基本的に過去を振り返ることが苦手なので、思い出そうとするのに人よりも大きなエネルギーが必要です。テストなどで自分が書いたものを見直すのもたいへんな労力を要します。「ここは一番大事だから、間違えないようにしよう」と大人が優先度をつけてあげるとよいでしょう。

**まずは健康的な生活を**

　大前提として、脳の覚醒度が低いと見直しはできません。脳をきちんとはたらかせるためには、健康的な生活を心がけましょう。

## ✕ 困ったときにはどうすればいいの？

**Q　テストや提出書類に、ケアレスミスが多い気がします。**

**A　集中するポイントを教えよう。**

　ケアレスミスが多い場合、全面的にではなく「絶対にここだけは間違えてはいけないこと」に集中させる工夫を。たとえば、重要な書類などの提出物には、事前に「ここが大事」とポイントを示しておくと、ミスを減らせます。

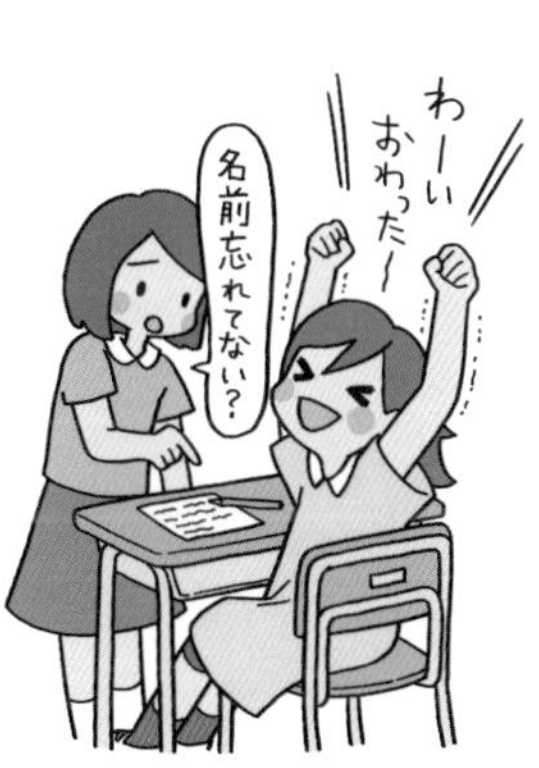

すごい脳個性！ 30

# キチントサン

**マイルールを守って、そこから外れない。きちんとしている**

## 「私の決めたルールが一番いい！」と思っている脳の状態。

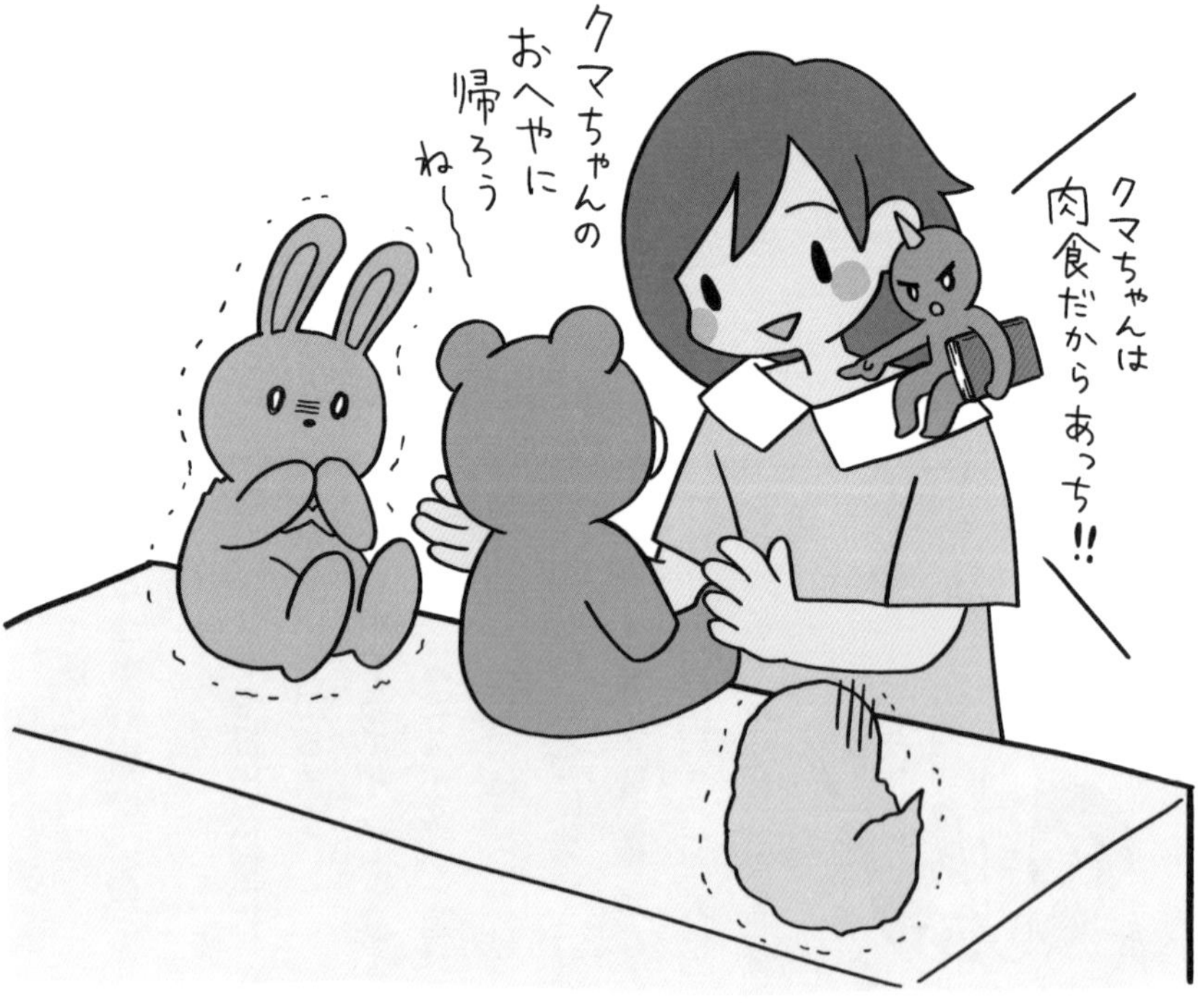
クマちゃんは肉食だからあっち!!
クマちゃんのおへやに帰ろうねー

親に片づけられた部屋だと落ち着かない。
自分の決めた方法でぬいぐるみを並べたい。

# キチントサンの正体 強みと弱みの秘密

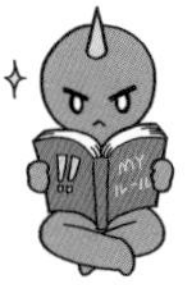

strong point

## キチントサンの強みが出るとき

**公式やパターン化のプロ。**
**「正確に繰り返せるのはすごいね」と驚かれる**

- 自分のルールに従っている。決めたことはきちんと守れる真面目な性格。
- 自分が決めたルールは、誰よりも正確に、繰り返してルーティーン化できる。驚きの再現性。
- こだわりがハマると、勉強やスポーツで大きく成長することも。

weak point

## キチントサンの弱みが出るとき

**世の中のルールと自分のこだわりが合わないと**
**「自分勝手」と嫌がられる**

- マイルールで行えないと怒ったり、パニックになったり。
- 「こだわりが強すぎる」と言われて、友だちから孤立することも。
- ルールは自分なりに理由があるのに、わかってもらえないのはつらい。

strong point

# キチントサンの強みが引き立つ作戦

## キチントサンの得意を応援しよう！

**マイルールをわかってあげる**

自分なりの「こだわり」は、ワガママではなく、「自分が生きやすい」やり方なのです。理解してあげましょう。

たとえば、「朝は食パンが食べたい」「ものの置き場所は決めていたい」などの習慣・ルールには、基本的に寄り添ってあげると生きやすくなります。

**周囲との調整は大人がしてあげよう**

「パターン化」は、迷いなくすばやく処理するための工夫です。否定せず、子どものうちは、大人が介入しながら、できるだけ子どものマイルールを尊重してあげたいものです。

## キチントサンの素敵なところを見つけよう！

**自分に正直**

ルールに沿って生きることは、「裏がない、真面目な人」にも見えます。「これが正解なんだ」と自分を信じて愚直に突き進める強さがあります。

**公式・パターン化がハマれば強い**

パターン化が得意なので、勉強やスポーツの習得が合理的ですばやい。これはすばらしい長所です。

必要なもの・不必要なものを分ける能力が高く、スマートに新しいスキルを身につけられます。

weak point

# キチントサンの弱みが消える作戦

!!
MY
ルール

## ✕ キチントサンの苦手をサポートしよう！

**生活リズムを一定に保って**

ＡＤＨＤタイプの子は夢中になると時間を忘れて生活リズムが崩れることもあるので、一定の習慣をもつことが重要です。「ルール化」がプラスにはたらく面もあると言えます。

**マイルールを尊重してあげて**

ＡＳＤタイプの子は、他人のルールを受け取りにくい場合があるため、自らルールを統一したほうが、その場その場で判断する必要がないのです。本人にとっては、生活に必要なマイルールかもしれませんので、できるだけサポートをしてあげましょう。

## ✕ 困ったときにはどうすればいいの？

**Q　こだわりが強く、手を焼きます。**

**A　認めてあげつつ、違う考えがあることも教えてあげて。**

その子のこだわりを認めつつ、違う考え方・やり方があることも教えてあげてください。好ましくないこだわりが強い場合は、そもそも子どもがこだわる場面を回避する、「今日はこれはできないよ」など前もって見通しを伝えるなどして対処しましょう。

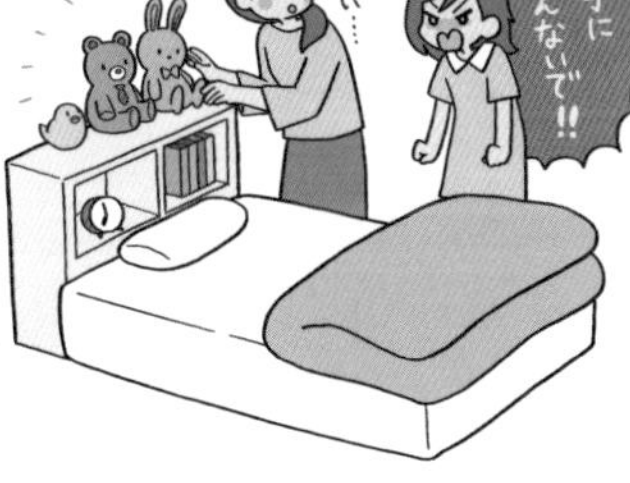
片づけただけじゃない……
勝手にさわんないで!!

すごい脳個性！ 31

# センタクジョーズ

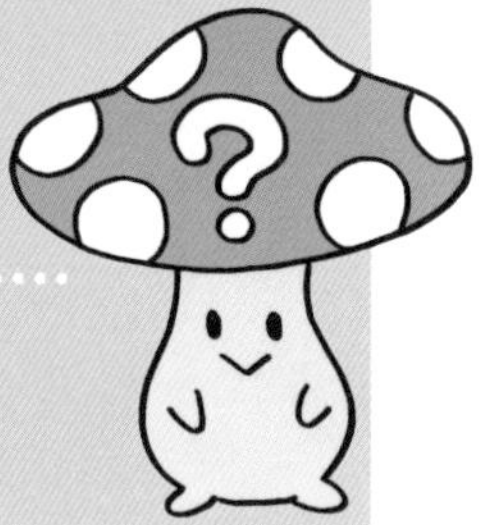

**「面白い！ 面白くない！」で**
**情報の取捨選択と力の配分ができる**

## 面白いと思うだけで「人の顔や状況を記憶」でき、自分の興味が強い方向に力を振り分けている脳の状態。

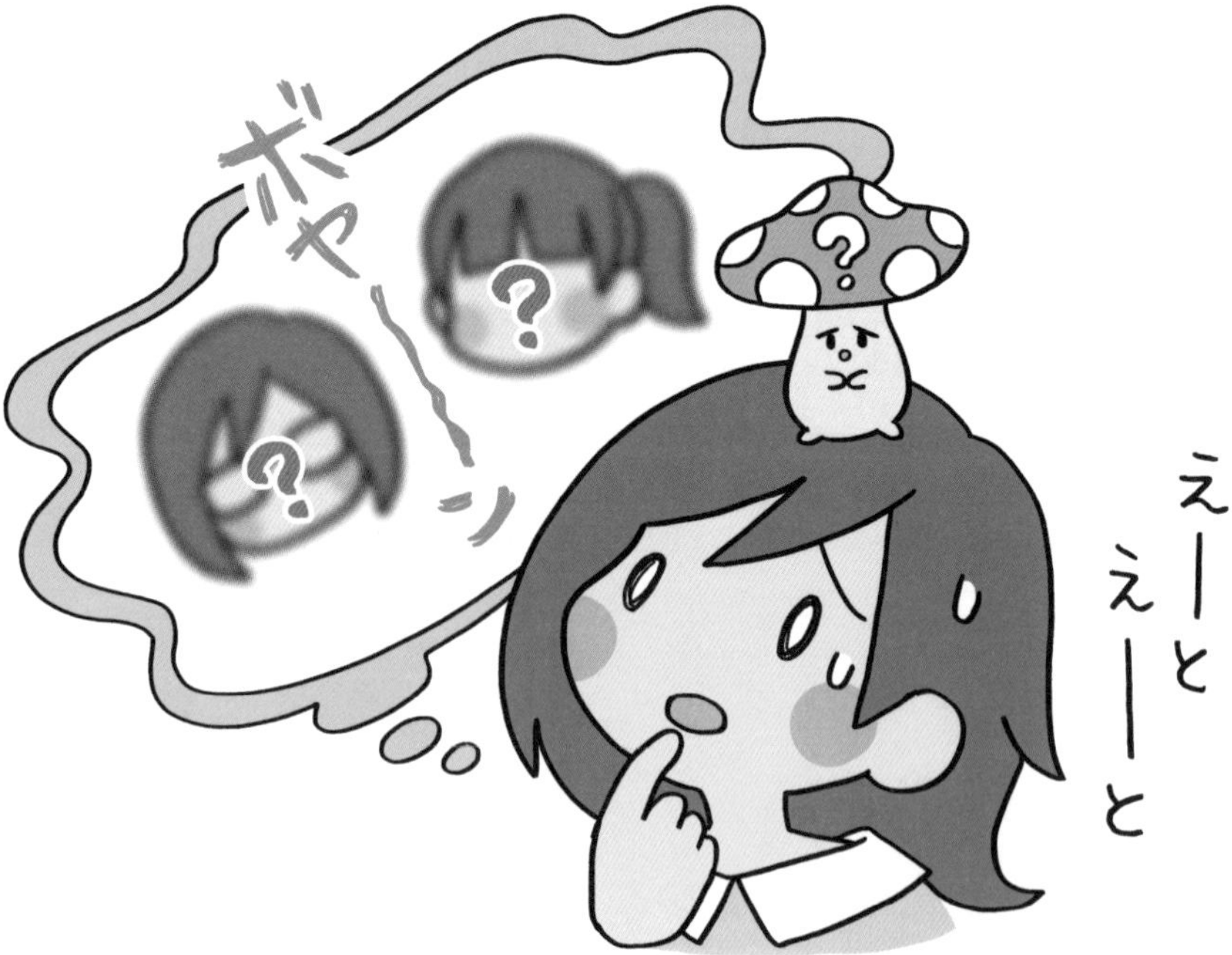


「知っている子なんだけど、本名はなんだっけ…」。
「ミコちゃん」「ゆっこ」という呼び名は覚えているのに、
肝心の本名は思い出せない。

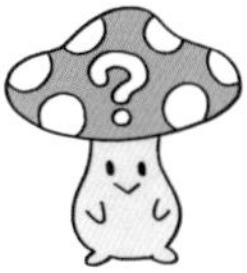

# センタクジョーズの正体 強みと弱みの秘密

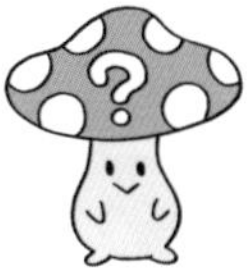

## strong point センタクジョーズの強みが出るとき

**「好きなこと」「面白いこと」に自分の能力をたくさん振り分けており、強い特技がある**

- 名前や細かいことを覚える力を抑えて、「自分の好きなこと」「面白いこと」という別の力に大きく振り分けている。
- 「咲っていう漢字が入っていたな」とか、その子の好きな色、家族構成など、まったく別の視点で記憶できることも。
- 好きなことや楽しいことは、いつの間にか細かいことでも覚えている。

## weak point センタクジョーズの弱みが出るとき

**人の名前を覚えられず、「失礼だな」と思われて、評価を下げることも**

- 子どものうちはあまりないものの、大人になるとマナー違反になることも。
- 学校外で会ったときに気づきにくく、「無視された」と誤解されるのは悲しい。
- 「他人に興味がないのかな？」と誤解されやすい。

strong point

# センタクジョーズの強みが引き立つ作戦

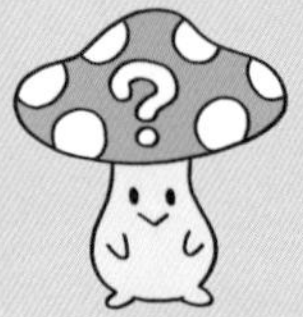

## センタクジョーズの得意を応援しよう！

**好きなことに記憶力を使わせて**

名前を覚えてもらえないと、相手は不快に感じるでしょう。

しかし、本人は「名前を記憶する必要がなかった」から覚えていないのです。子どものうちは、面白いことや好きなことを優先してあげましょう。

**上手な対処方法を教えよう**

小学校時代はクラス替えも多く、友だちの名前を覚えられないことはあるはず。お茶目に対応する方法や、覚えやすい方法を一緒に考えてあげるとよいでしょう。

## センタクジョーズの素敵なところを見つけよう！

**力を使う場所、使わない場所の選別ができる**

無意識に「自分にとって、これはそんなに大事ではない」「これは大事」と選別しています。関心が薄いものを意識の外に追いやれます。じつはこれって、やろうと思ってもなかなかできないことなんです。

**すごい能力が発揮できる可能性も**

「自分に不必要なこと」を無意識でカットできるから、効率よく自分の能力が使えるので、すごい力を発揮することも！

weak point

# センタクジョーズの弱みが消える作戦

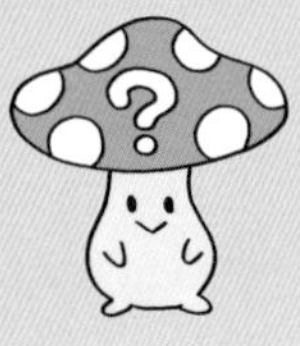

## センタクジョーズの苦手をサポートしよう！

**覚え方は人それぞれでいい**

誰しも、クラスメイトや初対面の人の名前を、一度に覚えるのはむずかしいもの。

座席表で覚えるのは得意、出席番号と結びつけると覚えられるなど、それぞれ得意な覚え方があるので、工夫してみてください。

**近くで名前を言ってもらって**

聴覚系脳番地が未発達な場合、顔を見るのに集中していて、名前が記憶に残らないことがあります。近くで名前を言ってもらうようにしましょう。注意が向くので覚えやすくなります。

## 困ったときにはどうすればいいの？

**Q　お友だちの名前をきちんと覚えられません…。**

**A　先にまわりに伝えて、フォローしてあげよう。**

名前が出てこないだけで、友だちの特徴などはよくわかっていることも多いもの。「失礼だ」と叱らないでください。あらかじめ周囲にも「名前を覚えるのが苦手」と伝えて、フォローしてあげましょう。

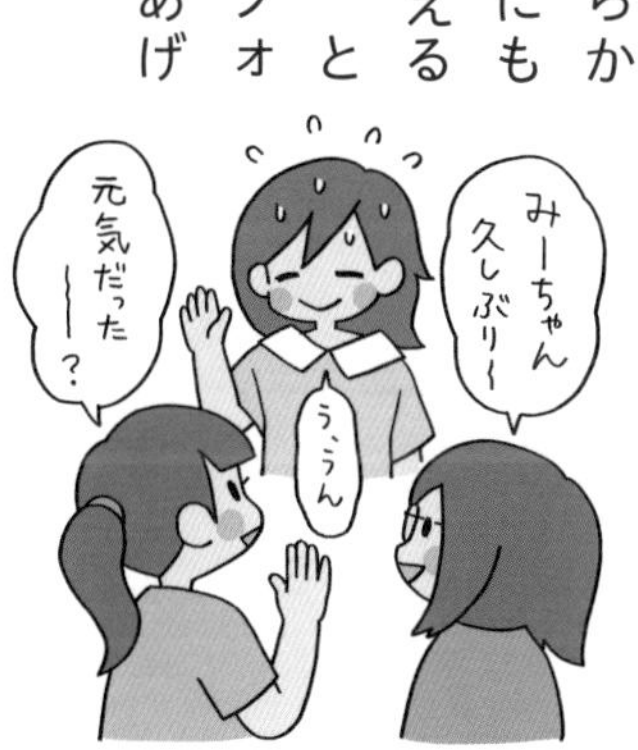

すごい脳個性！ 32

# ショウエネン

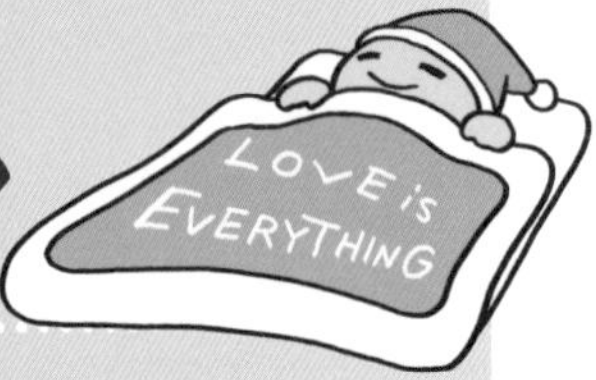


**攻撃性がないから、人から好かれる省エネタイプ。無駄なエネルギーを使わない**

**興味があっても自分から行動を開始しない究極の待ち状態。**

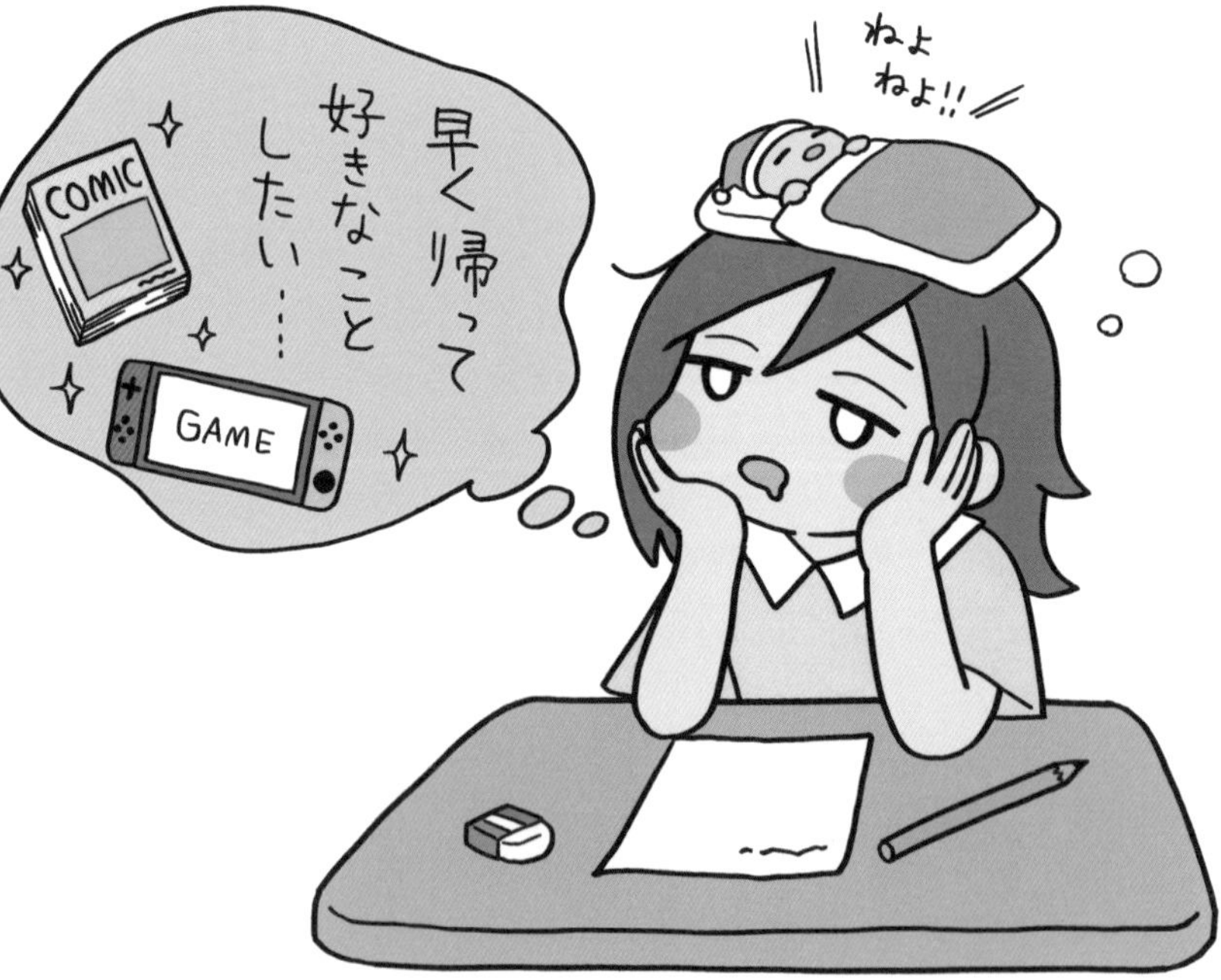


人から誘われないと、ずっと省エネモード。
「帰って好きなことをしたい」とボーッと過ごす。

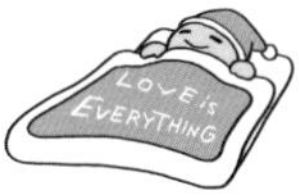


# ショウエネンの正体
# 強みと弱みの秘密

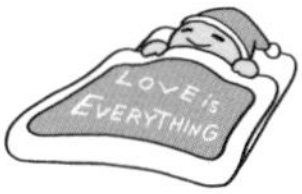


strong point

## ショウエネンの強みが出るとき

**興味のない99%よりも、**
**楽しい1%に全力を注ぐ、究極の省エネ主義**

- 人から誘われるとエンジンがかかるが、ふだんは省エネで力を温存。
- やる気がないと思いきや、100%楽しめるときは、力を発揮する。
- やるとき、やらないときの区別をはっきりとつけられる合理性の持ち主。

weak point

## ショウエネンの弱みが出るとき

**いつも「あの子、自分から誘わないよね」と、**
**まわりから敬遠される**

- 友だちから誘われたら断りきれず、つい行って結局後悔することも。
- 朝起きられず、いつも眠いような気がして、ボーッとしている。
- 自発性が低いため、自分から活動することが少ない。

strong point

# ショウエネンの強みが引き立つ作戦

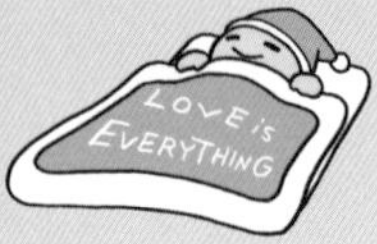


## ショウエネンの得意を応援しよう！

**好きなものが見つかるまで待つ**

今すぐに好き嫌いはわからないものの、いつか「好き」に全力投球したい気持ちはあります。ただ、見つけるまでには少し時間がかかります。あせらず、こちらの常識やルールを押しつけないようにしてくださいね。

**提案ベースで話そう**

やりたくないことがわからないので、「普通は好きだよね？」という考えで、必要以上に誘うと疲れてしまいます。「こうしたら面白いよ。きっと好きだよ」と提案してあげましょう。

## ショウエネンの素敵なところを見つけよう！

**意外に友人が多い**

攻撃性がないため、意外に友人関係は良好です。本当にやりたいかわからない場合でも、友だちに誘われればけっこう楽しめることもあります。

**じつは経営者向き**

流されて「本当はやりたくないけど…」と断れない人も多い中、このタイプの子は相手を傷つけず、ゆっくりじっくりと判断ができます。

慎重な決断が要求される場面の多い経営者の適性があるかもしれません。

weak point

# ショウエネンの弱みが消える作戦

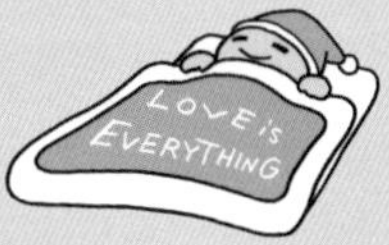


## ✕ ショウエネンの苦手をサポートしよう！

**興味のないことを強要しないで**

「自発性のとぼしさ」は注意力低下による特徴的な症状です。多動でよくしゃべるタイプは「ボーッとしている」とは思われませんが、脳の覚醒度が低いのは同じです。興味のあること以外は脳がはたらかず、集中できません。興味のないことを強要しすぎないでください。

**自発的に動けることを応援しよう**

特定の「こだわり」をもっていることが多く、そのこだわりに関してだけは自発性があります。周囲はこだわりを理解して、全力で応援してあげましょう。

## ✕ 困ったときにはどうすればいいの？

**Q　いつもボーッとしてやる気がありません。**

**A　脳が動くよう、楽しいことをさがしてあげよう。**

やる気がないというよりも、脳の状態が原因です。どんな子にも、集中できる瞬間はあるはず。それを見極めて、サポートを。その子の「こだわり」につながる、集中しやすい環境を見つけてあげましょう。

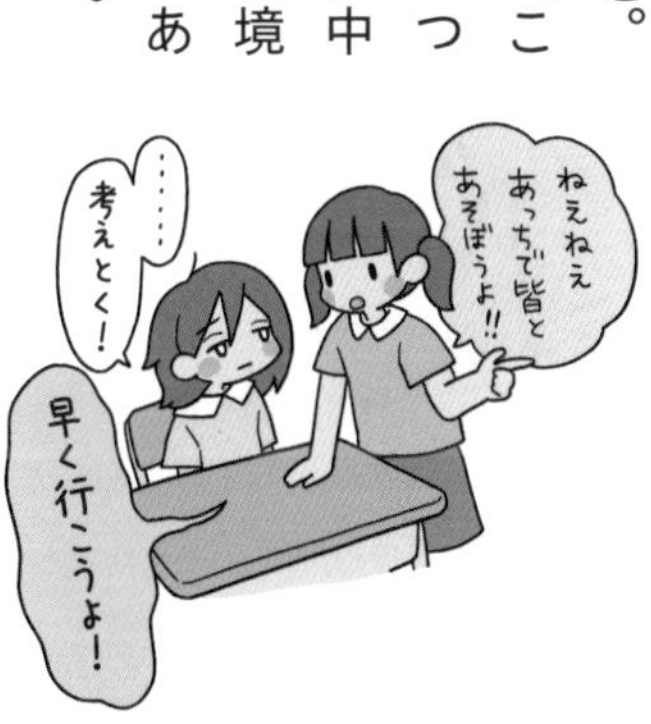
ねえねえ
あっちで皆と
あそぼうよ!!
……
考えとく！
早く行こうよ！

すごい脳個性！ 33

# ボッチャン

1人でじっくり考えるのが好き。
群れない、天才肌

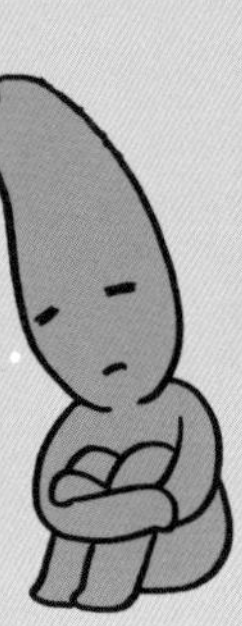

集団の中に入るとザワザワして落ち着かず、
自分の世界にいたい脳の状態。

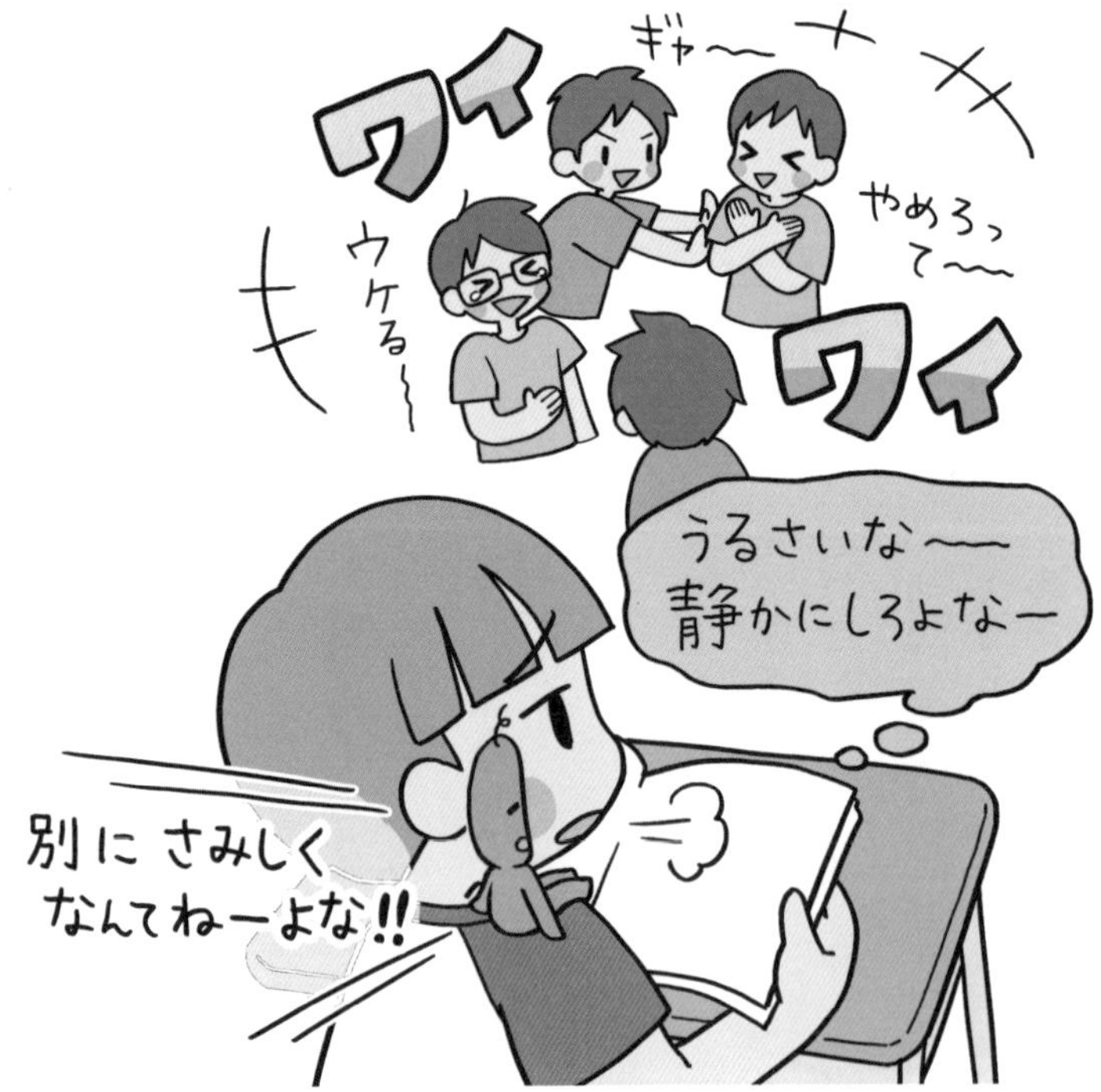

ワイ
ギャ〜〜
やめろって〜〜
ウケる〜〜
ワイ
うるさいな〜〜
静かにしろよな〜
別に さみしく
なんてねーよな!!


人から寂しそうに見られるけど、頭の中は楽しい。
かまってほしいわけでもない。

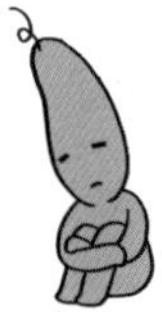

# ボッチャンの正体<br>強みと弱みの秘密

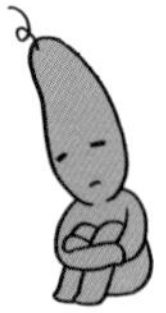

strong point

## ボッチャンの強みが出るとき

**単独行動も思いのまま。**
**1人のほうが脳がはたらく、内省的な天才肌**

- 単独行動が苦にならない。というより、1人のほうが頭がはたらく。
- 1人のときは、内省的に、いろいろなことを考えている。いわゆる天才肌。
- 自分がリーダーに選ばれれば、いきいきとがんばるタイプもいる。

weak point

## ボッチャンの弱みが出るとき

**「1人ぼっちで寂しい人」「友だちがいないのかな」と同情されることも**

- 教室でも1人で本を読んでいるので、「友だちがいない」と思われがち。
- 人との付き合いが苦手と勘違いされる。
- 集団行動のときに輪に入らず、浮いてしまう。

strong point

# ボッチャンの強みが引き立つ作戦

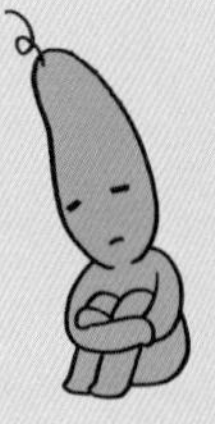

## ボッチャンの得意を応援しよう！

**そのまま放っておいてあげよう**

基本的に「単独行動」が好きなタイプ。はたから見て「1人でかわいそう」と思うのは、思い違いかもしれません。世の中には、1人のほうが好きという人がいるのです。

**グループでの役割を伝える**

「グループに入りたいなら、これは守って」とルールが明確なほうが行動しやすいタイプ。グループでも、自分の能力がはっきりと必要とされる場面では、いきいき輝くこともあります。

## ボッチャンの素敵なところを見つけよう！

**独立が早い**

誰かに頼る、依存するという気持ちがないので、相談するとしっかりした解答を出せるため、とても頼りになります。大人になると、独り立ちする時期も早いでしょう。

**内省的で天才肌**

1人で考えている内省的な性格のため、自分のことがよくわかっています。なので、客観的に物事を見ることができ、ハイパーロジカルな思考の持ち主。1人でどんどん考えを深められる天才肌の人です。

weak point

# ボッチャンの弱みが消える作戦

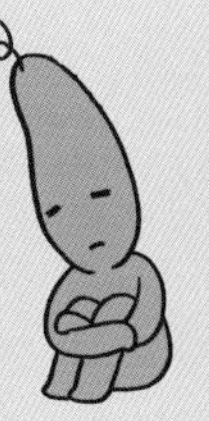

## ボッチャンの苦手をサポートしよう！

**リーダーを任せてみよう**

まわりに合わせるのが得意な一方、注意力が続きません。そのため、グループでの話し合いが長く続くと、抜けて1人になりたくなってしまうのです。

ただし、自分がリーダーなど集団の中心にいれば注意力を継続させられるので、役割分担をサポートしましょう。

**ルールを教えてあげよう**

まわりに合わせてやることがわからないだけで、合わせる理屈とルールが明確なら、集団行動自体はできます。必ずしも「集団でやるべし」と強要しない環境を与えてあげましょう。

## 困ったときにはどうすればいいの？

**Q　学校ではいつも1人で、心配になります。**

**A　まずは原因を見極めて。**

そもそも集団に入るのが怖いのか、集団には入れるが周囲に合わせて疲れてしまうのかなど、それぞれ原因が違うはずなので、観察してみてください。1人であっても、その子の個性が生かされているのであれば問題ありません。

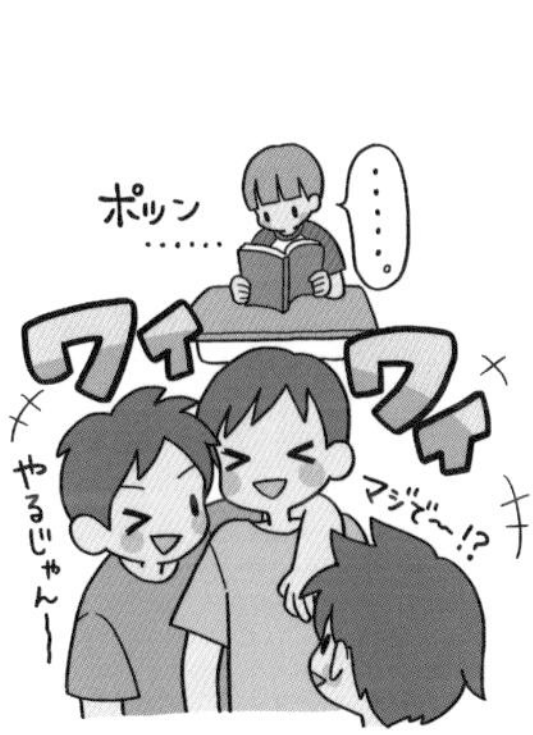

すごい脳個性！ 34

# チョーノーリョク

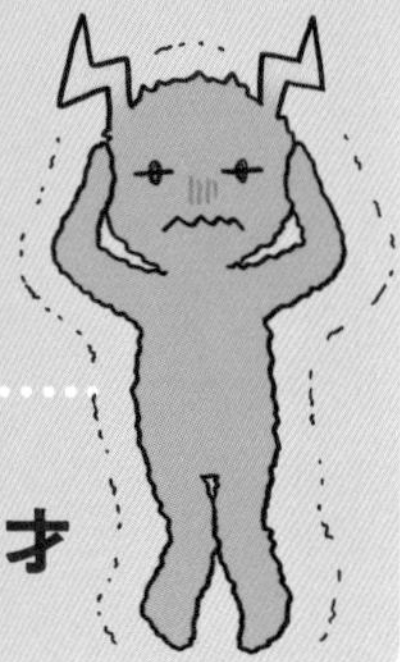

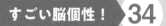

## ささいな音も拾える、情報集めの天才

**まわりの音を集めすぎてしまう、
聴覚過敏の特性がある脳。**

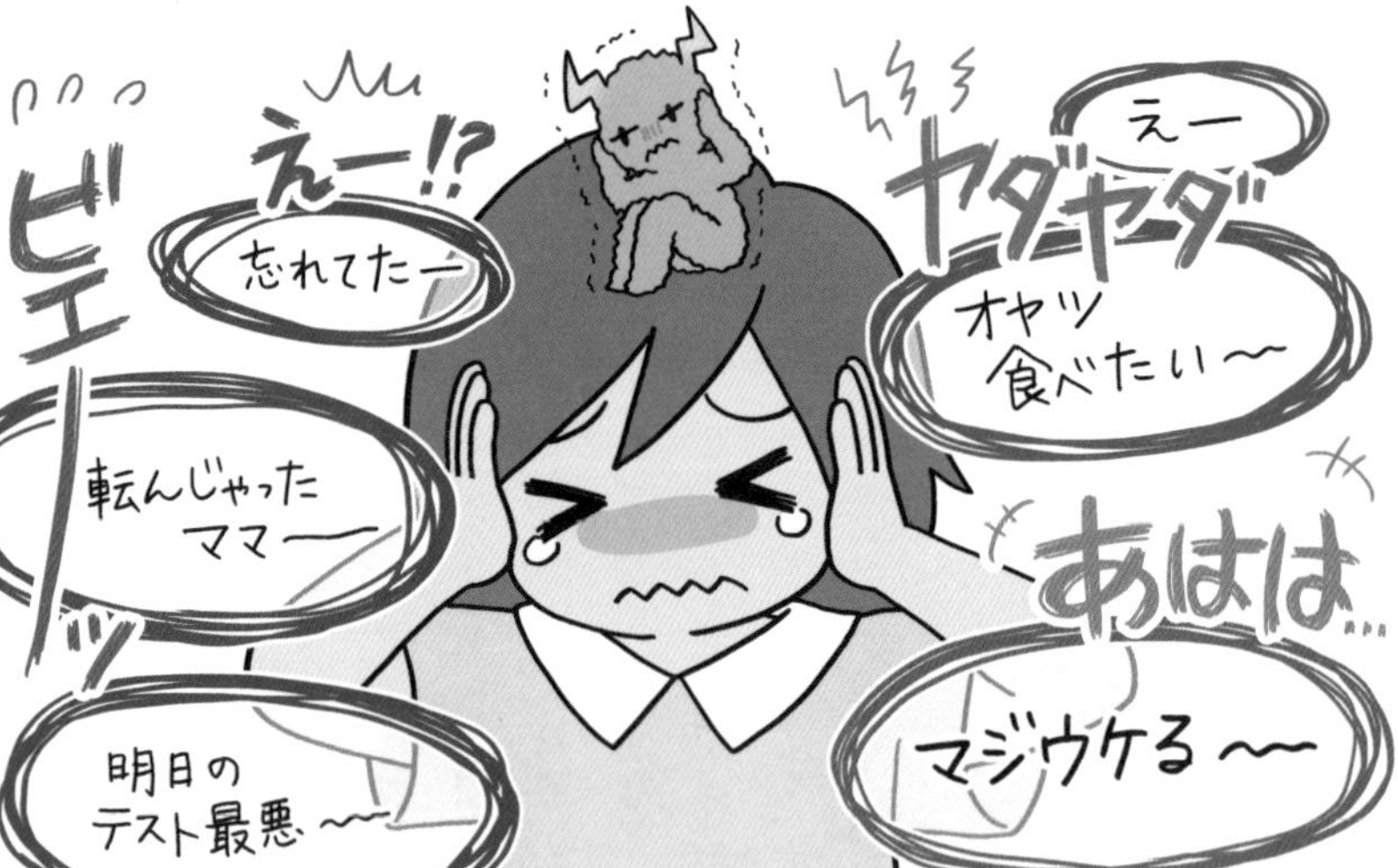

ビーッ
えー!?
忘れてたー
転んじゃった
ママーー
明日の
テスト最悪～～
えー
ヤダヤダ
オヤツ
食べたい～
あはは…
マジウケる～～


人の多い大きな街では、まわりの雑音が気になって、
大きなストレスになることも。

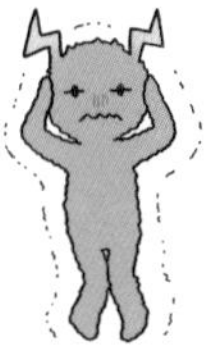

# チョーノーリョクの正体 強みと弱みの秘密

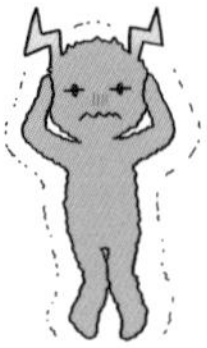

strong point

## チョーノーリョクの強みが出るとき

**繊細で敏感な「聴能力」の持ち主。**
**情報収集に優れている**

- ほかの人が気にも留めない小さな声を、思わず拾ってしまう。すごい聴能力の持ち主。
- 秘密の話、機密事項もうっかり耳に入ってしまう情報収集力がある。
- 聞けない音を聞けるから、独創的な考え方に。

weak point

## チョーノーリョクの弱みが出るとき

**聞きたくない音もキャッチするので、**
**ストレスが溜まってしまう…**

- 周囲の音に過敏に反応するため、教室や雑踏でストレスを感じてつらい。
- いられる場所が限定的になってしまう。
- 聴覚に問題がないのに、話だけに集中できないため聞き逃すことも多く、逆に「難聴では？」と誤解されることも。

strong point

# チョーノーリョクの強み が引き立つ作戦

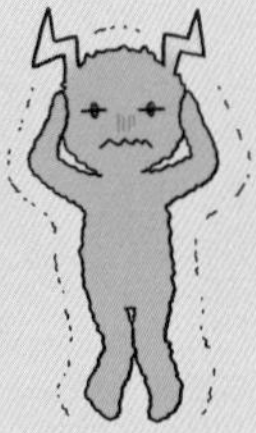

## チョーノーリョクの得意を応援しよう！

### 静かな場所に連れて行く

街のざわめき、クラスメイトのひそひそ声、隣の人の鼻をかむ音……普通の人が気にならない、些細な音が気になっちゃう！　集中タイムは、大人数がいる大部屋ではなく、1人で隔離された部屋のほうがおすすめです。

### 周囲の人に説明しよう

イヤホンを付けるのは人の話を聞きたくないわけではなく、余計な音を聞きすぎてストレスになるから。まわりの人から誤解されないようにフォローしてあげて。

## チョーノーリョクの素敵なところを見つけよう！

### 人には聞こえてない情報を聞いている

情報収集への集中度合いが高いから、ありとあらゆる角度から、いろんな情報をとれてしまうのが特徴。本人も知らぬ間に、重要な情報をつかんでいる…なんてことも。

### オリジナリティのある発想ができる

チョーノーリョクのタイプの子は、些細な音も拾ってしまいます。「人が聞いていない小さな音」をベースに思考を組み立てるため、発想も個性的・独創的になります。

weak point

# チョーノーリョクの弱みが消える作戦

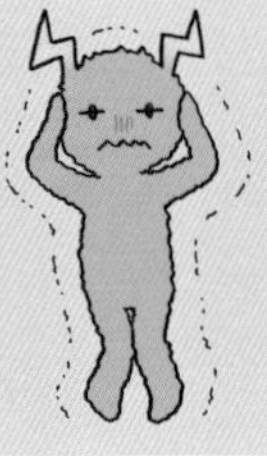

## ✕ チョーノーリョクの苦手をサポートしよう！

**うるさい場所は避ける**

聴力が過敏な面があり、人が多くてザワザワしている場所では落ち着いて考えることができません。

人が多い場所や、うるさいお店などは疲れてしまうので、連れて行かないようにしましょう。

**聴覚過敏向けのグッズもそろえて**

外から聞こえるサイレン、スポーツのかけ声や鼻をかむ音など、周囲の人があまり気にしないような音も大きく感じてしまうため、場所によっては、音を遮断するヘッドフォンやイヤーマフ、耳栓《みみせん》を使わせてあげましょう。

## ✕ 困ったときにはどうすればいいの？

**Q　ザワザワしている場所（街中や休み時間の教室など）が苦手なようです。**

**A　居場所が選べるようにしましょう。**

学校がうるさくて疲れるなら、静かな場所に移動する、大人数での授業がツライなら少人数のクラスにしてもらうなど、集中しやすい環境を選べるようにしたいですね。教科によっては個別に対応してもらうなど、先生に相談してみましょう。

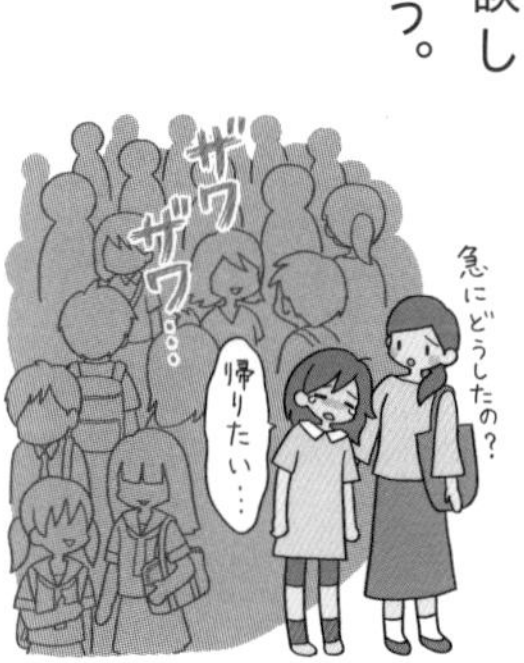

すごい脳個性！ 35

# ヨクミエール

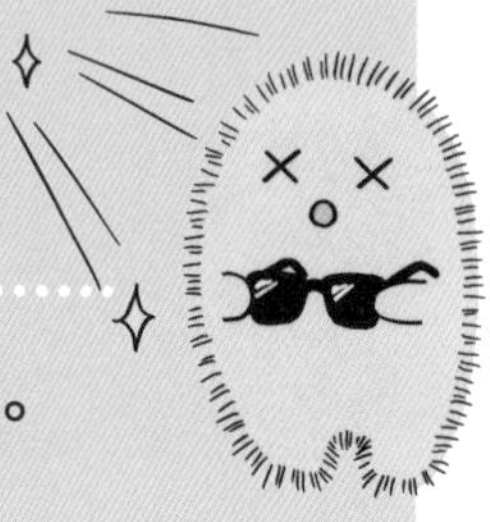

**光の感度が高く、色彩感覚が鋭い。**
**天才的な視覚分析力がある**

## 脳の光のセンサーが敏感なため、視覚情報をキャッチしすぎてしまう。

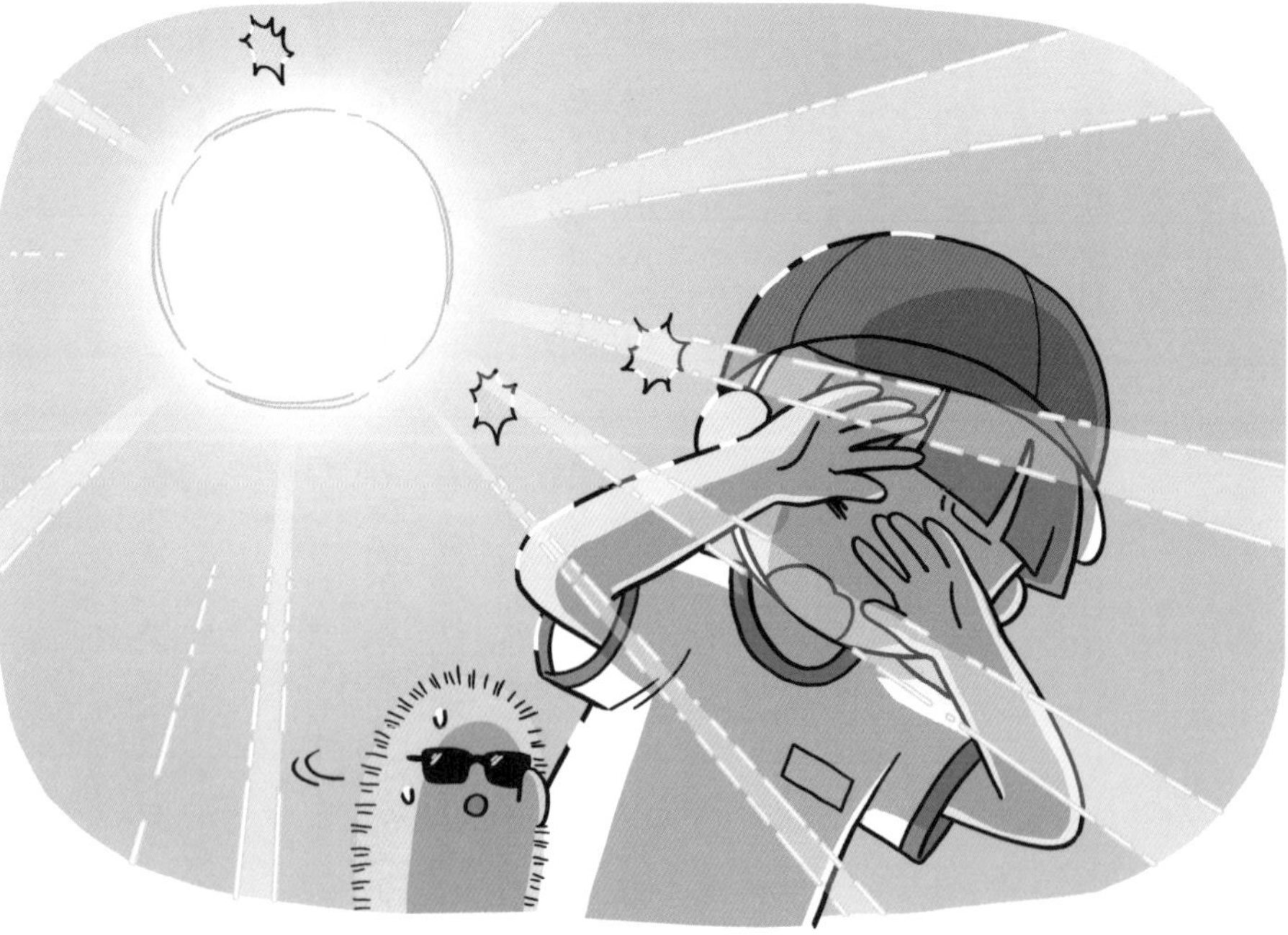

晴れて明るい野外の場合、
光過敏でまぶしくて目が開けられないことも。

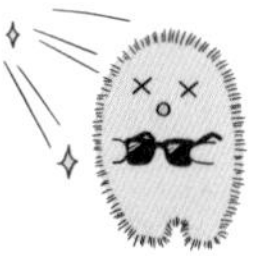

# ヨクミエールの正体 強みと弱みの秘密

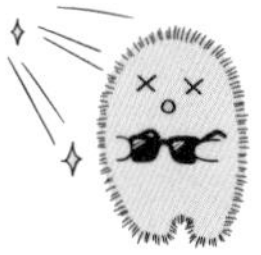

strong point

## ヨクミエールの強みが出るとき

**光の感度が高いので、
色の見え方が人とは違う、独特の感性**

- 光の感覚や色彩感覚が普通よりずっと強いため、視覚情報に対する反応も強い。
- 色彩感覚がユニークで独特。人が真似できないオリジナリティを発揮。
- 動物や草花の気持ちが伝わってきたり、数字や音にも「色」を感じたりすることができる異能の人もいる（共感覚《きょうかんかく》）。

weak point

## ヨクミエールの弱みが出るとき

**よく晴れた日の外出時は
「まぶしい、目が痛い、涙が出やすい…」と
目が見えづらくて困る**

- 光に対しての過剰な反応で、天気によって気分の変動が激しい。
- あざやかな色や強い光の動画で、ショックを受けすぎてしまう。
- ピカピカしているものや派手な色に気をとられやすいので、事故には十分注意したい。

strong point

# ヨクミエールの強みが引き立つ作戦

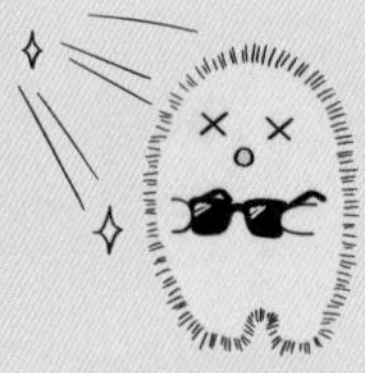

## ヨクミエールの得意を応援しよう！

**目に刺激の少ない環境を**

人の顔（表情）に過敏だったり、晴れている日に目が痛くなったり、ピカピカしている色に気をとられたりしがちです。外出時にはサングラスをしたり、部屋の電灯は温かみのある色にするなどの工夫を。

**白すぎない紙を使うのもおすすめ**

真っ白のノートがまぶしすぎる場合は、うすく色の入ったノートを使いましょう。教科書が読みにくければ、色のついた半透明の下敷きをのせるなど工夫してください。

## ヨクミエールの素敵なところを見つけよう！

**過敏ゆえの発見能力**

過敏とはつまり、普通より刺激が気になってしまうわけですから、人よりもたくさん視覚情報を集めているのです。さまざまな情報を拾うことができ、物事の本質に迫りやすいといえるでしょう。

**視覚分析能力が高いことも**

人よりも微妙な色合いや繊細な色の識別能力がすぐれているので、デザイナーや画家、映像制作など、視覚の識別能力を生かした職業を目指してもよいですね。

weak point

# ヨクミエールの弱みが消える作戦

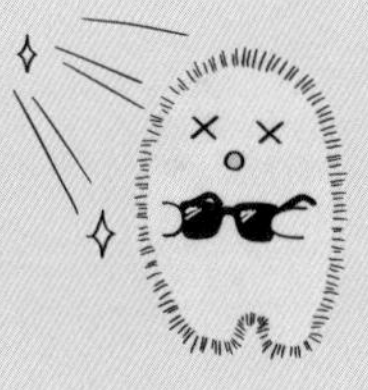

## ヨクミエールの苦手をサポートしよう！

**交通事故に気をつけさせる**

ADHDタイプの子は光や色彩に関する感度が高いため、光を過剰にまぶしく感じたり、派手な色合いのものに目を奪われやすい特徴があります。

目につくものに注意を奪われて、事故に遭うこともあるので、自転車の運転などは特に注意させましょう。

**興味のないものに近づけない**

ASDタイプの子は、興味のないものはスルーできます。ただ、興味のないものがピカピカ光っていると不快でストレスを感じるため、照明などが派手な場所は避けましょう。

## 困ったときにはどうすればいいの？

**Q　外で行う競技が苦手です。**

**A　外光などが原因で、ボールが見えづらいのかも。**

明るさ、色、特定の見た目など、子どもによって過剰反応する対象は異なります。まずは、どんなものに反応するのかを見つけましょう。まぶしく感じるなら遮光タイプのメガネを使う、苦手な色を避けるなど、パニックにならないようサポートをしてあげてください。

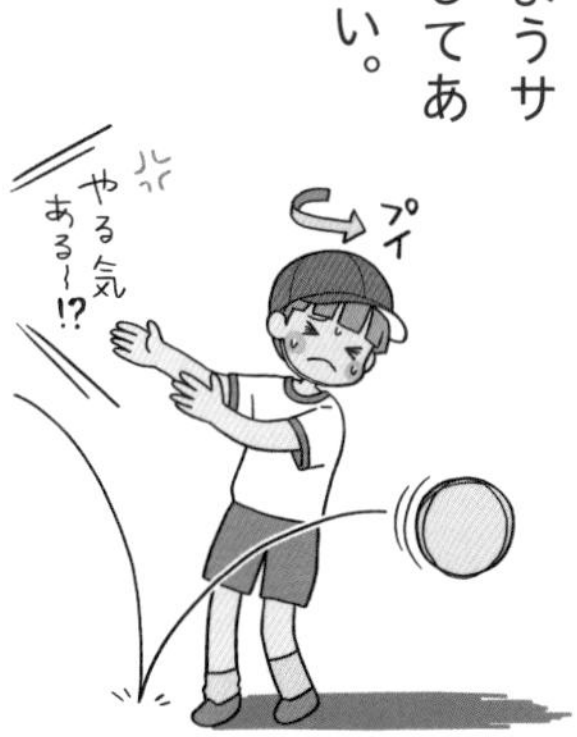

すごい脳個性！ 36

# チョーカンカク

手ざわり、舌ざわり、肌ざわり…
さわった感覚が強く脳を刺激する

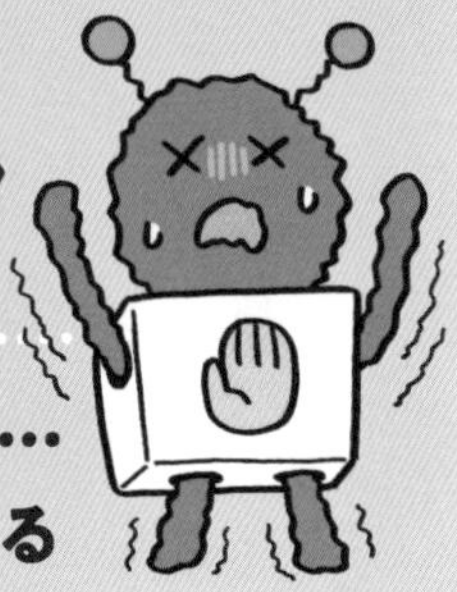

**脳の感度が高すぎるため、**
**キャッチした情報に過剰反応する。**

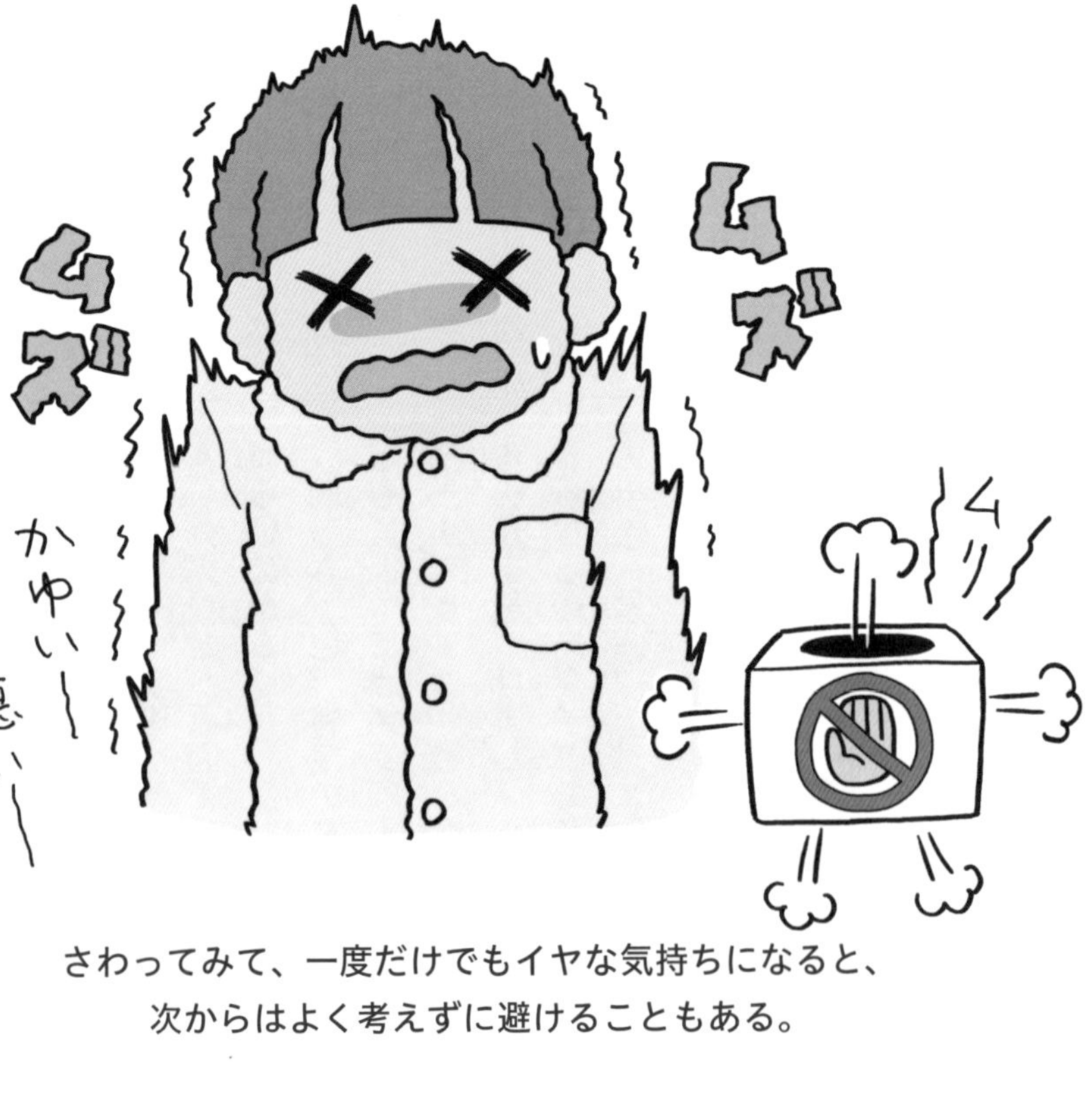


さわってみて、一度だけでもイヤな気持ちになると、
次からはよく考えずに避けることもある。

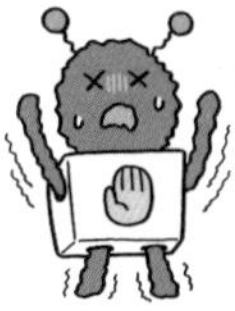

# チョーカンカクの正体 強みと弱みの秘密

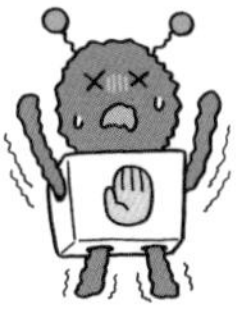

strong point

## チョーカンカクの強みが出るとき

**感覚が鋭いから、危険回避ができる「進化したタイプ」の子ども**

- 感覚が鋭く、自分に合った人やものを選びとれる。
- 自分にとって毒やアレルギー物質なのかどうかを見分けて避けることができる、危険回避能力に秀でている。
- 将来は、繊細な感覚を生かした料理人などの仕事に向いているかも。

weak point

## チョーカンカクの弱みが出るとき

**過敏なために「好き嫌いが多すぎ」て手がかかり、親が悩むことが多い**

- 食べ物では偏食タイプの子も多く、親は栄養面・成長面で悩みの種。
- 衣類に関しても、「綿以外着ない」などのこだわりがあるため限定的。親は困ってしまう。
- 「好き嫌いの多い、ワガママな子」というイメージをもたれることも。

strong point

# チョーカンカクの強みが引き立つ作戦

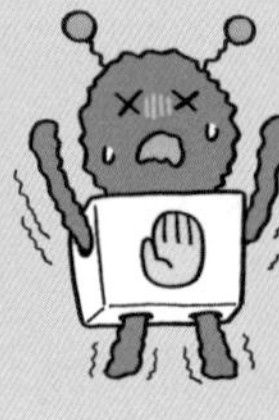

## チョーカンカクの得意を応援しよう！

**ダメなものをすすめない**

チョーカンカクの子は、皮膚や舌など、触覚が鋭いのが特徴です。ダメな感覚はとことんダメ。脳のはたらきが悪くなることに敏感に反応してしまうので、無理強いはやめましょう。

**好きなものを選んであげよう**

感覚が過敏なため、「トマトは食感が気持ち悪い…」「ウールの服はチクチクしてイヤ…」などの苦手がありま す。栄養失調になるなど、よほどのことがなければ、好きなものを選ばせてあげましょう。

## チョーカンカクの素敵なところを見つけよう！

**危険回避能力が高い**

感覚が過敏だと、未知のものに対する感覚も強くなるため、いつもと違うことに即座に違和感を覚えます。傷んだ食品などを避けられるので、食中毒などにもなりにくいでしょう。

**繊細な感覚は生かせる**

たとえば､皮膚の感覚が鋭いことで、肌が弱い人向けの衣服や肌着の開発ができるかもしれません。舌の感覚が鋭ければ、料理人にも向いているかもしれませんね。

weak point

# チョーカンカクの弱みが消える作戦

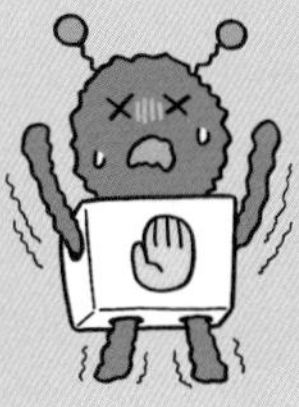

## ✕ チョーカンカクの苦手をサポートしよう！

**無理強いしないでOK**

皮膚の感覚が繊細な場合、食感がイヤで食べられないものや、肌ざわりが苦手で着られない材質の服、手でさわれられないものなどがあります。

避けても大丈夫なことが多いので、無理強いをする必要はありません。

**成長してから再チャレンジを**

小さいころは苦手だったのに、大きくなったら食べられるようになったものは誰しもあるでしょう。発達障害の子も、成長とともに苦手でなくなることは多いので、時期を見てチャレンジするとよいでしょう。

## ✕ 困ったときにはどうすればいいの？

**Q　偏食や好き嫌いが多く困ります。**

**A　脳の発達により、克服できることも。**

苦手なものを無理に押しつけるのはやめましょう。食べものでいえば、アレルギーのあるものを感覚的にイヤだと言っているケースもあるのです。今は食べられるもので栄養を補い、着心地よいと感じる服を着させてあげましょう。脳の発達により、苦手が克服できるタイミングもあります。

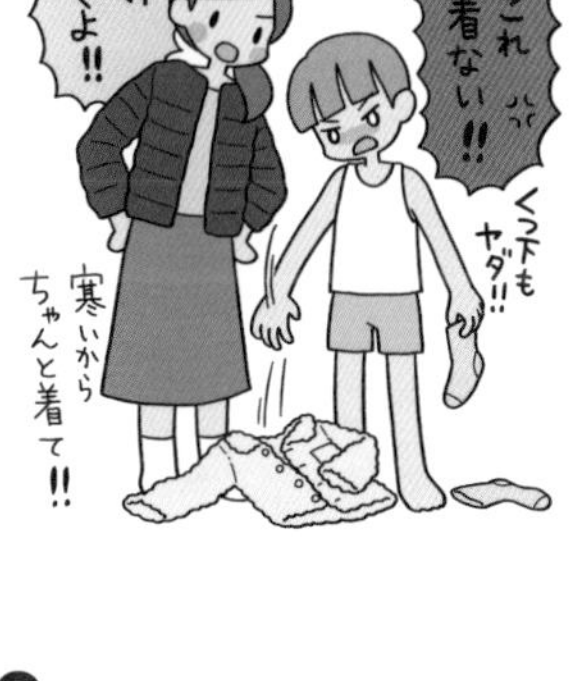
風邪ひくよ!!
これ着ない!!
くつ下もヤダ!!
寒いからちゃんと着て!!

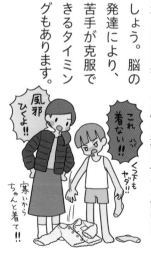

すごい脳個性！ 37

# チョーミエール

**音韻《おんいん》や言葉の情報よりも**
**視覚情報を優先して分析できる**

**絵本を読んでいると、**
**絵を見るだけで内容が想像できるが、**
**文章はボンヤリしてしまう脳の状態。**

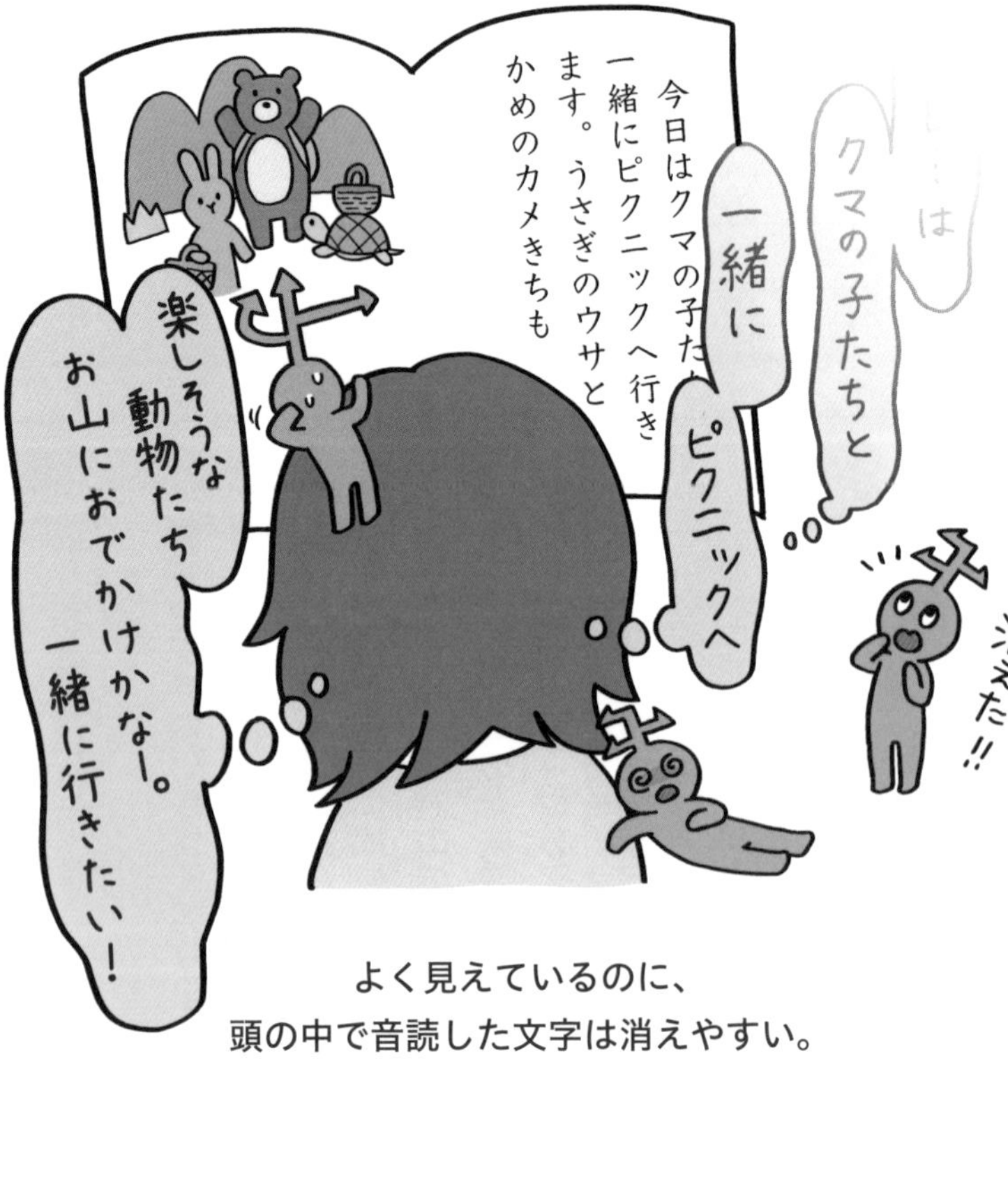

今日はクマの子た
一緒にピクニックへ行き
ます。うさぎのウサと
かめのカメきちも
はクマの子たちと
一緒にピクニックへ
楽しそうな動物たち
お山におでかけかなー。
一緒に行きたい！
消えた!!


よく見えているのに、
頭の中で音読した文字は消えやすい。

# チョーミエールの正体 強みと弱みの秘密

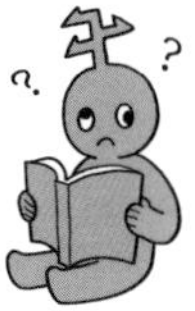

strong point

## チョーミエールの強みが出るとき

**文字がうまく読みとれない一方で、**
**視覚が強く「絵本なら大好き」な場合も**

- 視覚記憶が強い子が多い。アート感覚で絵本を楽しめる。
- マンガや動画など、視覚的に情報を補ってくれるコンテンツなら好きなことも。
- 「お話は苦手」と決めつけず、本は好きなところ、面白いと思ったところから自由に読もう。

weak point

## チョーミエールの弱みが出るとき

**「本の感想を聞かせて」と宿題が出ても、**
**いつもやっていない…と叱られる**

- まとまりのある長い文章が記憶に残らないため、本人の体験や図、絵がないと、ストーリーが頭に残らない。
- 頭の中で音読ができず、書かれた意味がわからないので長い時間読書することが苦手。
- 文章を読むことが苦手なため、国語以外の教科も苦手になりやすい。

strong point

# チョーミエールの強みが引き立つ作戦

## ○ チョーミエールの得意を応援しよう！

**イラストや図の多い本で補う**

視覚に特化した分、聴覚が弱い面が出やすいチョーミエール。

文字だけ追いにくく、文章を理解しづらいため、絵本や図など文字以外の情報があると急にやる気と理解力がアップします。

**動画やテレビもフル活用して**

文字から情報をとることが苦手ですが、動画ならよくわかることも。テレビ、動画など、本人が理解しやすいものをフル活用してあげましょう。

## ○ チョーミエールの素敵なところを見つけよう！

**アート感覚が強い**

視覚の能力が強いため、絵本の絵だけでパッと意味をつかんで、「本が読める」ことも。挿絵や写真などからもどんどん情報をとっていきます。

**バランス感覚にすぐれている**

人やものの全体像が見えているため、構図のバランスが悪かったりすれば、パッと見て気づくことがあります。

アート的なセンスを伸ばしていけば、芸術家やデザイナーなどにも向いているでしょう。

weak point

# チョーミエールの弱みが消える作戦

## チョーミエールの苦手をサポートしよう！

**本人が読みやすい環境を整える**

言語認知能力が未熟な場合、太さが一定でない明朝体が見づらかったり、ノートの余白がまぶしく見えたりして、文章が読みづらくなることがあります。UD（ユニバーサルデザイン）のフォントを使ったものや、グレーの色調のノートなど、見え方に配慮したものを使うようにしましょう。

**音読を練習させてみよう**

黙読が苦手な子は「頭の中で音読」ができていません。聞く力が育てば読めるようになることも多いので、まずは音読の練習をおすすめします。

## 困ったときにはどうすればいいの？

**Q　本を読んでも、内容を覚えていないようです。**

**A　目で文字を追うだけでなく、音読する習慣を。**

声に出してスムーズに読めるようになると理解力がアップし、脳も活性化します。

まず音読でスラスラ読めるように練習し、できるようになったら黙読（脳内音読）をうながすようにしてみてください。

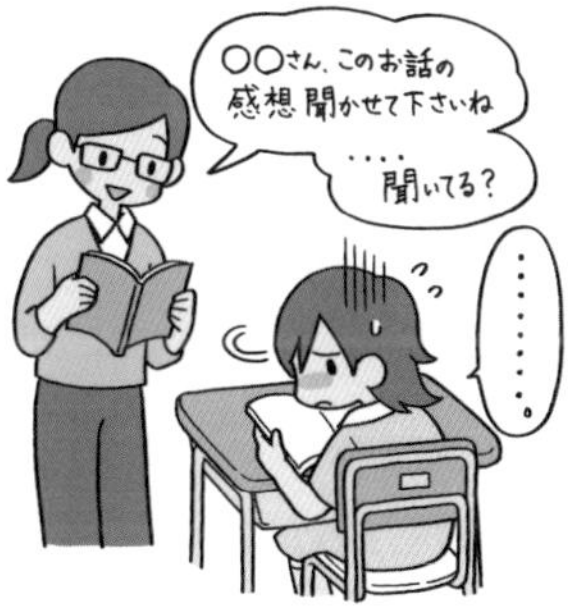
○○さん、このお話の感想聞かせて下さいね
....聞いてる？
………。

すごい脳個性！ 38

# シャイハッセー

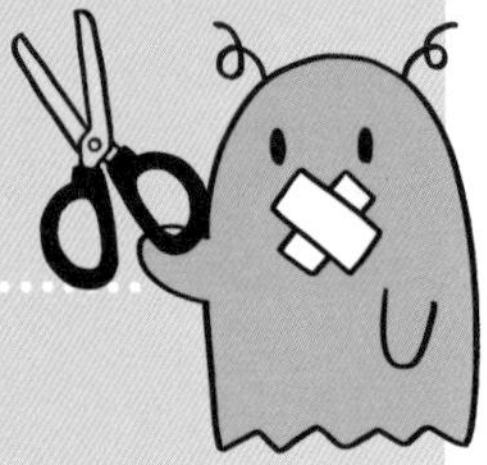

## 声を出すときに
## 人一倍慎重に言葉を選ぶ

**一文字一文字、目で見ながら**
**丁寧に音を出している脳の状態。**

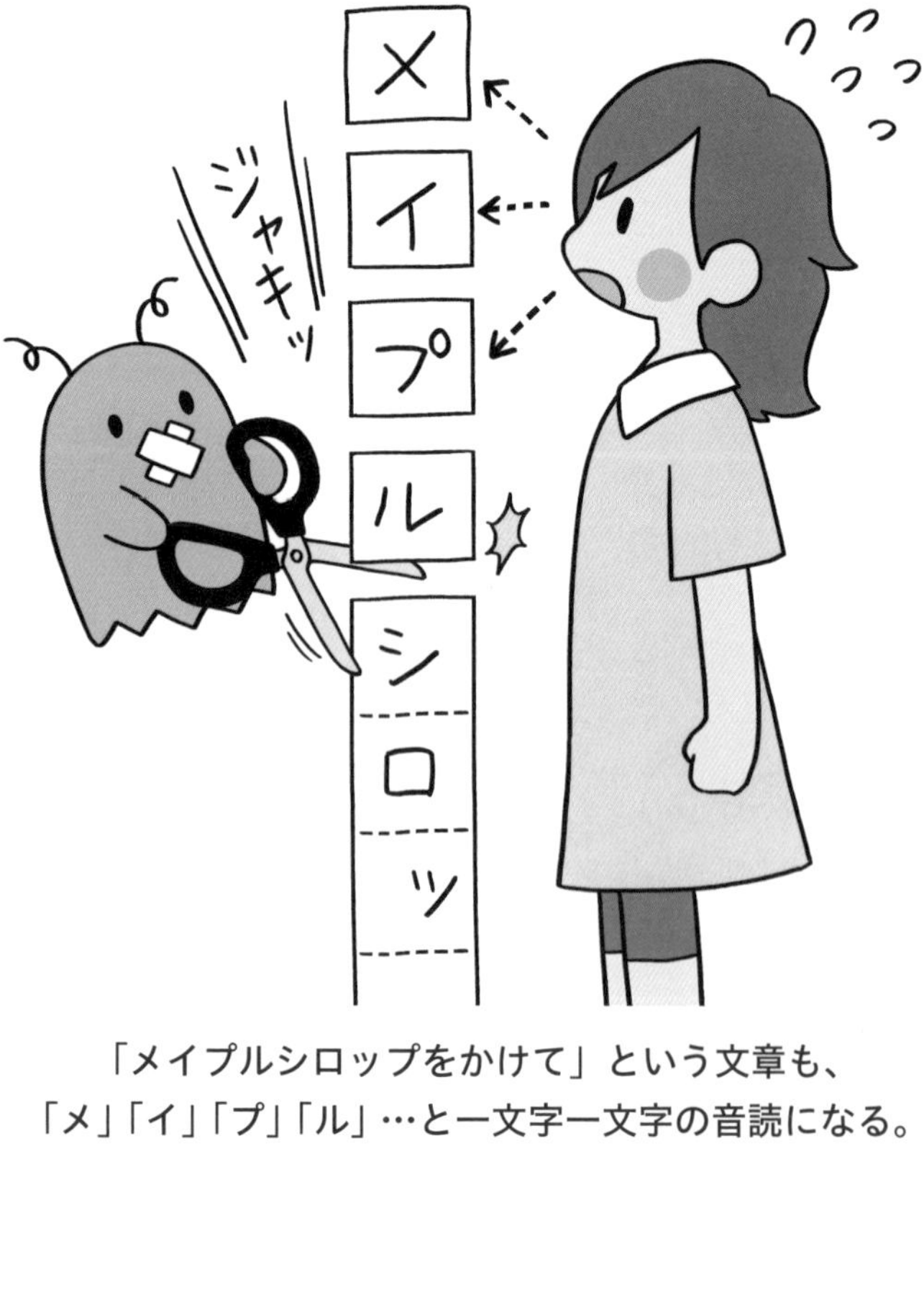


「メイプルシロップをかけて」という文章も、
「メ」「イ」「プ」「ル」…と一文字一文字の音読になる。

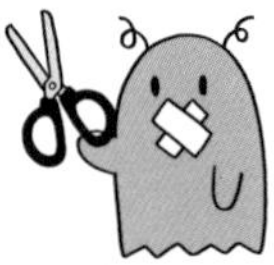

# シャイハッセーの正体
# 強みと弱みの秘密

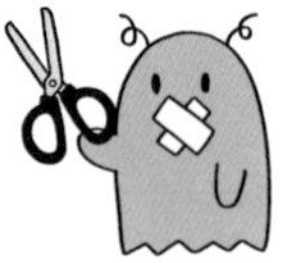

strong point

## シャイハッセーの強みが出るとき

**目で見てざっと意味をつかみ、**
**「全体把握が上手」と驚かれることも！**

- 文字を見て声に出すことは恥ずかしいけれど、普通に会話は楽しめる。
- 「目で見て、意味や構造を理解する」能力が強いこともある。
- 特別な方法（「助詞強調音読法」）で練習すれば、音読は上達する。

weak point

## シャイハッセーの弱みが出るとき

**音読すると「パ」「ン」「ケー」「キ」のようになって、**
**恥ずかしい思いをする…**

- 文字を見て声（音）にするのがとにかく苦手。
- 漢字、ひらがな、カタカナと読みにくい文字は子どもによるが、黙読もできず読書は苦手。
- 視覚が弱くて、人と目を合わせないケースもある。

strong point

# シャイハッセーの強みが引き立つ作戦

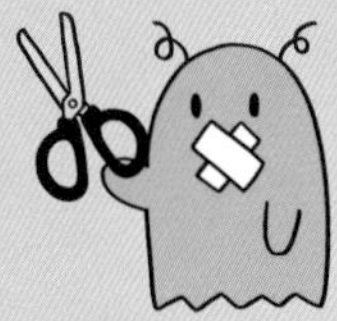

## シャイハッセーの得意を応援しよう！

**自宅で大きな声で練習させよう**

教科書の音読を宿題で出したりと、音読を重視する学校も増えてきました。音読自体は私も脳の発達に効果的だと考えていますが、やり方を間違えると自己肯定感を下げることにも。家でゆっくり大きな声を出して練習させましょう。

**日常使う言葉を反復させよう**

苦手な音読を強要してうまく読めないと、ほかの子にからかわれたり、イヤな思いしか残らない場合も。まずは、日常使っている単語を何度も声に出させてみましょう。

## シャイハッセーの素敵なところを見つけよう！

**視覚の発達がすごい**

文字の読みが苦手な一方で、それを補うように視覚がとても鋭いのが特徴。視覚野を生かした観察眼があり、分析能力にも長けています。

スポーツチームに所属しているなら、視野の広さを生かしたポジションについたり、チーム全体を見渡すキャプテンも向いているかもしれません。

**一対一の対面で会うのが得意**

手紙やメール、LINEなどよりも、直接会ってコミュニケーションをとるのが得意です。

weak point

# シャイハッセーの弱みが消える作戦

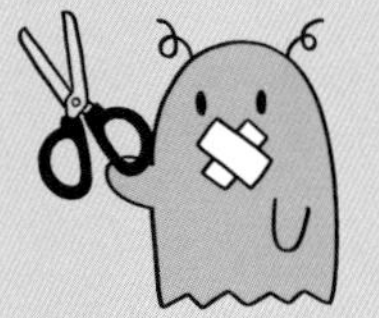

## ✕ シャイハッセーの苦手をサポートしよう！

**時間をかけて音読できるように応援**

「音読困難症状」のある子は、聴覚系が未発達な場合も。「メイプルシロップパンケーキ」のような長い言葉を聞いて覚えられないような場合、文章を聞いて理解するのはむずかしいといえます。ただ、音読の工夫次第でできるようになることもよくあります。

**合理的な配慮を求める**

今は多くの小学校で音読を推奨しているため、つらい思いをするかもしれません。先生に相談して、みんなの前で音読させないように、配慮してもらってもよいでしょう。

## ✕ 困ったときにはどうすればいいの？

**Q 国語の授業の音読が苦手で、毎日恥ずかしい思いをするようです。**

**A 「助詞強調音読法」がおすすめ。**

私も音読が苦手でしたが、さまざまな工夫をした結果、克服することができました。その1つが、「私は家に帰ります」など、助詞（傍点のついている「は」と「に」）を強調して音読する方法です。こうすると、名詞・動詞が認識しやすく、言葉が頭に残りやすくなるのです。この読み方なら読めるという子がたくさんいます。ぜひ試してみてください。

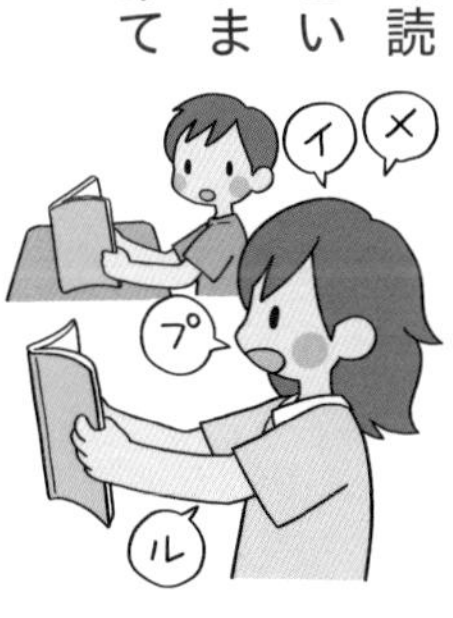

すごい脳個性！39

# イッテンシューチュー

## これと決めたらそこに集中！
## 一点集中型の才能

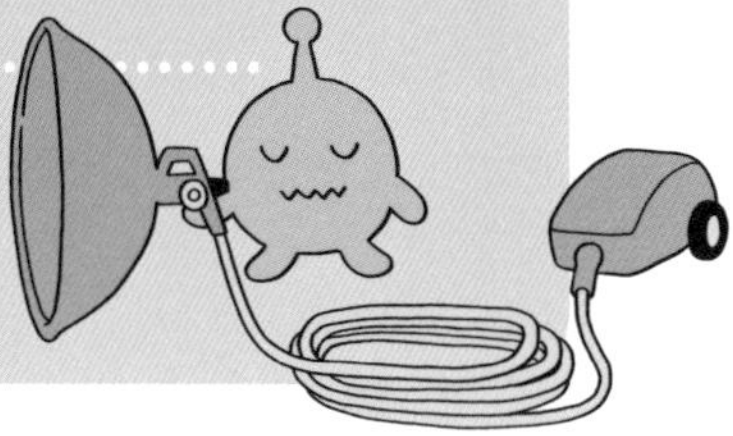

**「聞くときは聞く」「書くときは書く」に集中力がシフトする。使う脳が切り替わっている状態。**

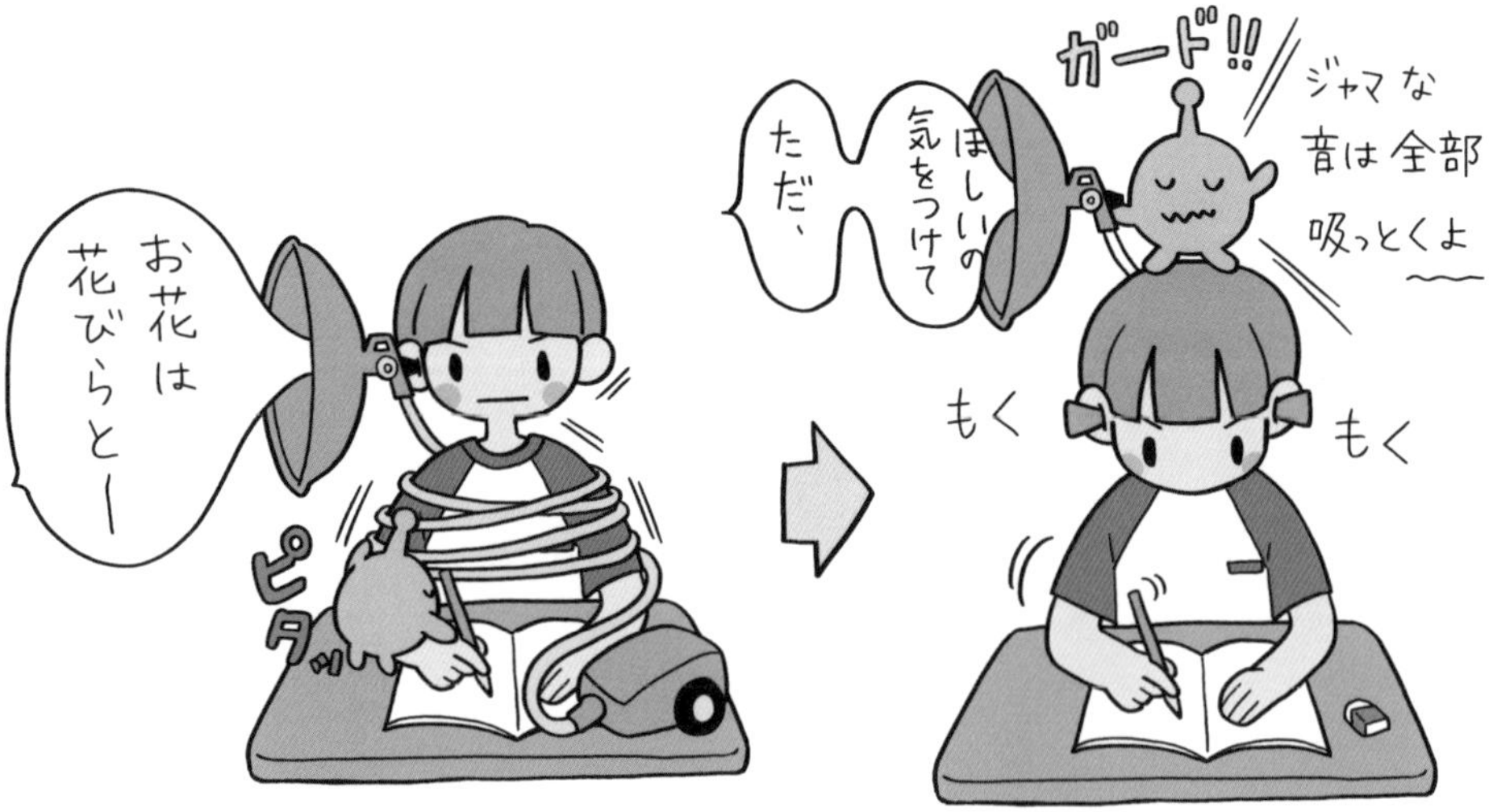
お花は
花びらとー
ピタッ
ガード!!
ジャマな
音は全部
吸っとくよ〜〜
ほしいの
気をつけて
ただ、
もく
もく

「しっかり聞くぞ！」と思ったら、意識は耳に。
「書くぞ！」と決めたら、書くことに集中！

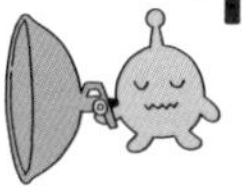

# イッテンシューチューの正体
# 強みと弱みの秘密

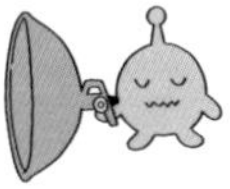

strong point

## イッテンシューチューの強みが出るとき

**1つのことに夢中で、**
**「何かに集中したら、すごい子」と思われる**

- 一点集中に秀でている。
- じつは「先生の話だけ聞いている」ときは、深い理解ができている。
- ノートだけを書いていい時間のときは、すごい内容でまとめていることも。

weak point

## イッテンシューチューの弱みが出るとき

**授業中の板書で、**
**「手が止まっていることが多い…」と先生が困る**

- 複数の指示が同時に出されると混乱する。
- ノートを書いても、そこにばかり集中してしまい、今度は授業を聞いていない。
- 書字自体が苦手な場合もあり、さらに授業中、ノートを書くのが追いつかず、「やる気がない」と思われてしまうのが、つらいところ。

strong point

# イッテンシューチューの強みが引き立つ作戦

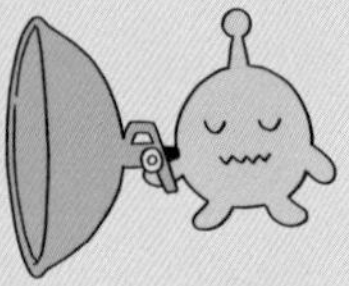

## イッテンシューチューの得意を応援しよう！

**やることを絞ってあげよう**

同時並行で物事に取り組むのがむずかしい一方で、1つのものに取り組んだときの集中力は誰にも負けません。そのため、「聞くときは聞く」「書くときは書く」など、今行うことを絞ってあげると、力を発揮しやすいでしょう。

**1つの行動に、1つの指示を**

親御さんが「早く宿題をやりなさい。そうそう、明日、先生にプリントを渡しておいてね！」などと一度に複数の指示を出すと、このタイプは混乱します。強みを活かすため、「1つの行動に、1つの指示」を心がけましょう。

## イッテンシューチューの素敵なところを見つけよう！

**1つのことに対する集中力が驚異的！**

ノートが書けないのではなく、聞くか、書くか、どちらかに集中したいのです。聞くときは、聞くことに一点集中！で相手の話を深く理解します。

集中する環境さえ用意してあげれば、誰よりも能力を発揮できるはずです。

**集中作業が生かされる場面は多い**

見ることに集中した場合は、細かなことも見逃しません。小さな違和感にも気づくので、間違えさがしや検品作業などをしたら、右に出る者はいないでしょう。

weak point

# イッテンシューチューの弱みが消える作戦

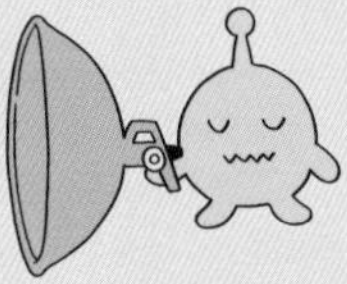

## ✕ イッテンシューチューの苦手をサポートしよう！

**文房具以外の方法を相談**

授業中、黒板やホワイトボードに書かれた文字をノートに書き写すことが苦手です。４B以上のやわらかい芯の鉛筆が書きやすく、おすすめです。

パソコンやタブレットでならノートを取れる子もいます。配慮してもらえるように相談してみましょう。

**プリントをもらえないか聞いてみよう**

話を聞きながらノートをとれないのは、同時に2つのことができないから。先生の話に集中させるため、授業内容をまとめたプリントなどをもらえないか、先生に相談してみましょう。

## ✕ 困ったときにはどうすればいいの？

**Q　いつも黒板を書く前に消されてしまうようです。**

**A　書字が不得意なことを、先生に理解してもらおう。**

先生には字を書くのが苦手なことに理解を求めましょう。そのうえで、板書を写真に撮っておく、自分なりにポイントだけをメモするなど、その子がやりやすい方法を先生と相談して模索してみてください。

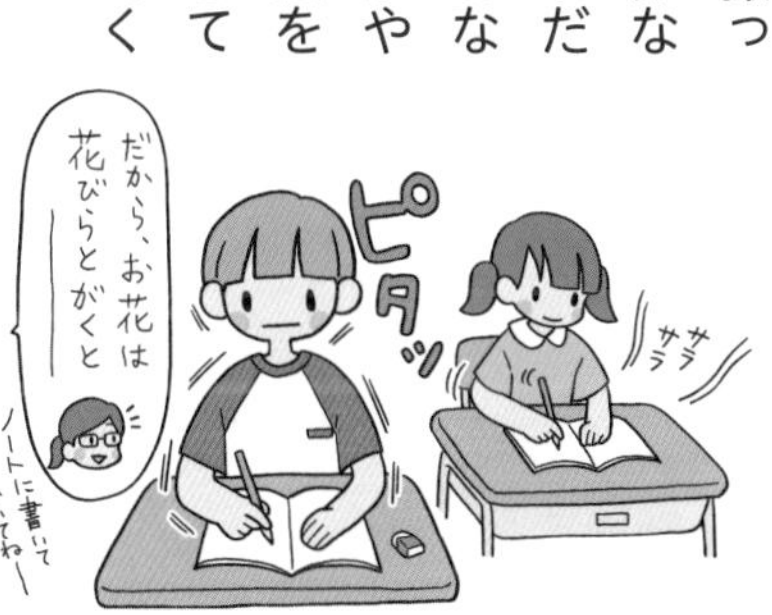
だから、お花は花びらとがくと
ノートに書いておいてねー
ピタッ
サラサラ

すごい脳個性！ 40

# ダイナミックン

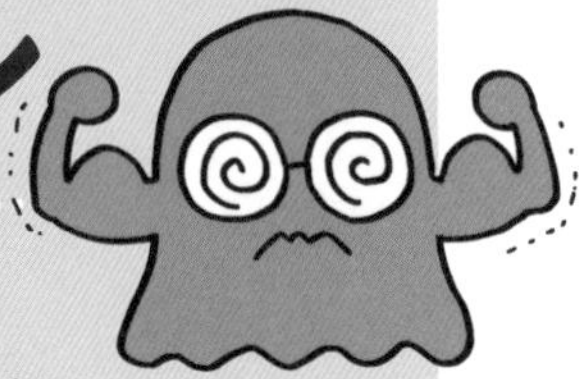

## 自由でダイナミックな動きと個性的で力強い文字がカッコいい

**「字を見て、マス目に入れて書き写す」ための注意力が弱い一方で、自由さが生きて力強い豪快な字になる。**

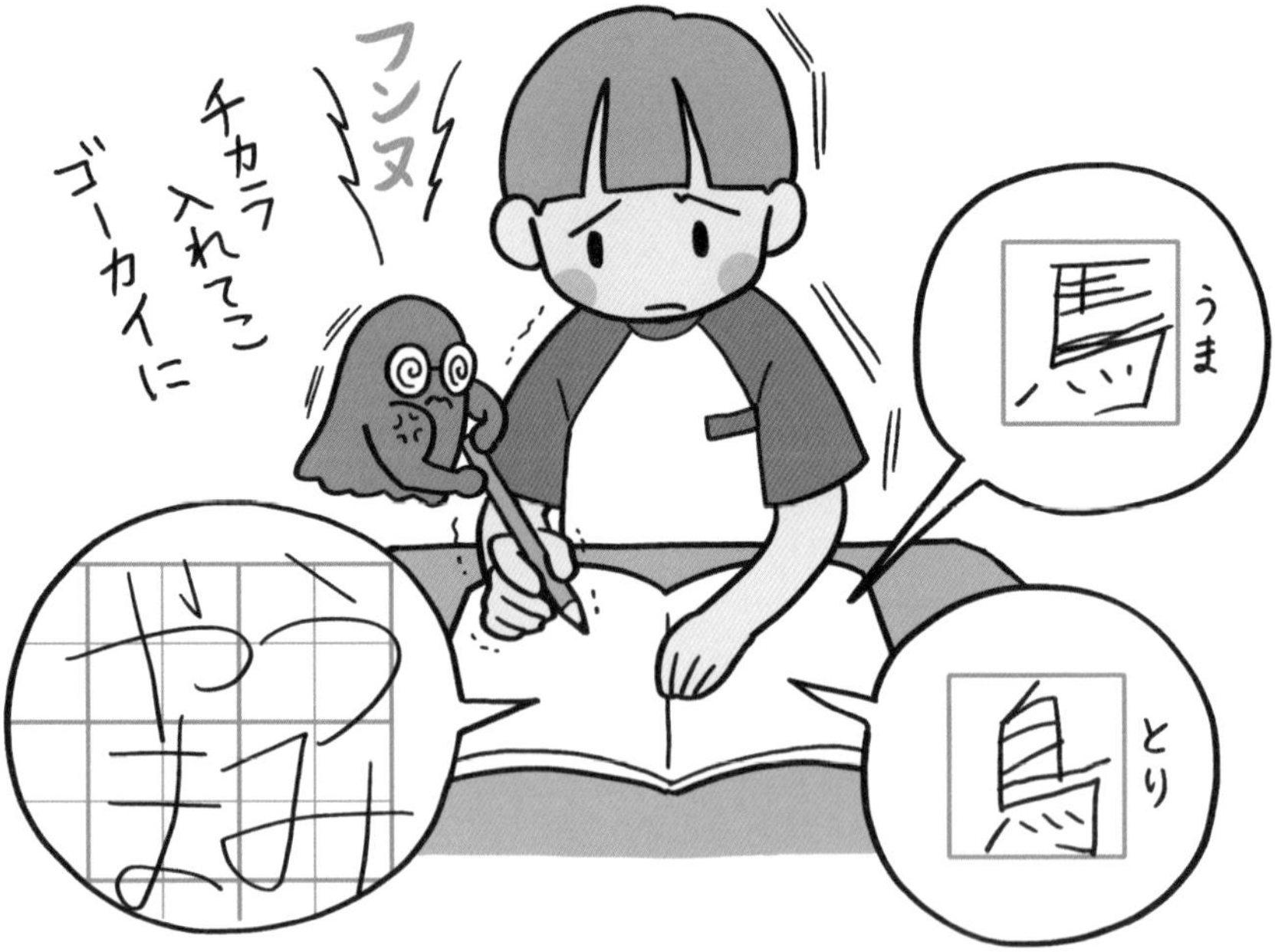


ダイナミックゆえに、マス目からはみ出たり、タテ棒やヨコ棒の数を間違えたり。

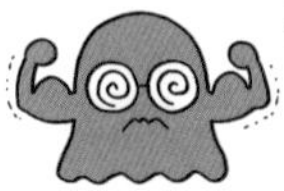

# ダイナミックンの正体 強みと弱みの秘密

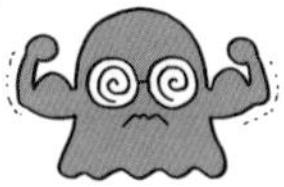

## strong point ダイナミックンの強みが出るとき

**「ワクからはみ出す」という**
**生き方と力強い文字がカッコいい**

- 字を書くときも一生懸命で、全力なのが素敵。
- ほかの人には真似できない、力強く、味のある字が魅力。書道なら、半紙いっぱいに書けて、よさが生きる。
- アート感覚を尊重して、将来は書家になってそのオリジナリティを生かしてもいい。

## weak point ダイナミックンの弱みが出るとき

**「字が汚いから、ていねいに書いて！」と**
**注意されがち…**

- 漢字の書き取りをすると、はみ出しや小さな間違いが多い。
- 書き取りに時間がかかりすぎて、授業時間内に終わらない。
- 視覚記憶が弱く、文字の形をしっかりと覚えづらく、文字が正確に書けない。

strong point

# ダイナミックンの強みが引き立つ作戦

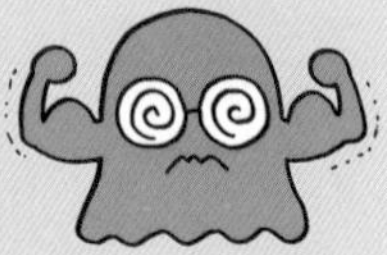

## ダイナミックンの得意を応援しよう！

**のびのび書けるノートにしよう**

「書字困難」の子は、文字が大きくなりがちです。ワクにとらわれず、自由に書きたいのです。大きなマス目のない無地のノートか、思いきってマス目のないノートに書かせてみてもよいかもしれません。

なめらかな書き心地のボールペンや筆のほうが書きやすい子もいます。

**個性的な面にも目を向けて**

ダイナミックで素朴な文字は、きっちりした文字とは違い、個性的でアート的でもあります。時間内に板書を書き取るのが苦手なら、先生に相談しましょう。

## ダイナミックンの素敵なところを見つけよう！

**いきいきと力強い文字がカッコいい！**

マス目から飛び出す字、それは「ワクにとらわれない、ダイナミックな文字」が書けるということ。習字をさせてみると、人にはできない、芸術的で魅力的な文字を書くかもしれません。

**ワクにはまらないチャレンジ精神**

決まり（ワク）を飛び出せるのは、チャレンジ精神にあふれている証拠。

一方で、ワク内に入っているかどうかを気にかける機会が多いので、客観的に自分を見ることが人より得意でしょう。

weak point

# ダイナミックンの弱みが消える作戦

## ダイナミックンの苦手をサポートしよう！

**間違っても大目に見よう**

字を見て正確に書くためには、視覚記憶が重要です。見たものをしっかり覚えられないと、「なんとなくこんな字」という不正確な字になってしまいます。

英語に比べても、漢字を正しく書くのはむずかしいもの。小さいうちは大目に見てあげることも必要です。

**手先の器用さを育てて**

運動系脳番地が未発達だと、目で見て、手を動かすという連携がうまくいかないのかも。ボール運動や折り紙などで、手先の器用さを育てましょう。

## 困ったときにはどうすればいいの？

**Q　字が汚すぎて、読めません。**

**A　練習すれば上達します。**

本人のせいではないので、「いつまでたっても漢字が書けない」などと責めないでください。時間はかかりますが、練習すれば上達します。書く前はまずグーパーなど指先の運動をしましょう。そのあと、簡単な文字や図形を目で見て書き写すトレーニングをするとよいでしょう。

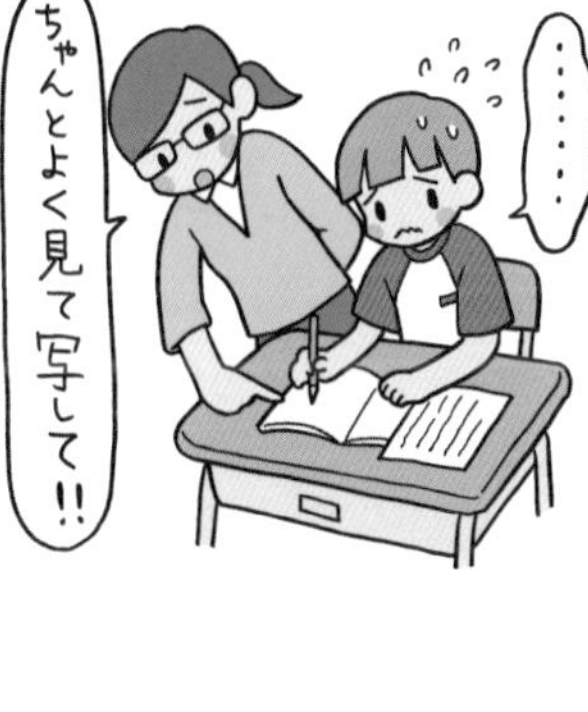

すごい脳個性！ 41

# カズヨリコトバ

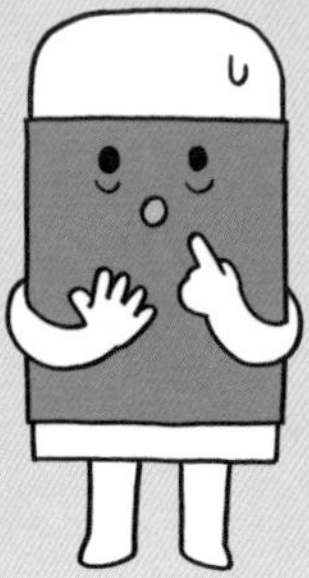

**数よりも、言葉が得意。自分のことがよくわかる**

**数をイメージしたり、計算力が弱い一方、じつは言語能力が高いこともある脳の状態。**

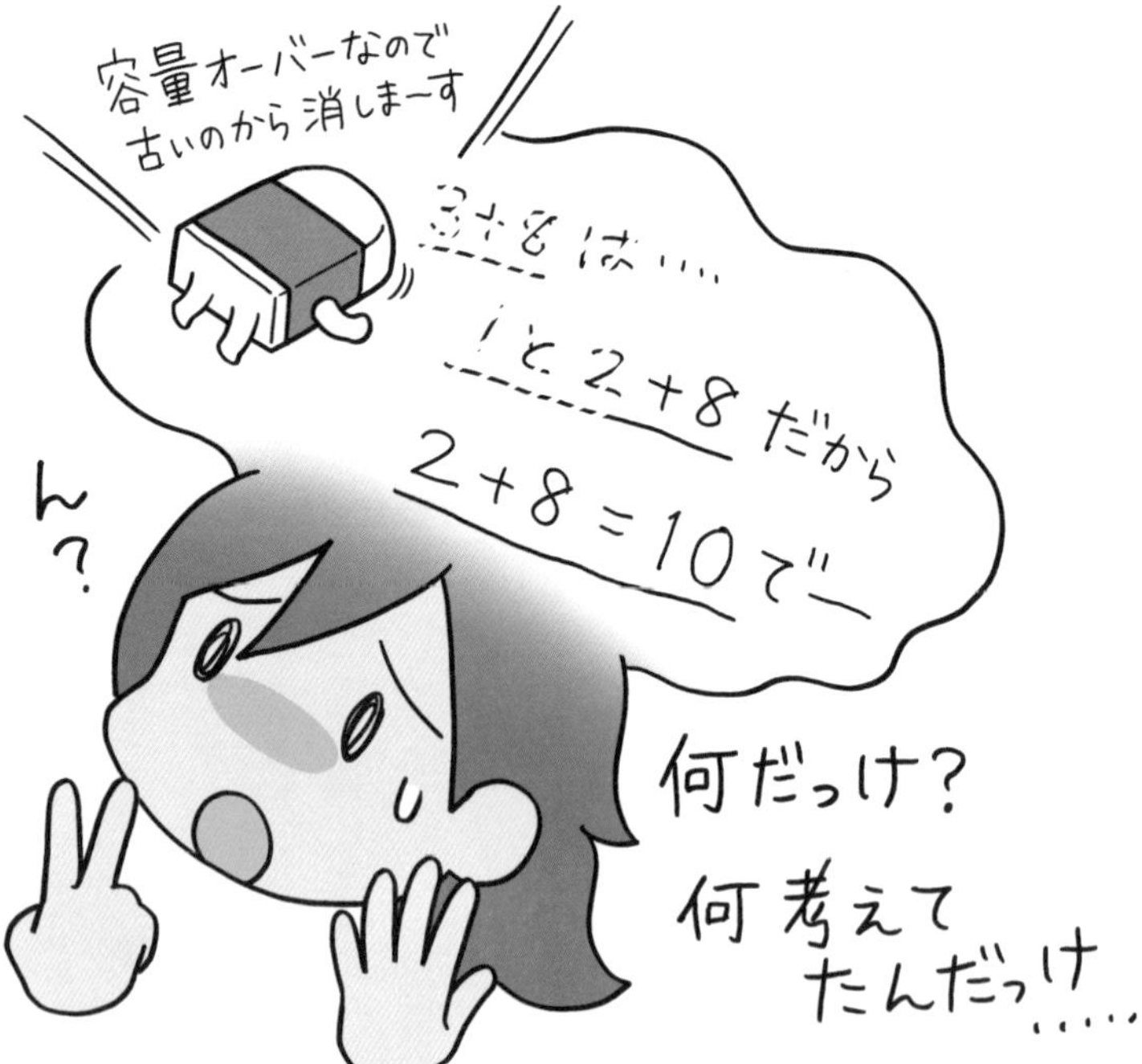
容量オーバーなので
古いのから消しまーす
3+8は……
1と2+8だから
2+8=10で一
ん？
何だっけ？
何考えて
たんだっけ……

順を追って計算していても、
前のステップを忘れてしまって、
計算ができなくなってしまう。

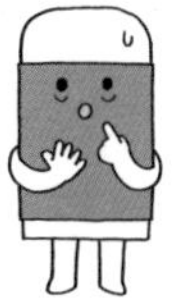

# カズヨリコトバの正体
# 強みと弱みの秘密

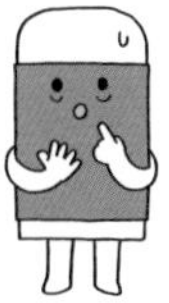

strong point

## カズヨリコトバの強みが出るとき

**欠点を見つめる客観性＆補う工夫がすごい。**
**言葉の能力が突出することも**

- うまく計算ができないことで、自分の欠点をよく理解して、客観視できる。
- 計算ができないことを、別の形で工夫して解消しようとする。
- 数字の代わりに言葉の力が突出しやすくなる。

weak point

## カズヨリコトバの弱みが出るとき

**かんたんな計算も間違えるから、心配される。**
**うっかり者と思われることも**

- 数の大小や順番がわからず、算数の授業についていけない。
- 四則演算（足す、引く、かける、割る）が苦手な「計算困難症」がある。
- 算数の時間がイヤになりやすい。中学・高校の数学から苦手になることも。

strong point

# カズヨリコトバの強みが引き立つ作戦

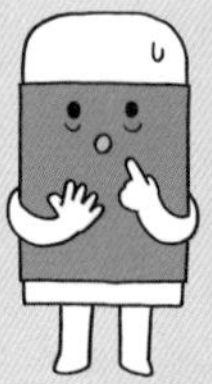

## カズヨリコトバの得意を応援しよう!

### 「出席するだけでえらい」とほめよう

カズヨリコトバの子は、数字や計算が得意ではありません。無理に答えさせたりしないよう先生に相談し、子どもには「授業に参加しただけでもえらい」とほめ、見守るのがよいでしょう。

### 苦手のサポートを徹底して

計算困難症がある場合、やればできるというものでもなく、発達がかなりゆるやかなことも。電卓を使えないか先生に相談してみましょう。少しでも自己肯定感を上げてあげたいですね。

## カズヨリコトバの素敵なところを見つけよう!

### 言語感覚にすぐれていることも

計算困難症があっても、言語障害にはまったく問題がないことも少なくありません。数えられない分、理屈や言葉が発達すると考えられます。本を読み、国語力を伸ばすとよいでしょう。

### 鋭い観察眼と工夫する力をもつ

自分の欠点をよく知っているから、自分だけでなく、他人の弱み・強みに気づく高い感度をもっています。欠点を克服しようと、何かで代替できないかと工夫する能力があります。

weak point

# カズヨリコトバの弱みが消える作戦

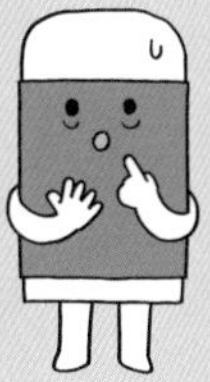

## ✕ カズヨリコトバの苦手をサポートしよう！

**できなくても責めないで！**

知的能力は低くないのに、算数だけが極端に苦手ですが、これは脳の特性のせい。

苦手な箇所は人によって違いますが、「足す」「引く」「かける」「割る」の基本的な四則演算で特に困難を感じるケースを一般的に「計算困難症（算数困難症）」と呼んでいます。

**「得意」に着目しよう**

「数のイメージ」が弱い面はありますが、「言葉（言語能力）」については高度な能力をもっている人も多い印象です。そこを伸ばしてあげましょう。

## ✕ 困ったときにはどうすればいいの？

**Q　なぜか、算数だけが特に苦手です。**

**A　苦手にも種類があります。**

算数の中でも、「数字の読み書きや大小の認識」「数の概念」「計算」「文章問題」など、苦手な分野は脳の特性によって違うもの。

計算が苦手なら簡単な計算ドリルから始めたりと、苦手な部分を補う工夫を考え、サポートしてあげてください。

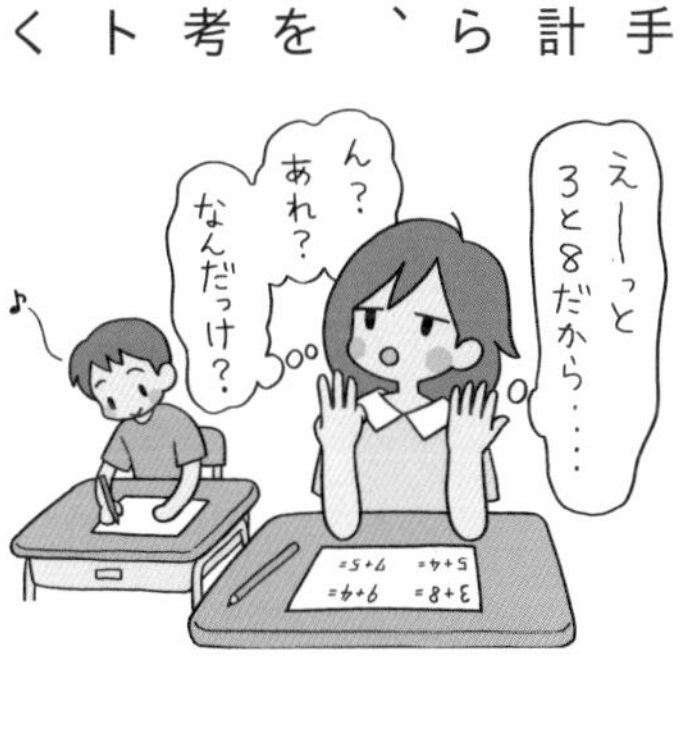
えー…っと 3と8だから……
ん？ あれ？ なんだっけ？
3+8= 9+4=
5+4= 7+5=

# おわりに

## 脳の強みをもっと強くする「脳道《のうどう》」を歩む

私は、個性の強いタイプで、極端な強みと弱みをもった子ども時代を過ごしました。個性（強み）の1つは、「左利き」であること。

「左利きなんて、むしろ弱みじゃないの？」と思うかもしれませんが、違うのです。10人に1人の割合の左利きは少数派であることから、「なぜ、右利きでないとダメなのか？」と私は幼少期から常に自問自答していました。そのため、自己観察力や自分を客観的に見つめる力が早期に芽生えたと自負しています。加えて、左利きは、左脳も右脳も両方使う頻度が高まります。

本書でも繰り返しお伝えしてきたように、どんな個性も「強み」と「弱み」の両面があると考えています。

さらに私は算数や理科などの理系科目が好きで（文系科目が苦手すぎたせいかもしれません）、運動も得意でした。

幼いころは、ほとんど毎日魚釣りに行き、野山は私の友だちでした。暇があれば近所の子どもたちと草野球。

祖父と海に行くのが大好きで、それを想像すると無性にやる気が出ました。

私の個性の弱みの面は、人の話が長く聞けないこと。先生が話すのを聞くだけの授業は、とにかく退屈でした。

国語の時間は、窓から海を眺めたり、時計を見たりする時間。音楽のハーモニカは、吹いたふりをする時間。

なかでも、国語の音読の時間は地獄でした。音読困難症状があったため、うまく音読ができず、「おじいさんは、山へしばかりに」なんて文章があっても、「お じ い さ ん は……」といったように、1文字ずつしか読めなかったのです。

この強みと弱みは、高校時代になると学業にそのまま反映され、1度も運動部に所属したことがないのに、「国立の体育学部に推薦する」と担任から提案を受けました。また、理系科目はいつもトップクラスでしたが、文系科目は頭を素通りしていく興味のないもので、成績もそれなりでした。

ですから、医学部を出て、医師になってから英語の論文や、この本のような書籍を書いている事実に自分でも驚いてしまいます。

脳を診る「医師」になって脳や発達についての専門的な見地をもつようになると、徐々に自分を極端な脳の個性をもつ「当事者」として自覚するようになりました。そんな私ですが少年時代から手探りで自身の強みをさらに強化し、弱みさえも才能に変える道を歩んできたのです。

巷には発達特性についての書籍がたくさん出ていますが、そのほとんどがあくまで専門家が見ている世界で、当事者視点の抜けているものです。

私は個性の強い脳をもつ者として、当事者が何について困っているのか、どんなことを考えているのかが、脳画像を見たり、接したりするだけで、よくわかってきます。

幸いなことに、私の母親や家族は、いつも陰でサポートしてくれていたので、幼少期から毎日自由に生きて、大きく自信を損なうことも自己肯定感が下がることもまったくありませんでした。

そのため、脳の強みをもっと強みに成長させ、弱みすらも強みに変えていけたのです。

そんな自分の経験と脳の研究で得た知見から、

「個性的な脳をもつ子どもたちの強みは、もっと活かすことができる」

と確信しました。そこで、世界ではじめて、脳の強みと弱みをＭＲＩ脳画像によって診断して、脳の処方を行うためのクリニックを始めました。これまで、1万人以上の脳診断と治療をしてきました。

現在、世界の新しい発達障害のコンセプトになっていることを、私は20年以上前から実践してきたのです。

それもこれも、私が誰よりも「脳の可能性」を信じて、その可能性に実際救われてきたからだと思います。脳の可能性のすごさは、私の経験から生まれる予測を（いい意味で）幾度となく裏切ってきました。

この本を読んでいる親御さん、まわりの大人の方々は、お子さんの脳の可能性を信じてください。発達凸凹の子はほとんどが大器晩成型で、あわてず急がず進めば、大人になっても脳は必ず成長します。

彼らの強みが生かせるかどうか、よい方向にもっていってあげられるかは、まわりの大人たちの理解と習慣作りのサポートにかかっています。

世界で唯一の個性をもつお子さんの脳を、1日1歩でも成長させられるよう、大人も一緒に「脳道」を歩んでいきましょう。

加藤　俊徳

## 参考文献


『発達障害の子どもを伸ばす 脳番地トレーニング』加藤俊徳（秀和システム）
『ADHDコンプレックスのための〝脳番地トレーニング〟』加藤俊徳（大和出版）
『大人の発達障害 話相手の目を3秒以上見つめられない人が読む本』加藤俊徳（白秋社）
『男の子は「脳の聞く力」を育てなさい』加藤俊徳（青春出版社）
『女の子は「脳の見る力」を育てなさい』加藤俊徳（青春出版社）
『頭がよくなる！ 寝るまえ1分おんどく366日』加藤俊徳監修（西東社）
『頭がよくなる！はじめての寝るまえ1分おんどく』加藤俊徳監修（西東社）
『かしこい脳が育つ！ 1話5分 おんどく伝記』シリーズ 加藤俊徳監修（世界文化社）
『かしこい脳が育つ！ 1話5分 おんどく名作』シリーズ 加藤俊徳監修（世界文化社）
『こころのもやもやを脳のせいにしてラクになる方法』加藤俊徳（WAVE出版）
『1万人の脳を見た名医が教える すごい左利き』加藤俊徳（ダイヤモンド社）
『脳の名医が教える すごい自己肯定感』加藤俊徳（クロスメディア・パブリッシング）
『「優しすぎて損ばかり」がなくなる感情脳の鍛え方』加藤俊徳（すばる舎）
『最強のウォーキング脳』加藤俊徳（時事通信社）
『一生頭がよくなり続ける すごい脳の使い方』加藤俊徳（サンマーク出版）
『脳と子どもの専門医が知っている 子どもの脳がみるみる育つ新習慣』加藤俊徳（KADOKAWA）

· American Psychiatric Association. Diagnostic and statistical manual of mental disorders. 5th ed. Arlington, VA: American Psychiatric Association; 2013.

· Dalsgaard S, et al. Incidence rates and cumulative Incidences of the full spectrum of diagnosed mental disorders in childhood and adolescence. JAMA Psychiatry. 2020 Feb 1;77(2):155-164. doi: 10.1001/jamapsychiatry.2019.3523.

· Hanć T. ADHD as a risk factor for obesity. Current state of research. Psychiatr Pol. 2018 Apr 30;52(2):309-322. English, Polish. doi: 10.12740/PP/70388.

· Hirshkowitz M, et al. National Sleep Foundation's updated sleep duration recommendations: final report. Sleep Health. 2015 Dec;1(4):233-243. doi: 10.1016/j.sleh.2015.10.004.

· Ottosen C, et al. Sex differences in comorbidity patterns of Attention-Deficit/Hyperactivity Disorder. J Am Acad Child Adolesc Psychiatry. 2019 Apr;58(4):412-422.e3. doi: 10.1016/j.jaac.2018.07.910.

· Song J, et. Behavioral and mental health problems in adolescents with ADHD: Exploring the role of family resilience, Journal of Affective Disorders,2021 294:450-458, doi.org/10.1016/j.jad.2021.07.073.

· Tseng CH, Wu CY. The gut microbiome in obesity. J Formos Med Assoc. 2019 Mar;118 Suppl 1:S3-S9. doi: 10.1016/j.jfma.2018.07.009. 30057153.

著者　**加藤俊徳**（かとう・としのり）

脳内科医（ADHD専門外来）、小児科専門医、医学博士。

加藤プラチナクリニック院長。株式会社脳の学校代表。

昭和大学客員教授。発達脳科学・MRI脳画像診断の専門家。脳番地トレーニング、助詞強調音読法の提唱者。

14歳のときに「脳を鍛える方法」を求めて医学部への進学を決意。1991年に、現在、世界700カ所以上の施設で使われる脳活動計測ｆＮＩＲＳ（エフニルス）法を発見。

1995年から2001年まで米ミネソタ大学放射線科でアルツハイマー病やMRI脳画像の研究に従事。ADHD、コミュニケーション障害など発達障害と関係する「海馬回旋遅滞症」を発見。

独自開発した加藤式MRI脳画像診断法を用いて、小児から超高齢者まで１万人以上を診断・治療。特に小児は発達凸凹の子どもを含め、30年以上も診察してきた。脳の成長段階、強み弱みの脳番地を診断し、薬だけに頼らない脳番地トレーニング処方を行う。

著書に、『発達障害の子どもを伸ばす 脳番地トレーニング』（秀和システム）、『ADHDコンプレックスのための“脳番地トレーニング”』(大和出版)、『頭がよくなる! 寝るまえ1分おんどく366日』(西東社)など多数。

加藤式MRI脳画像診断をご希望の方は、以下のサイトをご覧ください。
加藤プラチナクリニック公式サイト　https://www.nobanchi.com/
脳の学校公式サイト　https://www.nonogakko.com/

※「脳番地」（登録第 5056139 号／登録第 5264859 号）、「脳ハウ」（登録第 5252848 号）、「脳個性」（登録第 5170585 号）、「強調音読」（登録第 6695465 号）は、脳の学校の登録商標です。

---

１万人の脳画像を見てきた脳内科医が教える
**発達凸凹子どもの見ている世界**

2023 年 10 月 3 日　第 1 刷発行
2023 年 11 月 29 日　第 2 刷発行

著者　加藤俊徳
発行人　土屋　徹
編集人　滝口勝弘
編集担当　古川有衣子
発行所　株式会社Gakken
〒 141-8416　東京都品川区西五反田 2-11-8
印刷所　中央精版印刷株式会社

---

●この本に関する各種お問い合わせ先
本の内容については、下記サイトのお問い合わせフォームよりお願いします。
https://www.corp-gakken.co.jp/contact/
・在庫については　Tel 03-6431-1201（販売部）
・不良品（落丁、乱丁）については　Tel 0570-000577
学研業務センター　〒 354-0045 埼玉県入間郡三芳町上富 279-1
・上記以外のお問い合わせは　Tel 0570-056-710（学研グループ総合案内）